康复治疗技术专业创新型精品教材
"互联网 +"新形态教材

康复工程技术

KANGFU GONGCHENG JISHU

主　编　刘劲松（中国康复研究中心）

　　　　徐　静（北京社会管理职业学院）

副主编　王　林（中国康复研究中心）

　　　　李高峰（北京社会管理职业学院）

编　者　凌　华（中国康复研究中心）

　　　　李　松（中国康复研究中心）

　　　　贾懿琳（中国康复研究中心）

　　　　张　倩（中国康复研究中心）

　　　　魏晨婧（北京社会管理职业学院）

　　　　岳　静（陕西省残疾人辅助技术中心）

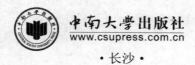

中南大学出版社
www.csupress.com.cn

·长沙·

图书在版编目（CIP）数据

康复工程技术 / 刘劲松，徐静主编. — 长沙：中
南大学出版社，2020.11

医药卫生类院校应用型"互联网 +"精品教材

ISBN 978-7-5487-4249-4

Ⅰ.①康… Ⅱ.①刘… ②徐… Ⅲ.①康复医学—医
学工程—高等职业教育—教材 Ⅳ.① R496

中国版本图书馆 CIP 数据核字（2019）第 212762 号

康复工程技术

刘劲松　　徐静　主编

□责任编辑　谢新元
□责任印制　易红卫
□出版发行　中南大学出版社

　　　　　　社址：长沙市麓山南路　　　　　　邮编：410083
　　　　　　发行科电话：0731-88876770　　　　传真：0731-88710482
□印　　　装　定州启航印刷有限公司

□开　　　本　787×1092　1/16　　□印张 15.5　　□字数 355 千字　　□插页
□版　　　次　2020 年 11 月第 1 版　　□ 2020 年 11 月第 1 次印刷
□书　　　号　ISBN 978-7-5487-4249-4
□定　　　价　46.00 元

图书出现印装问题，请与经销商调换

前　言

　　康复医学同预防医学、临床医学一起成为现代医学的重要分支，康复治疗技术是现代康复医学的重要组成部分。随着工程技术的进步与发展，可以用许多工程的手段解决在康复训练过程中的问题；充分利用现代科学技术手段克服人类由于各种原因产生的功能障碍或残疾，使其尽可能最大限度地恢复或代替原有功能，实现最大限度的生活自理，乃至回归社会。所以，康复治疗技术的应用在康复医学中意义重大。

　　在患者康复临床实践中用到的各种各样的假肢、矫形器、轮椅、助行器、拐杖、助听器、助视器、交流沟通辅助器具等是最常见的康复工程产品，这些康复工程产品又有各种各样不同的治疗作用，其中有关假肢、矫形器的设计生产和康复治疗技术所牵涉的产品技术更复杂，在临床康复中的应用非常广泛。

　　本教材依据高等职业技术学院康复治疗专业大纲要求，重点介绍了假肢、矫形器、步行辅助器具、交流沟通辅助器具的基本原理与应用，介绍了康复工程产品的适配流程与原则，日常生活中常用的辅助器具。最后，为了拓展知识，还介绍了国内外康复工程的发展概况。

　　参加本教材编写的有从事一线康复工程产品、技术服务的专业技术人员，也有从事康复工程、辅助器具教学的人员。在此，对编者的辛勤付出，致以崇高的敬意。

　　本教材的内容力求贴近实际需求，但也由于编者知识水平的局限性，难免存在不足之处，敬请广大读者指正，以便再版更正。

编　者

目录

第一章
绪论

1. 掌握康复工程技术的含义。

2. 熟悉康复工程技术产品以及辅助器具的基本分类。

3. 了解康复工程产品的服务流程和服务对象。

▌ 第一节　概述

案例导入 ◆

社区的张爷爷80多岁了，腿脚不便，随同家人出门，走不了多长距离；隔壁王叔叔，因车祸导致左大腿截肢，成天待在家里没法出门。

思　考

1. 有什么办法让张爷爷同家里人一起出去的时候可以较长距离移动呢?

2. 怎么样可以改变王叔叔这种状况呢?

一、康复工程的定义

康复是指综合地、协调地应用医学的、教育的、社会的、职业的各种方法，使病、伤、残者（包括先天性残）已经丧失的功能尽快地、最大可能地得到恢复和重建，使他（她）们在体格上、精神上、社会上和经济上的能力得到尽可能的恢复，使他（她）们重新走向生活，重新走向工作，重新走向社会。康复不仅是针对疾病而且着眼于整个人，从生理上、心理上、社会上及自理能力上进行全面康复。

全面康复不仅有医学、教育、职业以及社会的措施，而且离不开康复工程的措施。康复工程是生物医学工程领域中一个重要的分支学科，其目的是充分利用现代科学技术手段克服人类由于意外事故、先天缺陷、疾病、战争和机体老化等因素产生的功能障碍或残疾，使其最大限度地恢复或代替原有功能，实现最大限度的生活自理，乃至回归社会，以提高人们特别是伤残人士和老年人的生活水平。为实现这个目标，需要众多学科相互支持与配合，因此康复工程学科又是一个典型的多学科交叉的综合性很强的学科。与它相关学科的联系相当广泛，包括生物学、医学、材料学、生物力学、机械学、电子学、控制论与信息科学等。康复工程服务的产品主要是提供能帮助功能障碍者独立生活、学习、工作、回归社会、参与社会的产品，即康复工程产品或称辅助器具。

康复工程是康复和工程技术相结合的应用技术学科，是用工程手段来解决医学康复、教育康复、职业康复与社会康复中的工程技术问题，从而实现全面康复。

二、康复工程技术的服务对象

人类自出现以来，就存在四个群体，即健全人、伤患者、残疾人和老年人。每个群体里都可能有功能障碍，比如健全人的近视，另外的三个群体中产生的功能障碍会更多，比如骨折之后活动受限；截肢之后肢体缺失，站立行走功能缺失；老年人由于自身器官老化，出现了身体功能退化、失能、机能不足等情况。这些功能障碍没有办法通过医学的手段进行改善或代偿，但可以通过康复工程技术的手段进行改善或代偿。

三、康复工程技术的发展

有人类就有残疾人，远古时代的人类就已经遇到了意外事故、战争及先天缺陷带来的肢体残疾，为了生存不得不制作一些简单的器具来弥补已经失去的功能，这就是早期的辅助器具产品。早期以及古代的辅助器具主要以代偿肢体功能障碍、缺失为主，比如矫形器、假肢（图 1-1）、拐杖等产品。

我国在 20 世纪初就开展假肢矫形器等服务，北京协和医院在建院时就成立了支具室，开展了骨科矫形器工作（图 1-2，感谢中国康复研究中心赵辉三教授提供的照片）。20 世纪初，我国的其他城市也陆续开展了假肢矫形工厂，如在上海、汉口等地开办了以洋人为主的假肢矫形工厂。

中华人民共和国成立前，我国第一个假肢工厂，即河北省假肢厂（现河北省优抚医院）成立。中华人民共和国成立后，由于多次战争，出现了大量截肢伤残军人，每个省都成立了假肢厂，主要为伤残军人服务，同时也服务社会上的伤残者。1979 年，民政部成立了民政部假肢研究所，1984 年筹建中国康复研究中心时成立了康复工程研究所，清华大学、上海交通大学、中国科学院上海生理研究所、西安交通大学、北京大学等高校相继成立了康复工程研究机构，开展了相关研究，取得了一批研究成果。比如清华大学和中国康复研究中心于 20 世纪 90 年代合作开展了复合材料储能假脚的研究，制成运动假肢，我国截肢运动员穿上它取得了远南运动会的第一名；清华大学开展了智能膝关节、截瘫行走器、上肢康复机器人的研究；北京大学开展了智能假脚的研究与开发，并且初步形成了自主知识产权的产品；电子科技大学、北京航空航天大学研发了行走外骨骼，已经市场化。

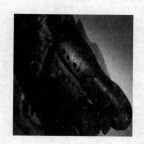

图 1-1　木乃伊身上的足部假肢

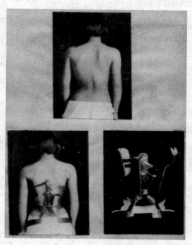

图 1-2　脊柱矫形器

国外的康复工程技术发展迅速，形成了一系列的产品和技术，包括康复机器人、外骨骼、智能假肢、智能矫形器、脑机接口技术产品等。

【案例分析】

1. 张爷爷 80 多岁，行动不便，同家人外出，需要步行辅助器具，短时间行走可以借助助行器，长距离需要借助轮椅出行。

2. 王叔叔大腿截肢，没法行走，需要装配大腿假肢，以恢复其站立、行走的功能。

■ 第二节　康复工程技术应用

案例导入　◆

社区为功能障碍者配辅助器具，来就诊的患者中大部分为老人和儿童，为了达到最好的适配效果，假肢矫形技师应做哪些考虑？

思　考

1. 给儿童配辅助器具需考虑哪些？
2. 给老人配辅助器具需考虑哪些？

一、康复工程技术产品

康复工程技术产品是指能帮助功能障碍者恢复、改善、提高功能，克服活动和参与能力障碍的所有特殊软硬件产品。

辅助器具是指能预防、代偿、监护、减轻或降低损伤、活动受限和参与限制的任何产品（包括器具、设备、工具、技术和软件），可以是特别生产的或通用产品。

国际标准化组织（International Standards Organization，ISO）颁布的《辅助器具——分类、术语》国际标准（ISO9999：2011）将辅助器具分为12个主类，130个次类，801个支类（表1-1），我国等同采用了此国际标准，颁布了GB/T 16432—2016。

表1-1　辅助器具国际标准分类

主类编码	主类名称	次类数量	支类数量
04	个人医疗辅助器具	18	64
05	技能训练辅助器具	10	69
06	矫形器和假肢	9	101
09	个人生活自理和防护辅助器具	18	128
12	个人移动辅助器具	16	103
15	家务辅助器具	5	46
18	家庭和其他场所使用的家具及其适配件	12	72
22	沟通和信息辅助器具	13	91
24	操作物品和器具辅助器具	8	38
27	用于改善环境和评估的辅助器具	2	17
28	就业和职业训练辅助器具	9	44
30	休闲娱乐辅助器具	10	28

二、康复工程产品 / 辅助器具的适配

康复工程产品 / 辅助器具适配的原则是一定要根据使用者的情况相适配，而不是简单配发、发放就了事。适配前、适配后需要评估，评估是保证适配必不可少的环节。

（一）评估

1. 身体功能评估　依据活动困难情况进行相应的身体功能障碍评定及潜能分析。功能障碍评定包括肌力、关节活动度、手功能、步态分析、脊髓损伤、偏瘫、脑瘫、截肢、感觉、言语功能、视功能、听力等专业评定。其评定用表参照医疗系统规范用表，由医生来设计制作。

2. 辅助器具评估　根据活动、参与等需求目标并结合身体功能，对预选的辅具进行评估。由辅助器具专业人员根据《辅助器具——分类、术语》国际标准（ISO9999：2011）或我国国标GB/T 16432—2016《康复辅助器具——分类和术语》来做。

3. 环境评估　需对个案常用环境进行功能评估。比如生活环境、移动环境、交流环境、教育环境、就业环境、文体环境、居家环境、社区环境。

4. 评估报告　根据上述评估出具辅具适配评估报告，包括需求评估、身体功能评估、环境评估、辅助器具的处方及辅助器具服务建议。

（二）适配

辅助器具设计与制作——由辅具专业人员承担。

辅助器具的试用及训练——由辅具专业人员承担。

辅助器具的适合性检验并配送交付——由包括医生在内的协作组共同检验，检验包括人与辅助器具的适合性；人—辅助器具与完成活动的适应性，是否达到预期的活动目标；人—辅助器具与环境的适合性，是否能在现有环境下应用辅助器具。只有当适合性检验合格后，方可交付使用。

（三）跟踪回访

定期回访辅助器具使用者，看看使用的过程中有什么问题，有问题及时解决。如果使用者的身体功能发生了新的变化，需要重新评估现有的辅助器具是否满足其使用要求，如果不能满足要求，需要修改乃至更换。

（四）选用原则

1. 机构选用原则 根据需求对象排序，合理使用资源。当政府出资减免费用为残疾人提供必要的辅助产品时，如何在资金及资源有限的情况下选用辅助产品。为此，建议首先以儿童、新残疾者（残疾在 6 个月以内）、就业需求强烈的对象为先，其次再考虑其他有辅助产品需求者。

（1）儿童：以认知学习辅助产品、训练重建身体功能的辅助产品、预防和矫正畸形的辅助产品为主（如脑瘫儿童以训练卧、坐、站及认知辅助产品为主）。

（2）中青年：以生活自助具、家庭康复训练、利用残余功能的学习、就业技能应用、提高生存质量的辅助产品为主。

（3）老年人和重度残疾人：以保护性辅助产品、帮助看护者辅助产品为主。

（4）社区人：以康复训练辅助产品、文体娱乐辅助产品为主（以适合残疾人使用为标准，而不是健全人使用）。

2. 个人选用原则 根据个人需求排序考虑经济状况。

（1）根据需求层次排序，区分轻重缓急：第一需求层次——解决生存障碍、安全和个人医疗的辅助产品优先；第二需求层次——提高生活质量的辅助产品；第三需求层次——参与社会活动体现自我价值的辅助产品。

（2）根据需求目标排序，有的放矢：在辅助产品的帮助下要尽可能满足残疾人对全面康复的需求，其目标顺序为：

①生活自理（能独立用餐、喝水、如厕、睡觉）——体现人的尊严。

②信息交流（能独立听、说、读、写）——体现人的社交。

③教育康复（能独立学习和提高）——体现人的自信。

④社会康复（能独立参与社会活动）——体现人的价值。

⑤职业康复（能独立就业和工作）——体现人的权利。

（3）根据功能障碍，进行功能代偿。

（4）根据经济状况，选用质优价廉的辅助产品。

【案例分析】

1. 儿童主要面临着学习的任务，残疾儿童有生长发育方面的问题，选择辅助器具是要考虑以认知学习辅助产品、训练重建身体功能的辅助产品、预防和矫正畸形的辅助产品为主，以满足其身体发育及精神、智力发育需要。

2. 老人面临照顾、看护等问题，选择辅助器具主要考虑以保护性辅助产品、帮助看护者辅助产品为主。

学习检测

1. 康复工程产品服务人群主要有哪些？
2. 辅助器具适配主要有哪些环节？

第二章
假肢

学习目标

1. 掌握假肢的定义、种类和相应的结构。

2. 熟悉假肢康复组的组成。

3. 了解装配假肢的流程。

随着我国经济的不断发展和人民生活水平的日益提高，肢体残疾人群对于较全面的功能康复及较高的生活质量的追求也在不断提高。而随着现代医学模式的转化，医学技术的进步及医工结合的不断深入，肢体残疾人群的诸多诉求都可以得到满足，这其中一个重要的手段就是为肢体残疾人群装配假肢。假肢作为一种人工假体，其根本功能是为截肢者或肢体不全者弥补残损和代偿功能。患者装配假肢的合适与否，很大程度上决定着他们的康复效果和生活质量。

■ 第一节　概述

案例导入 ◆

　　某截肢者因车祸造成单侧小腿截肢，术后截肢者想要尽快恢复生活自理能力，回归家庭和社会，所以到康复医院进行假肢装配和相关康复治疗。

思　考

1. 为截肢者制定合适的假肢处方，需要考虑哪些方面的因素？
2. 截肢者从入院到完全康复回归家庭和社会需要哪些流程？

一、假肢的定义

假肢（prosthesis）：是指为了弥补截肢者或者肢体不全者缺失的肢体和功能，采用工程技术的手段和方法来设计制造和安装的人工假体。

二、假肢的历史与分类

（一）假肢的历史

四肢对于人体非常重要，在人们的生活、学习、工作中发挥着巨大的作用。所以当一个人失去肢体或者肢体功能的时候，就需要找寻诸多手段来弥补其功能缺陷，假肢则是众多方案中尤为重要的一种。

1. 古代假肢 残疾和功能障碍在人类诞生初期就存在了，很早的时候，人类就用木棍等来代替失去的下肢或补偿下肢功能来行走。人们将残肢捆绑在木棍上来辅助行走。

根据考古学家发现，最早的假肢制作可以追溯到公元前2750—公元前2625年（埃及第五代王朝）。在欧洲，有史料记载的最早的假肢是公元前848年在比利时出现的木制假肢。而史料记载中，对相对成形的假肢的描述是公元前500年，一位腿被截肢的士兵，穿戴着一具支撑器。而第一只假手出现是在公元前218—公元前201年，一位将军在失去一只手后为了继续战斗而为自己装配的假手。

15世纪，由于欧洲工业革命，铁代替木头成了制作假肢的主要材料。第一批制作假肢的匠人们是从制造武器和铠甲转变而来的。此时假肢在外观和功能上都已具备较高的水准，但因为是由铁制造，所以很重。17世纪的时候，有了接受腔的概念，有人用木头来制作接受腔，用以容纳残肢，连接假肢，传递力量，传递运动，并且第一次出现了金属制作的膝关节，成了假肢发展史上的一次跨越。19世纪，出现了用牛皮制作的假肢。1887年，日本出现了第一个假肢作坊。

2. 传统假肢 20世纪前半期，假肢技术迅速发展，以美国为代表的工业发达国家对假肢技术进行了大规模的研发，但这个时期的假肢仍然是以木材、皮革、铝板和钢材为主要材料制作的。第一次世界大战结束之后，德国、英国、美国等国家战伤者众多，为了让这些战伤者能够回归社会，这些国家大力发展了假肢装配业。战争是推动假肢研究与发展的重要因素。

3. 现代假肢 随着社会经济水平的提高和科学技术的发展，假肢技术也从低级向高级不断进步。为了提高假肢的实用性，人们利用各学科最先进的技术来制作性能更加完善的假肢。现在，物理治疗、作业治疗、言语治疗、假肢矫形器是同等重要的康复治疗技术。很多国家也都建立了完善的假肢服务体系。

（1）国际现代假肢：现代假肢技术是以符合生理解剖原理的接受腔和先进技术制造的组件式下肢假肢零部件为代表的假肢技术。从20世纪50年代开始，随着现代科学技术和康复医学的发展，假肢制造逐渐从手工艺技术发展成为一门由现代工程技术（包括生物力学、高分子材料学、精密机械、电子学及计算机技术等）与现代医学技术相结合的学科——假肢学，并开始迅速发展。

20世纪50年代，美国、苏联、日本等国家相继成立了假肢研究所、假肢工厂、职业辅导等与假肢有关的机构。

20世纪60年代，德国奥托博克公司推出了革命性变革的组件式下肢假肢，并开始在世界范围内推广，揭开了假肢技术的新篇章。

20世纪70年代，合成树脂被应用到假肢当中，工业发达国家相继推出了各自的组件式假肢，并把电子、气动、液压等技术应用到假肢领域，实现了对假肢支撑期和摆动期的控制。

20世纪80年代，钛合金、碳纤维及计算机智能被应用到假肢当中，同时硅胶也被应用到接受腔的制作当中。

20世纪90年代，生物材料开始用于假肢。同时人们开始针对截肢者的年龄、性别、体重、活动级别等因素制定更为细致的假肢分类。另外芯片控制的智能膝关节也问世，可帮助患者更省力、更贴近正常人步态。

21世纪开始至今，假肢技术更加完善，更多新材料被应用到假肢制作当中，硅凝胶套被更广泛应用。脚板、膝关节、假手也都更加细化，功能更加齐全，可照顾到更多的截肢者群体。尤其随着和运动生物力学更紧密的联系，对截肢者穿戴假肢行走进行步态的详细划分和分析，对假肢技术的发展产生更为有力的推动。

（2）国内现代假肢：从中华人民共和国成立初到1958年，内务部有计划地安排各地方建设假肢厂。1959—1965年，内务部派出考察组到苏联进行考察，回国后开办了全国性的培训班，假肢服务从单纯的荣军服务扩大到服务社会肢体伤残者。1966—1978年，国内假肢行业发展停滞甚至退步，与国际先进水平的差距拉大。1978年后，随着民政部的建立，恢复了部署假肢研究所，成立假肢协会，并派出考察团到国外进行访问学习、进修考察，同时引进了很多国际先进的技术与工艺。

虽然有所发展，但国内假肢行业水平与国际假肢行业水平相比还存在较大差距，在制度建设、法律法规建立、科研水平、配件生产水平、适配技术等方面均存在差距。

4. 假肢技术的新进展

目前假肢技术的新进展主要体现在以下几个方面。

（1）人工智能假肢：芯片控制的智能仿生膝关节，是假肢科技发展的重要成果之一，显著代表是奥托博克的智能膝关节系列产品。

（2）接受腔的计算机辅助设计与制造：从20世纪80年代开始就已经在假肢制作中应用，近年来随着软硬件水平的提升，装配效果也在逐渐改善。计算机辅助设计在假肢制作中的应用不仅可以详细留存患者数据，为更为深入的分析和科研提供依据，而且可以借助互联网提供远程服务。

（3）上肢假肢技术的发展：由于上肢假肢操作并不便利，使用率一直不高，近年来出现了更多手指可自由活动的肌电控制假手，提高了患者穿戴上肢假肢的热情。

（4）人工骨技术：骨植入假肢技术，又称植入式骨整合假肢，将人工骨植入人体，一端与残肢的骨骼相接，另一端与假肢相接。由于不使用接受腔，残肢软组织不受力，受力状态更为合理，运动范围也更大，但目前与人体的相容性不好是比较严重的问题。

（5）硅橡胶的更多使用：硅橡胶在假肢制作中的使用已经很多年，尤其是硅橡胶套在大小腿制作中的应用尤为广泛。近年来，舒适型硅胶套、护理型硅胶套、温度控制型硅胶套等更多的设计相继出现，为改善假肢的装配效果提供了非常大的帮助。

（二）假肢的分类

1. 按结构分类

（1）壳式假肢，又称外骨骼假肢。结构简单、重量轻，但表面为硬壳，易损伤衣裤。

（2）骨骼式假肢，又称内骨骼假肢。配件更换更简单，力线调整易操作，加装外包装后外观较好，不易损伤衣裤。

2. 按装配时间分类

（1）训练用假肢，是初次装配假肢患者在训练初期装配的假肢，用来帮助患者学会使用假肢，促进残肢更快萎缩定型。

（2）正式假肢，是经过一段时间的训练，学会使用假肢并且残肢萎缩定型后，在回归家庭和社会之前装配的假肢。

3. 按驱动力源分类

（1）自身力源假肢，又称内动力假肢，需要截肢者通过自身运动来操作控制假肢。

（2）外部力源假肢，又称外动力假肢，分为半动力假肢和全动力假肢，通常采用电动和气动来控制。

4. 按假肢组件情况分类

（1）组件式假肢，由标准组件组成的假肢。组装方便、快捷、便于维修，同时质量较好，价格相对较低。

（2）非组件式假肢，是由非单元化标准的组件组装而成的假肢。

5. 按假肢用途分类

（1）装饰性假肢，仅用来装饰，没有太多功能的，如装饰性假手。

（2）功能性假肢，除装饰性假肢外的更多假肢，均具有一定功能。

三、假肢的常用材料

（一）金属材料

1. 不锈钢　具有优越的抗腐蚀性能、较高的强度和硬度，主要用来制造假肢关节、对线部件和结构部件。

2. 铝合金　密度较低，塑性较好，具有较高的强度，主要用来制作连接管、关节等。

3. 钛合金　具有密度小、强度高、耐高温、抗腐蚀性优良、无磁性等优点，但价格较高。

（二）非金属材料

1. 聚乙烯　耐高温性能差，耐低温性能好，可在受热超 100℃后变形，用来制作矫形器和假肢接受腔。

2. 聚丙烯 具有优异的抗弯曲疲劳强度，导热系数比聚乙烯小，抗冲击强度、耐低温性能比聚乙烯差，同样用来制作矫形器和假肢接受腔。

3. 丙烯酸树脂 制作假肢接受腔所用的丙烯酸树脂主要是聚甲基丙烯酸甲酯，俗称有机玻璃。

4. 碳纤维复合材料 是一种增强型复合材料，抗拉强度高、密度低、弹性好、承载能力高，主要用来制作假肢接受腔、关节、假脚、矫形器支条、足部辅具等。

5. 木材 是一种良好的天然材料，透气吸汗性能好，易加工，重量轻，可制作假肢接受腔和假脚。

6. 皮革 是一种良好的天然材料，色泽优美，透气、透水、耐用，用于制作假肢接受腔、内衬、背带、吊带等。

四、假肢常用工具与设备

（一）常用工具

1. 测量工具 游标卡尺、直角尺、折尺、皮卷尺、钢卷尺、天平秤、内径尺、角度尺、髋规、水平尺、厚度测量尺、肢体游标卡尺、插高板、取形专用尺等。

2. 画线工具 普通画规、弧形画规、高度画规等。

3. 手工工具 锉刀（石膏锉、钳工锉、刃口锉）、扳手（单扳手、活扳手、套筒扳手、内六角扳手、扭力扳手、其他专用扳手等）、改锥（一字改锥、十字改锥、内六角改锥）、钳子（尖嘴钳、虎口钳、大力钳）、锤子（圆头锤、尖头锤、橡胶锤）、攻丝和套丝、手锯、打孔器、割管器、剪刀、壁纸刀、石膏模型修型工具（石膏锉、石膏调刀、石膏碗等），以及一些其他假肢专用工具。

4. 电动工具 热风枪、曲线锯、震动锯、手枪钻等。

（二）常用设备

1. 钳工常用基本设备 台钳、虎钳、砂轮机、钻床等。

2. 取形专用设备 下肢假肢取形架。

3. 对线专用设备 下肢假肢对线架、对线转移架。

4. 加热成型设备 烤箱、烘箱、平板加热器等。

5. 打磨设备 各种打磨机和打磨头。

6. 缝纫设备 缝纫机。

五、假肢康复组

（一）假肢康复组的组成

假肢康复组由临床医生、护士、假肢工程师、物理治疗师、作业治疗师、心理学工作者、社会工作者、职业顾问和截肢者本人构成。

其中，临床医生有可能涉及诸多临床医学领域，如创伤骨科、小儿骨科、手外科、显微外科、矫形外科、烧伤科、血管外科、成形外科等。

另外，需要着重强调的是，在假肢康复组的全部成员中，一定要明确截肢者本人的重要性，假肢康复组的所有工作都应该以截肢者为中心，以使其达到好的康复效果为最终目的。

（二）假肢康复组的目的

假肢康复组所有工作的最终目的是以截肢者为工作中心，帮助其尽快地完成残肢的萎缩定型、早期安装假肢，进行专业训练，抚慰心理上的创伤，早日回归生活、回归社会。

（三）假肢康复组各成员的任务

在整个假肢康复过程中，康复组各成员应以截肢者为中心，充分发挥各自的专业知识和实践经验，最大限度地帮助截肢者达到康复目的，并回归生活。

六、假肢处方

假肢配置需满足功能、形态、美观、舒适、时效、耐久和费用方面的综合要求，而且往往这些要求之间是相互制约的。除了工伤、保险及一些伤害赔偿的截肢者之外，大多数截肢者安装假肢的费用主要由截肢者个人承担，所以假肢的费用往往会成为截肢者考虑配置方案时的基础条件，而我们需要做的就是在截肢者经济承受范围内为其制定最优方案。

（一）影响假肢处方的主要因素

截肢者的相关医学情况（全身状况、心理状况、残肢情况等）、社会情况（教育、文化、就业、家庭、经济条件等）、假肢装配能力（假肢工程师、设备、材料、零部件等）等多方面因素都会对假肢处方的制定产生影响。

1. 截肢部位　不论是上肢假肢还是下肢假肢，不同的截肢部位都会决定不同的假肢处方，因为涉及不同的零部件选择。通常来讲，截肢部位越高，最终的功能恢复越差。

2. 残肢长度　残肢长度越长，最终的功能恢复情况越好。另外，不同的残肢长度也会对可选零部件的结构高度有所限制，影响假肢处方的制定。

3. 残肢的承重能力　这个条件对假肢处方的影响主要体现在下肢假肢的处方制定过程中，不同的残肢承重能力对部件及接受腔的选择将会造成很大影响。

4. 残肢的其他状况（皮肤情况、关节活动度、肌肉力量等）　对于残肢有明显的瘢痕、骨刺、压痛点、关节活动度明显受限的情况，需要进行特殊的假肢处方制定。

5. 年龄和身体状态　年龄较大、身体状态较差的截肢者在制定假肢处方时主要考虑安全性、重量轻、节省体能。而年龄较小、身体状态好的截肢者则可以更多考虑功能性和美观程度等。

6. 体重和活动水平　不同的体重和活动水平对假肢处方的影响较大，在制定处方时需根据截肢者的不同情况选配合适的处方方案，以达到最佳效果。

7. 生活环境　不同的路面结构需选用不同特性的假脚和关节。

8. 穿鞋习惯　因假脚踝关节活动范围有限，甚至不能活动，配合不同有效跟高的鞋只能通过力线调整，故对于有特殊穿鞋要求的患者来说，选择适合的假脚尤为重要。

9. 职业需求 重体力劳动者和办公室工作者对于假肢的性能要求是截然不同的，需根据截肢者工作的具体特点为其选择。

10. 经济能力和维修条件 无疑价格相对较高的产品性能也会相对较强，所以患者是否有相应的经济能力及其居住地是否有维修保养条件也是考虑的因素之一。

（二）假肢处方的基本内容和要求

（1）患者基本情况：姓名、性别、身高、体重、年龄、住址、电话等。

（2）社会状况：患者职业或者费用来源。

（3）残肢情况：截肢时间、截肢原因、截肢部位、残肢长度、残肢情况（皮肤状况、肌肉力量、关节状况等）。

（4）身体状况：主要是影响假肢装配和截肢者日常使用的各种全身或者局部医学情况等。

（5）假肢种类：上臂假肢、前臂假肢、大腿假肢、小腿假肢等。

（6）接受腔：接受腔口形（例如大腿是四边形或者坐骨包容；小腿是 PTB、PTK、KBM 等）；承重方式（插入式坐骨负重、全面接触承重等）；接受腔形式（单层树脂接受腔、双层树脂接受腔、软板材框架腔等）。

（7）假肢结构：壳式或者骨骼组件式。

（8）假肢零部件选择：包括髋关节、膝关节、踝关节、假脚、肘关节、腕关节、肩关节、连接部件等，需注明生产厂家和具体型号。

（9）假肢装配和训练过程中需要备注的特殊注意事项和要求等。

七、假肢装配流程

进行假肢装配的根本目的是通过医学、工学、心理学等手段的相互配合实施，最终帮助患者恢复机体功能，抚慰心理创伤，激发潜在能力，最终回归家庭和社会。根据具体实施情况可将这个流程分为三个部分，分别为装配前、装配中和装配后。

（一）假肢装配前

1. 残肢条件的准备 包括截肢手术前假肢康复组的讨论协商，为患者制定适合装配假肢的理想手术方案；伤口拆线后立即进行弹性绷带包扎，预防或减少残肢水肿，加速残肢定型。

2. 运动疗法 包括患者整体身体状态及体能的提升（尤其对于疾病截肢或长期卧床的患者）、肌肉力量的增强（对于下肢截肢患者而言，在关注截肢侧下肢肌肉力量的同时还需要注重对侧下肢力量的锻炼）、关节活动度的改善（截肢者因术后肌肉力量不平衡及不良体位，容易造成关节的挛缩畸形，需要在装配假肢前给予矫正）。

3. 心理治疗 截肢者的依从性对装配假肢的效果影响很大，很多截肢者在身体受到创伤之后会出现心理方面的障碍，所以在进行假肢装配前需给予截肢者心理方面的关注和改善。

（二）假肢装配中

1. 训练用假肢　早期为截肢者装配训练用假肢可帮助其尽早下地进行训练，有助于残肢尽快定型，可使截肢者尽快学会使用假肢；并且可避免长期卧床导致的体位性疾病、残肢畸形及功能丧失过多等。

2. 制定正式假肢处方　在截肢者使用训练用假肢训练期间就可以着手制定正式假肢处方。

3. 正式假肢的制作　初次穿戴假肢的截肢者在使用训练用假肢 3～6 个月后（个别患者时间会更短或更长）便达到了制作正式假肢的条件，可进行正式假肢的装配。包括检查测量、取阴形、修阳形、接受腔制作、组装对线、适配检查、调整、加装外装饰等步骤。

4. 假肢终检　假肢制作并调试完成后，在最终交给截肢者之前，需对假肢的功能、安全性能、截肢者的使用情况和满意度进行再一次的复审，并做必要的调整和修改。

（三）假肢装配后

截肢者在使用假肢的过程中残肢及其他身体状况可能会出现一些变化，假肢也可能会因为老化和使用不当而出现故障，所以在截肢者回归家庭后的跟踪随访也是很有必要的。

【案例分析】

1. 为截肢者制定合适的假肢处方，需要考虑截肢部位、残肢长度、残肢的承重能力、残肢的其他状况（皮肤情况、关节活动度、肌肉力量等）、年龄和身体状态、体重和活动水平、生活环境、穿鞋习惯、职业需求、经济能力和维修条件等。

2. 截肢者从入院到完全康复回归家庭和社会需要经过残肢条件的准备（手术、术后使用弹力绷带）、运动疗法（改善身体状况，改善残肢肌肉力量、关节活动度）、心理治疗（改善患者心理状态）、训练用假肢的装配与训练、制定正式假肢处方、正式假肢的制作与调试、假肢终检、跟踪随访等。

■ 第二节　下肢假肢

案例导入　◆

　　截肢者，男，50 岁，因糖尿病造成小腿截肢，术后 4 周来到康复医院进行假肢装配和康复训练。截肢者身体其他状况良好，经济条件良好。

　思　考

　　1. 应为其制定怎样的假肢处方？

　　2. 在该截肢者的假肢装配前后的康复训练过程中需要注意哪些情况？

一、下肢假肢的概述

（一）下肢假肢的种类

1.按照截肢平面分类　足部假肢、赛姆假肢、小腿假肢、膝关节离断假肢、大腿假肢、髋关节离断假肢、半骨盆切除假肢等。

2.按照假肢的功能分类

（1）术后即装假肢：截肢手术后在手术台上立即安装的假肢。术后即装假肢可加速伤口愈合和残肢硬化，减少残肢痛和幻肢痛，减少水肿，加快患者的康复速度、减少住院时间（图2-1）。

（2）训练用假肢：在术后2～4周，伤口愈合后进行安装的假肢。其目的在于促进残肢水肿的消退和肌肉的萎缩定型，为尽快安装正式假肢做准备。同时还因为可加装平调方盘而使得力线的调整更为方便，以达到寻找最佳力线，使患者更好使用假肢的目的（图2-2）。

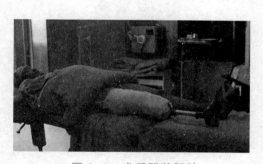

图2-1　术后即装假肢

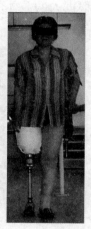

图2-2　训练用假肢

（3）正式假肢：待截肢者残肢萎缩充分、完全定型并且力线调整完毕后进行安装的用于日常生活和工作的假肢（图2-3）。

（4）特殊用途假肢：用于特殊目的的下肢假肢，例如跑步用假肢（图2-4）、登山用假肢（图2-5）、滑雪用假肢（图2-6）等。

图2-3　正式假肢

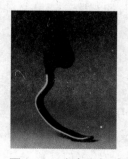

图2-4　跑步用假肢

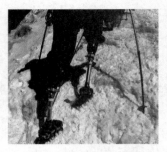
图 2-5　登山用假肢

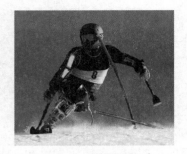
图 2-6　滑雪用假肢

3. 按照假肢结构分类　骨骼式假肢和壳式假肢。

（1）骨骼式假肢：由关节、连接件等作为假肢的中心轴来承担和传导力量，外部则用海绵或泡沫等软材料进行装饰包裹。当骨骼式假肢的各种零部件实现组件式生产之后，这些可以互换连接部件的假肢被称为组件式假肢（图 2-7）。

（2）壳式假肢：又名外骨骼式假肢。这种假肢使用壳体来承重并传导力量，壳体的形状是根据人的肢体的形状来制作的，一般会使用铝、合成树脂和塑料板材等材料（图 2-8）。

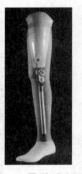
图 2-7　骨骼式假肢

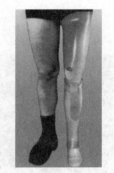
图 2-8　壳式假肢

（二）下肢假肢的结构

1. 部分足假肢的结构

（1）足套式假肢的结构：用柔性板材制作接受腔，用泡沫板材黏接打磨制作足部外形；也可全部利用硅胶制作（图 2-9）。

（2）小腿式假肢的结构：利用塑料板材或者树脂成型制作接受腔，选择合适的开口方式，再利用泡沫材料黏接制作成脚的形状（图 2-10）。

2. 赛姆假肢的结构　赛姆假肢由接受腔与假脚直接黏接而成，没有踝关节。

（1）全接触式：接受腔包容至小腿上部髌韧带处，接受腔由内层软性材料和外层硬性合成树脂材料（或热塑性板材）组成，假脚采用木胶脚，与外层树脂接受腔黏接。需要特别说明的是，为了保证穿脱方便，可以采用在软内衬套的踝关节上方区域填补泡沫找平的方式，也可采用在硬性接受腔的内侧或者后侧开口的方式。如果选择开口则需视情况在开口处加装拉带等来保证稳定（图 2-11）。

（2）碳纤结构式：接受腔同全接触式接受腔相同，也可采用软内衬套填补泡沫或开口的方式，不同的是外层接受腔用碳纤制作，假脚不用沉重的木胶脚，而是用轻便储能的碳纤脚。脚的外侧可以使用轻便的泡沫填充或者直接用成品脚皮（图2-12）。

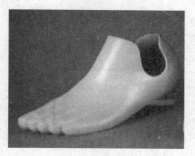

图 2-9　足套式假肢

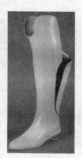

图 2-10　小腿式假肢

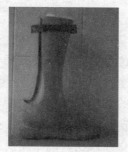

图 2-11　全接触式赛姆假肢

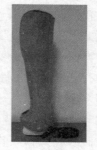

图 2-12　碳纤赛姆假肢

3. 小腿假肢的结构　小腿假肢通常由假脚、踝关节、小腿部、接受腔和悬吊装置构成。

（1）髌韧带 - 支撑小腿假肢：简称 PTB 小腿假肢（图 2-13）。这类假肢主要依靠髌韧带承重，靠髌上环带悬吊。双层接受腔，内层为软质泡沫板制作，外腔为硬质材料制作。连接件和假脚的选择范围较广泛。

随着材料和假肢装配技术的发展，为了满足患者的更多需求，在 PTB 小腿假肢的基础上发展出了髁部插楔式（KBM）、髁部夹持式（PTK）、包膝式（PTS）三种不同口型的小腿假肢。三种接受腔的共同点是髌韧带主要承重和股骨髁上悬吊，区别是悬吊部位的结构不同。KBM（图 2-14）是在股骨髁部增加了楔形块；PTK（图 2-15）是在股骨髁上部形成弹性的侧壁包容夹持住股骨髁；PTS（图 2-16）是在 PTK 的基础上将髌骨也包容住。

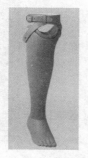

图 2-13　PTB 小腿假肢

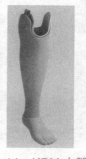

图 2-14　KBM 小腿假肢

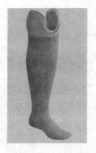
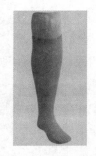

图 2-15　PTK 小腿假肢　　　图 2-16　PTS 小腿假肢

此类小腿假肢有壳式和骨骼式两种。

①壳式小腿假肢接受腔和假脚之间没有连接组件，是用坚硬的材料做成一层外壳将两者牢固连接起来，同时也可以塑造出较好的外观形态。

②骨骼式小腿假肢接受腔和假脚之间采用骨骼式连接组件连接，外部包裹柔软的海绵装饰材料，以获得较好的外观。

（2）硅胶套小腿假肢：此类假肢又可称为全面承重小腿假肢，是以硅胶套为内衬的小腿假肢，其接受腔类似于 PTB 小腿假肢，要求全接触和全面承重，应避免主要髌韧带承重。由于硅胶套具有良好的悬吊性能，可通过锁具或密封圈进行假肢悬吊。

4. 膝关节离断假肢和大腿假肢的结构　膝关节离断假肢和大腿假肢通常由假脚、踝关节、小腿部、膝关节、接受腔及悬吊装置构成（图 2-17、图 2-18）。

现代膝关节离断假肢和大腿假肢主要采用骨骼式组件的结构。两种假肢在假脚和小腿连接件部分基本相同，主要区别在于膝关节和接受腔上。膝关节离断假肢的膝关节通常要求瞬时转动中心尽量接近关节体，以达到最大限度减小大腿长度的目的。

膝关节离断假肢的接受腔通常为双层接受腔，内腔用软泡沫板制作，在股骨髁上的凹陷部位用泡沫板补平，以达到方便穿脱的目的，外腔用硬质树脂或板材制作。而大腿假肢接受腔种类较多，可采用硬质树脂制作单层接受腔，也可制作内层软板材、外层硬质树脂的双层接受腔，而且都可以配合带锁或者无锁硅胶套使用。

5. 髋关节离断假肢的结构　髋关节离断假肢的结构主要有接受腔、髋关节、大腿组件、膝关节、小腿组件、踝关节、假脚及外装饰（图 2-19）。

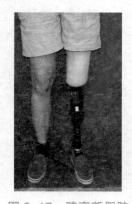
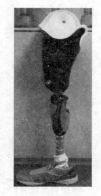
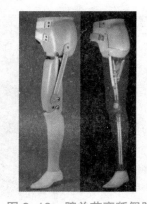

图 2-17　膝离断假肢　　　图 2-18　大腿假肢　　　图 2-19　髋关节离断假肢

二、下肢截肢平面与下肢假肢装配

因为假肢相关技术的进步，使得原来一些禁忌截肢部位的残肢也可以拥有较好的假肢适配效果，因此我们现在倾向在截肢手术时尽量保留残肢长度，尤其是遇到关节时，保留关节和截掉关节对患者后期的康复效果是有巨大不同的。另外，患者穿戴假肢行走时的能量消耗与残肢长度成反比。

根据不同的截肢平面，需要制定不同的假肢处方，装配符合恢复截肢者损失功能要求的假肢。下面以实际临床工作中常见的假肢分类来进行讲解（图2-20）。

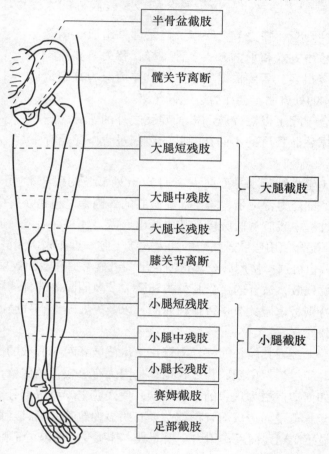

图2-20 下肢截肢平面

（一）髋假肢（适合髋关节离断、骶髂关节离断、大腿极短残肢）

髋假肢由接受腔、髋关节、膝关节、假脚及连接部件构成，主要靠坐骨负重，靠髂嵴悬吊假肢，所以髋假肢的接受腔通常患侧是硬质材料（硬树脂或者板材接受腔），而健侧则使用牛皮或者软树脂制作，前侧使用带子拉紧，以达到充分包裹残肢、充分负重和良好悬吊的目的。

髋关节离断是通过髋关节囊的下肢截肢，对于这类患者我们通常为其定制髋假肢。

对于骶髂关节离断和大腿极短残肢的患者而言，同样需要装配髋假肢来代偿步行功能。但因为骶髂关节离断的患者坐骨缺失，所以需要残肢外侧下部分来承担体重，因内部没有骨骼支撑，所以在步行过程中会产生较大的活塞运动。甚至多数情况下需要靠肋骨来辅助支撑。大腿极短残肢因为截肢术后肌肉力量不均衡，会很容易出现残肢外展和屈曲畸形，对于假肢的外观和功能会造成很大影响。为了避免这种缺陷可选择在小转子下截肢，还可以在装配髋假肢时在大转子和髂嵴之间施加压力，一方面可以辅助接受腔悬吊，另一方面也可以增加侧方稳定性。

（二）大腿假肢（适合于除极短残肢和极长残肢外的大腿截肢）

大腿假肢由接受腔、膝关节、假脚及连接部件组成。接受腔的口型种类、悬吊方式和承重方式多种多样，膝关节和假脚的种类和功能也有很多，需要根据截肢者的具体情况为其制定合适的处方，具体的处方制定会在后边进行介绍。

大腿假肢模型雕刻

大腿假肢适合于除了极短残肢和极长残肢之外的所有大腿截肢情况，但根据残肢长度的不同在假肢的装配过程中还是存在差异的。

对于短残肢（坐骨结节水平面向下 5～10 cm 处截肢的残肢），可以制作大腿假肢，但因为残肢太短，杠杆力臂不足，需要加高假肢的外侧壁以包裹住臀中肌，同时为了防止在髋关节屈曲过程中残肢从假肢接受腔内脱出，需要加高前后壁。通常，为了保证悬吊效果，需要选择配合使用假肢悬吊带的插入式接受腔。近年来因为硅胶套技术的普及，条件允许的短残肢也可选择使用硅胶套帮助悬吊，可显著提高适配效果。

对于中等长度残肢，适合的接受腔种类和膝关节及假脚等部件的种类非常多，在进行装配过程中需特别考虑髋关节是否存在屈曲，以及外展畸形、残肢的骨骼和皮肤条件如何等来制定假肢处方。

对于长残肢，无疑因其较长的杠杆力臂，使得截肢者对于假肢的操控更轻松，所以在选择截肢平面时应尽量保留残肢长度，也正是因为有了较长的保留范围，所以在截肢术中可重点考虑如何塑造更为理想的残肢末端，使残肢末端可以部分甚至全面承重，这对解决因接受腔坐骨负重而造成的腰椎前凸会有明显的改善，而且当截肢者残肢末端参与负重后，会明显感受到地面反作用力，提高其本体感受和假肢的适配效果。

（三）膝离断假肢（适合于膝关节离断、小腿极短残肢）

膝关节离断是通过膝关节囊的下肢截肢，术后股四头肌、大腿后侧肌群及股骨髁部软骨等可得到较好的保留。儿童膝关节离断患者因保留了股骨远端骨骺线，其生长发育将不会受到太大影响。膝离断假肢由接受腔、膝关节（膝离断专用）、假脚及连接部件组成。因术后股骨远端端面及髁部软骨均可以较好地保留，所以可依靠残肢末端来承担身体的重量，而不必对残肢周围皮肤施加太多压力，承重效果很好，并且因为地面反作用力可通过股骨直接传导，患者在步行过程中会更容易获得本体感觉。我们通常选择用股骨髁上部凹陷部位来进行假肢的悬吊，只要定位准确，压力施加合适，悬吊效果会很好，并且不容易出现压痛的情况。虽然假肢的承重和悬吊的部位均在残肢的远端，但接受腔的整体高度还是建议尽量留高，通常我们要求做到会阴下 2 cm 处，较长的接受腔长度是为了充分利用残肢较长的杠杆力臂，以实现对假肢更好的控制。

值得一提的是，对于一些小腿极短残肢（残肢长度小于 3.5 cm 的小腿残肢）或者截肢侧膝关节有严重屈曲挛缩畸形的患者，可为其制作类似于膝离断假肢的"跪腿"，即让患侧膝关节保持 90° 屈曲位，用膝部来负重，在接受腔下假装膝离断膝关节和假脚，可达到较好的适配效果，但是外观较差。

（四）小腿假肢（适合于小腿截肢）

小腿假肢由接受腔、假脚及连接部件组成，适合于除极短残肢以外的几乎所有小腿截肢。小腿假肢的口型有很多，例如 KBM、PTB、PTK 等，假脚的选择也很多，需根据患者的具体情况为其制定处方。

小腿假肢扫描

小腿假肢模型雕刻

小腿截肢是经胫腓骨的截肢。对于理想的小腿残肢长度，存在一定的争论：一种意见认为残肢长度在 12~15 cm 之间是最合适的残肢长度，再长也不会对控制假肢提供更多的帮助。而另外一种说法则认为应尽量保留较长的残肢长度，以达到对假肢更好的控制。在临床工作中我们发现，对于中国成年人而言，因血液循环障碍等疾病截肢的患者，将截肢部位控制在 12~15 cm 之内是合适的选择，可以减少循环障碍及溃疡的发生；而对于外伤和肿瘤截肢的患者则应尽量保留残肢长度，更长的残肢一定能够实现对假肢更好的控制，但需注意的是，应为更多种类、更好功能的功能部件的选择预留足够的装配空间。例如碳板更长的碳纤假脚可以在步行过程中为患者提供更好的能量的返还，硅胶套则可在辅助假肢悬吊的同时带给患者更多的舒适性感受，而这些都需要有足够的装配空间。

（五）赛姆假肢（适合于赛姆截肢）

赛姆假肢由接受腔和假脚组成，接受腔和假脚之间没有连接部件，直接靠黏合剂连接。赛姆截肢是切除踝部，将足跟部皮肤包裹在小腿末端的手术（图 2-21）。赛姆截肢后因其残肢长度较长，末端可完全负重，所以装配假肢后的步态效果很好，几乎与正常步态没有差异。另外踝关节上方的生理凹陷为假肢提供了很好的悬吊条件。但因末端膨大，再加上假肢的壁厚，外部美观性较差。

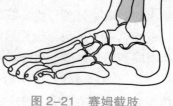
图 2-21 赛姆截肢

（六）足部假肢（适合于各种足部截肢）

足部假肢有很多种。有类似于赛姆假肢靠末端承重，踝上悬吊的足部假肢，也有释放踝关节，充分发挥踝关节背屈趾屈作用的 Bellman 半足假肢，还有硅胶半足假肢。可根据不同的足部截肢情况，选择相应的足部假肢。

常见的足部截肢包括皮洛果夫截肢、肖帕特截肢、利斯弗朗截肢。

皮洛果夫截肢是将跟骨在中部垂直截断并翻转90°，覆盖在经过截去了内外踝远端关节面的胫腓骨骨面上（图2-22）。

肖帕特截肢是经跗横关节离断。为了防止足下垂畸形，通常需要将胫骨下端固定融合。利斯弗朗截肢是趾跗关节离断（图2-23、图2-24）。

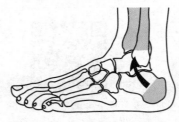　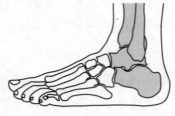　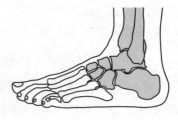

图2-22　皮洛果夫截肢　　　图2-23　肖帕特截肢　　　图2-24　利斯弗朗截肢

因为部分足截肢可能会产生足部的畸形，所以在装配假肢时需区分是否有畸形存在，对于有畸形的案例适合使用髌韧带承重的半足假肢，而对于没有畸形的案例则可以使用更轻便的足套式半足假肢。

三、安装下肢假肢前的康复训练

患者安装假肢前，需要对残肢情况进行检查：如对关节活动度、肌肉力量、残肢皮肤、血运情况、疼痛等方面进行检查，依此制定科学、系统的针对性训练。现对截肢患者常出现的几种疼痛种类、原因进行如下描述。

（一）残肢痛

残肢发生疼痛的原因有几种：幻肢痛、神经瘤、残肢循环障碍、残端骨刺等。无论是哪种疼痛都会影响假肢的装配，因此，需要确认疼痛的性质，根据不同的原因，采取恰当的手段进行治疗。

1. 幻肢痛　幻肢痛是指截肢术后仍然能感觉被截除的肢体依然存在。几乎每个截肢患者或多或少都会出现这种感觉，这种感觉在截肢术后6个月至2年左右逐渐消失，特别是穿戴假肢后。形成幻肢的原因和机制尚不明确，可能和残端的粘连、瘢痕及神经瘤等末梢的问题有关系，也可能和大脑皮质记忆的身体表象有关系。伴随幻肢出现的疼痛称为幻肢痛。另外，也不能忽略患者的心理状态及社会背景等造成的影响。幻肢痛多为闪电样疼痛，少数为烧灼样疼痛，远端肢体多表现为屈曲抽搐样。幻肢痛严重的患者可伴有同侧感觉过敏、出汗异常、自主神经系统功能不稳定等。

2. 神经瘤　神经被截断后，残端的过度增生、膨大形成神经瘤。如果神经瘤与周围组织粘连，且在瘢痕内的话，容易产生剧烈疼痛。如果神经瘤生长在支撑体重的部分，则会影响假肢的穿戴。

3. 残肢循环障碍　截肢手术会使残肢的循环效率一过性显著下降，加上术后活动量减少、肌肉的固定收缩力下降，使静脉回流出现障碍。这也是术后残肢瘀血、浮肿的原因之一。因此，要密切关注残肢的循环状态，如观察残肢的浮肿程度、皮肤温度及颜色等等。

（二）残肢皮肤状态

残肢的皮肤与软组织之间应该保持一定的活动性和一定的紧张状态，皮肤状态的好坏对假肢的装配、控制、行走有很大影响。如果残肢存在瘢痕、粘连等，穿戴假肢后还要注意残肢皮肤的清洁卫生。

（三）关节活动度的检查

关节活动度的测量非常重要，特别是大腿截肢患者的髋关节屈曲、外展挛缩畸形，影响大腿假肢初期屈曲角和屈曲内收角，小腿截肢患者的膝关节屈曲挛缩畸形，会使假肢无法装配。因此，需要正确地测量关节活动度。但是截肢术后，软组织固定性降低，容易产生移位、移动臂的骨性标志缺失等问题，给关节活动度测量造成一定的难度。以下介绍髋关节活动范围特殊的测量方法（图2-25）。

对髋关节屈曲挛缩进行测量时：将髋关节伸展，测量骨盆出现前倾时的屈曲角度，也可以利用托马斯征检查进行测量（图2-26、图2-27）。

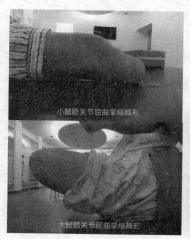

图2-25 关节畸形

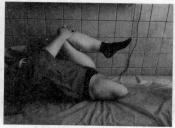

图2-26 托马斯征检查

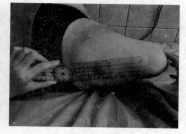

图2-27 托马斯征角度测量

（四）肌肉力量检查

检查方法同一般的徒手肌力检查法。需要注意的是，残肢较正常的下肢力矩短，给残肢施加阻力相当于施加在健侧下肢的近端，容易过高估计残肢肌力。所以，应检查健侧同部位的肌力作为参照进行比较（表2-1）。

表2-1 肌力评级标准

分级	评级标准
5	能抗重力及最大阻力，完成全关节活动范围的运动
5-	4级与5级之间
4	能抗重力及轻度阻力，完成全关节活动范围的运动
4-	3级与4级的中间水平，抗重力及弱的阻力，完成全关节活动范围的运动

分级	评级标准
3+	此级与4-级只是阻力大小程度的区别
3	不施加阻力，能抗肢体重力，完成全关节活动范围的运动
3-	抗重力完成正常关节活动范围的50%以上
2+	抗重力完成正常关节活动范围的50%以下
2	解除重力的影响，完成关节活动范围的运动
2-	解除重力的影响，可完成全关节活动范围的50%以上
1+	解除重力的影响，可完成全关节活动范围的50%以下
1	可触及肌肉的收缩，但不能引起关节的活动
0	不能触及肌肉的收缩

（五）残肢管理

1.弹力绷带包裹　截肢术后残端的微小血管有渗血，加上肌肉活动减少造成的血液循环不良会出现残肢浮肿。为了控制这种现象，传统的做法是将残肢用弹力绷带加压包裹，同时，此方法也可以促进残肢定型，以便早日安装假肢。但其缺点是容易造成不良肢位，不能减轻残肢疼痛和幻肢痛等。绷带宽度的选择：大腿截肢使用15～20 cm 宽的绷带；小腿截肢使用12～15 cm 宽的绷带。缠绕时要注意远端紧，近端松。从末梢向中枢方向呈8字形缠绕，绷带缠绕要超过近端关节，但不能影响关节活动，为了维持效果，可以每隔4个小时缠绕一次，夜间可持续包裹，用弹力绷带包裹残肢的方法见图2-28、图2-29。

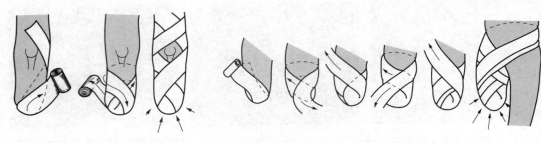

图 2-28　小腿绷带缠绕方法　　　　　　图 2-29　大腿绷带缠绕方法

2.良肢位保持　截肢术后，由于残肢的肌力不平衡，很容易产生残肢的挛缩。大腿截肢时容易发生髋关节屈曲、外展畸形，小腿截肢时容易出现膝关节屈曲畸形。一旦发生挛缩畸形，矫正起来非常困难，不但对假肢装配造成困扰，也会影响步行效果和安全。为了预防挛缩畸形的发生，在卧床阶段要注意保持良肢位。无论在仰卧位还是侧卧位，髋关节、膝关节均应保持中立位，应避免髋关节屈曲、外展，膝关节屈曲（图2-30）。

（六）截肢术后的基础训练

进行基础训练的目的主要是：维持穿戴假肢所必需的良好的身体条件，尽可能地排除妨碍术后训练计划和假肢穿戴的各种因素。

例如，截肢术后为了促进伤口愈合而加长卧床时间，造成明显的肌力下降、关节活动受限、姿势异常等。针对患者出现的上述情况，基础的训练内容包括肌肉力量训练、关节活动度训练、姿势保持训练、平衡训练、使用拐杖行走训练等。

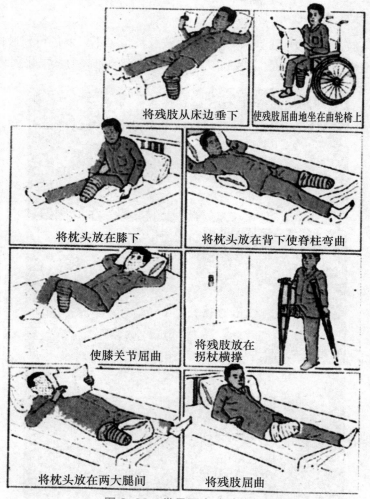

将残肢从床边垂下	使残肢屈曲地坐在曲轮椅上
将枕头放在膝下	将枕头放在背下使脊柱弯曲
使膝关节屈曲	将残肢放在拐杖横撑
将枕头放在两大腿间	将残肢屈曲

图 2-30　常见不良残肢体位

穿假肢行走会比正常人消耗更多的能量，例如小腿截肢多消耗 10%～40% 的能量，大腿截肢多消耗 65%～100% 的能量，而髋部截肢和双侧截肢耗能更多。因此，早期的康复训练对截肢患者而言，可以很大程度上提高身体功能，恢复关节活动度，增强心肺功能等。

（七）关节活动度训练

由于截肢原因的不同，截肢者身体状态各不同，在截肢手术后，特别是老年人，长时间卧床很容易造成关节挛缩。关节挛缩不仅影响假肢力线，也会影响假肢的形状和残端向假肢的力的传导。因此，术后应尽早开始主动的关节活动度的维持与扩大训练。出现关节挛缩时应进行被动牵张训练。短残肢力矩变短难以进行徒手矫正时，可以穿上假肢后利用自身的重量和假肢形成的力臂来进行训练。

大腿截肢后，需要加强髋关节内收和后伸的活动范围，小腿截肢者注意膝关节的屈伸，尤其是伸展的活动范围非常重要。

（八）肌肉力量强化训练

为了维持残肢的肌肉力量，更好地控制假肢及行走，不但要进行残肢的肌力强化训练，还要积极地进行健侧下肢、上肢和腰腹部、腰背部的肌肉力量强化训练（图2-31）。

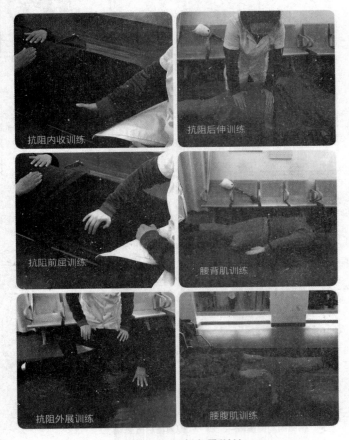

图 2-31　肌肉力量训练

例如，大腿截肢患者，穿戴假肢前要通过进行残肢侧髋关节的内收、外展、后伸训练来强化肌肉力量。小腿截肢患者，穿戴假肢前要进行残肢侧膝关节的屈曲、伸展肌肉力量。双大腿截肢患者需要进行双侧上肢肌肉力量的训练。需要特别注重强化的肌肉是：大腿截肢患者，截肢侧髋关节伸展、外展肌；小腿截肢患者，截肢侧膝关节伸肌肌力和拄拐行走所需的上肢支撑肌力。所有的截肢患者都要进行躯干肌肉的强化训练，以便在穿戴假肢后来保持平衡、调整身体姿势（图2-32）。

四、下肢假肢处方

在上一节我们已经讲述过假肢处方的内容和要求，也讨论过影响假肢处方制定的一些因素，而因为下肢假肢的实际使用要更加普遍，患者不仅需要终生穿戴假肢，更有可能要靠下肢假肢进行工作和生活，所以为了满足下肢截肢患者的诸多要求，制定合适的处方就显得尤为重要。以下我们将按照不同的下肢截肢种类，详细讨论每一种截肢情况在制定处方时的注意事项。

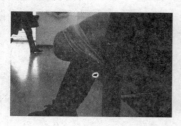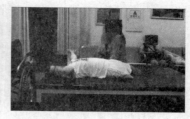

图 2-32　小腿伸肌、双侧上肢肌力训练

（一）髋关节离断的处方制定

髋关节离断者可以使用骨骼式髋关节离断假肢，由接受腔、髋关节、膝关节、假脚及连接部件构成。通常接受腔会选择用坐骨来承重，靠髂嵴来悬吊，患侧使用硬树脂或板材制作，健侧可使用软树脂或牛皮来制作。对线方面通常处于安全性的考虑会将膝关节后置，另外为了增加稳定性，也可以选择带有支撑期控制的膝关节（如承重自锁膝关节等）和带锁的髋关节。因为髋关节离断患者走路更多的是依靠身体的扭转来摆动假肢，所以为了减少步行中假肢受到的扭力，可选择安装在膝关节下方的扭矩式连接盘。

（二）大腿截肢的处方制定

大腿截肢者需安装大腿假肢，骨骼式大腿假肢由接受腔、膝关节、假脚和连接部件构成。因大腿截肢患者残存能力相对髋关节离断患者要更多一些，如果制定合适的处方并配合高质量的装配和训练，可达到较好的康复效果，因此在制定大腿假肢处方时需要考虑的方面也更多。

1. 残肢末端是否具有承重能力　对于接受了肌肉骨骼固定成形术的大腿截肢者而言，通常残肢末端的承重能力较好，而没有接受该手术的患者，或者残肢末端长有神经瘤、骨刺或有瘢痕粘连的患者，残肢末端的承重能力相对较差。

残肢末端是否具有良好的承重能力主要会影响大腿假肢接受腔的选择，如果没有承重能力，则不能选用密闭式全接触接受腔，应选用开放式接受腔。若使用了密闭式接受腔，为了避免疼痛会在接受腔底部留有空隙，长期使用将会造成残肢末端皮下组织出现淋巴淤滞性炎症，产生严重后果。而对于残肢末端有承重能力的患者，应尽量选择密闭式全接触接受腔，不仅可以更好地发挥残肢末端的承重能力，使患者通过地面反作用力获得脚踏实地感，而且可以改善骨质疏松问题，以及有利于刺激儿童股骨近端骨骺的生长。

2. 残肢长度　理论上，残肢长度越长对于假肢的控制能力也会越强，但因为涉及零部件及接受腔形式的选择，大腿中等长度的残肢（大腿中 1/3，特别是中 1/3 至下 1/3 段之间）反而是最理想的截肢部位。这个节段的残肢不仅拥有足够的控制假肢的力量，而且能拥有足够的空间来选择理想的部件。

对于极短残肢（股骨颈至小转子近侧的截肢）而言，倾向于配备髋关节离断假肢。

短残肢（小粗隆至近 1/3 股骨截肢）对假肢的控制能力相对较差，为提高其控制能力可选择足骨包容接受腔，而为了改善其悬吊功能则可佩戴假肢吊带或者硅胶套等。

对于长残肢（大腿远侧 1/3 段经股骨截肢）而言，其控制假肢的能力在大腿假肢中是最显著的，所以在接受腔的选择上要容易很多，但是对于一些残肢长度过长，甚至接近膝关节离断的患者而言，其膝关节的可选范围就有限了，虽然目前一些气压和液压关节都配备有 KD 款，但只是改变了关节和接受腔的连接方式，并没有减少转动轴到关节顶部自身的高度，所以如果此类患者比较介意假肢的大小腿比例的话则只能选用膝关节离断假肢专用的四连杆膝关节了。

3. 活动水平　患者的活动水平对于假肢处方的选择也很重要，对于活动等级较低的老年人或者合并其他损伤的患者而言，假肢的结构简单、重量轻、安全性高是很重要的。所以除了连接件可选择铝制的之外，膝关节也可选用承重自锁膝关节或手动锁膝关节。

中等活动级别是患者人数占比最多的，这类患者几乎可以选配任何功能部件。

高等活动级别的患者多是年轻人甚至是运动员等，这类患者佩戴假肢后仍然有参与体育运动的需求，所以在为这类患者制定处方时需要考虑假肢的重量轻、强度好、脚板和膝关节的功能性强。

4. 残肢基础条件　残肢基础条件除了前边提到过的末端承重能力之外，还有很多其他的方面影响着大腿假肢处方的制定，比如髋关节的挛缩畸形、皮肤表面的瘢痕、皮肤过敏性接触性皮炎、股动脉供血不良等。

大腿截肢以后，肌肉存留量不等，造成肌肉力量不均衡，同时长期的不良姿势，容易造成一些髋关节畸形的状况，通常屈曲畸形和外展畸形较为常见。对于畸形较为严重的患者而言，在选择膝关节和假脚时需要考虑安全性较高的产品，以带锁关节为主。

对于皮肤表面瘢痕严重的患者而言，建议佩戴硅胶套，并且在接受腔设计时也要避免对瘢痕区域施加过多压力。而对于皮肤容易过敏的患者而言，有可能会对树脂接受腔过敏，甚至部分患者也会对硅胶套过敏，所以应在制定处方前先对患者进行贴敷性的过敏源检测，以排除可能会导致患者过敏的材料。

一些因脉管炎等疾病截肢的患者，残肢供血不足，在进行接受腔处方制定时需要充分考虑残肢的可受压能力，尤其在股三角区域不能施加太多压力，所以更适合坐骨包容接受腔。

5. 生活环境和工作环境　患者装配假肢的最终目的是回归生活和工作，所以在制定处方时需结合患者出院后的使用环境。对于居住在山区、需要经常上下楼梯、走不平整路面的患者而言，假肢的重量和安全性则显得尤为重要，而是否具有更多的附加功能则不太重要。

（三）膝关节离断的处方制定

膝关节离断假肢的接受腔通常采用双侧腔结构，内腔用软泡沫板制作，并将股骨髁上方的凹陷处填补平整，以方便患者穿脱；外腔用树脂制作，并且外腔通常要求上半部分为软树脂，下半部分为硬树脂，这样可以在保证接受腔强度的同时满足患者对坐立位舒适性的要求。在膝关节的选择上，通常需要选用膝离断专用四连杆膝关节，以减少大小腿长度不成比例带来的影响。而同样对于高龄或因疾病截肢的低活动等级的患者，也需要考虑选用手动锁膝关节。

（四）小腿假肢的处方制定

在下肢截肢中，小腿截肢是最为常见的。在为这类患者进行处方制定时需考虑以下几个方面。

1. 残肢长度　理论上残肢长度越长对假肢的控制能力越强，所以对于长残肢而言，康复后的行走能力预期是好的，但是因为小腿远端软组织较少，骨突较多，承重能力较差，长残肢供血不好，所以对于接受腔的要求格外严格，既要保证全面接触不产生负压，又需要掌握好压缩量避免对残肢的损伤，必要时可在残肢末端添加软性衬垫；另外，长残肢在选择假脚时局限性较强，很多功能较好的碳纤储能脚因为结构高度较高，长残肢患者都无法选择。

中等长度残肢是最理想的截肢部位，在假脚等部件的选择上不会受到限制，而且因小腿中段软组织较多，在经过肌肉成形术后，中等长度残肢末端通常都具有部分负重能力，在接受腔设计中要充分利用残肢末端的承重能力，不仅有利于改善残肢骨质疏松的问题，而且可以让患者在行走过程中获得脚踏实地感。

短残肢的小腿截肢患者对假肢的控制能力较差，所以在接受腔的设计时需选用上缘高过两侧股骨髁和髌骨的小腿假肢。而对于一些末端承重能力不佳或者屈曲挛缩角度过大的患者，则应为其设计跪腿，跪腿类似膝关节离断假肢，利用残肢膝关节屈曲90°承重，但外观较差。

2. 活动水平　低活动能力者多为老年人或合并其他疾病患者，在制定小腿假肢处方时应首选轻便、安全性高、舒适性好、容易打理和维护的产品，连接部件方面尽量选择铝合金或钛合金等质量较轻的部件。

中等活动能力的患者可选用范围较广，一般产品都可选用。

高活动能力患者应选用功能好、耐用的产品，必要时使用运动类假肢产品。

3. 残肢条件　残肢条件除了前边提到的长度和末端负重能力之外，还包括关节活动范围，以及稳定性、皮肤状况、残肢形状、血运情况等。

（1）膝关节活动范围受限、合并有挛缩畸形（多为屈曲畸形或外展畸形）的患者在制定假肢处方时需重点考虑假肢对线问题，在接受腔设计和零部件选择时也需要考虑后期对线，尽量选择可调范围较大的部件和制作方案。通常长残肢屈曲畸形超过20°，中等残肢屈曲畸形超过30°，都会对假肢的外观和使用造成严重的影响。短残肢屈曲畸形超过40°则应考虑跪腿（图2-33、图2-34）。

（2）膝关节稳定性不够，常常由于相关韧带受损造成（内外侧副韧带损伤造成的膝关节内外侧不稳，或前后交叉韧带损伤造成的膝关节前后不稳定）。为减少膝关节不稳对假肢使用造成的影响，在检查测量阶段应认真检查，找出原因，在制定处方时进行针对性的设计，例如增加大腿围靿。

（3）对于残肢皮肤表面瘢痕组织严重或大面积植皮及软组织较少、骨突明显的患者而言，佩戴硅胶套是较好的选择，硅胶套不仅可以减少残肢表面峰值压力的出现，改善假肢悬吊功能，甚至可以在长期佩戴中帮助患者改善皮肤状况。

 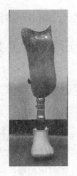

图 2-33　残肢屈曲畸形　　　　图 2-34　残肢外展畸形

（4）最佳的残肢形状是圆柱状，而对于不良残肢形状（例如圆锥状残肢和锤状残肢）而言，在接受腔的设计上需要多加考虑，圆锥状残肢可考虑加配硅胶套或者硅胶垫配合硅胶套共同使用。锤状残肢多见于初装患者，因手术中软组织保留过多，止血不好造成，应在制作前使用弹力绷带加压促进其萎缩定型，制作中可佩戴硅胶套，严重者可采用接受腔开口设计（图 2-35～图 2-37）。

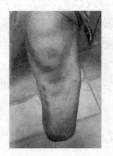 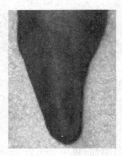 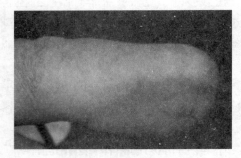

图 2-35　标准残肢　　　图 2-36　锥状残肢　　　　图 2-37　锤状残肢

（5）合并有血管疾病、肾脏疾病及内分泌紊乱的患者可能会造成残肢水肿，如用手指用力按压残肢胫骨内侧面皮肤，出现明显的凹陷并回弹较慢，则证明残肢存在水肿状况。一般水肿早晨较轻晚上较重，除建议患者使用弹力绑带控制水肿程度外，在接受腔设计中可建议患者使用增减袜套的方法来进行调节，或者可以制作可调节松紧度的双层接受腔（图 2-38、图 2-39）。

（6）一些因血管病造成截肢的患者，残肢血运不好，应选用全面接触、全面承重的密闭式接受腔，并且应尽量减少对腘动脉的压力。

（7）糖尿病患者的残肢可能会出现皮肤感觉的丧失甚至减退，所以建议使用硅胶套以减少残肢与接受腔内面的摩擦力对残肢带来的影响。另外在部件选择方面，应尽量选择重量轻、悬吊性能好、对线合适的假肢部件，也是为了尽量减少摩擦力。

4.特殊需求 生活、工作环境及体育运动等特殊需求也会对小腿假肢处方的制定产生影响，例如需要长期站立行走或从事重体力劳动的患者需要选择强度高的小腿假肢；生活在山区的患者则应选择踝关节可实现趾屈、背屈功能的假脚；而有运动需求的患者则应根据其具体从事的体育项目来选择。

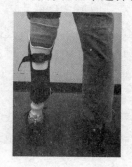　　　　　　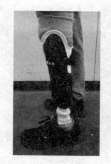

图 2-38　可调接受腔　　　　　　图 2-39　可调接受腔

（五）赛姆假肢的处方制定

赛姆截肢残肢末端膨大，并具有良好的承重能力，而且一般的赛姆截肢后残肢会比健侧肢体短 6cm 左右，在接受腔设计上可采用开窗式（穿脱方便）或者封闭式（更加牢固、耐用）。但需要在内层软接受腔的踝上部分填补平整，以方便穿脱。

（六）足部假肢的处方制定

（1）截趾、跖趾关节离断、经跖骨远端截肢等，只要残肢皮肤状况良好，一般都不需要装配假肢。穿着普通鞋，或者在鞋头内填充海绵或者棉花即可。

（2）经跖骨近端截肢与跖跗关节离断（利斯弗朗截肢），只要残肢皮肤状况良好，并且没有合并马蹄内翻足，则可以选用靴型假脚，或者采用硅胶定制的靴型假脚，可以达到与健足更高的相似度，也可以提供更好的舒适性。

（3）跗中关节截肢（肖帕特截肢）通常保留跟骨和距骨，踝关节可以保留一定的活动能力，但通常会伴有马蹄内翻畸形，并且残肢末端负重能力较差，所以在接受腔设计上多选用小腿部负重的设计方案。因这类截肢术后残肢长度并不会短缩，所以接受腔低端应尽量处理薄，并且选用较薄的碳纤脚板。

（4）皮洛果夫截肢保留了跟骨和足跟部皮肤，末端承重能力良好，并且末端膨大有利于假肢悬吊，可选用开口式或封闭式接受腔。同时肢体短缩 3～4 cm，所以不穿假肢也可以短距离行走。

五、下肢假肢适配与检查

下肢假肢适配和检查分为初检和终检两个阶段。初检在假肢的制作过程中随时进行，包括接受腔的适配和检查、试样前假肢的检查、穿戴假肢、静态检查、动态检查、脱下假肢后的检查。终检则是在最后将假肢交付给截肢者前进行的最终检查，确保假肢达到交付标准，以避免截肢者在使用过程中出现不安全的情况。

（一）接受腔的适配和检查

接受腔是假肢的重要组成部分，它与人体直接接触，发挥着包容残肢、承担体重、传导运动、传递力量的作用，所以接受腔的合适与否，对假肢整体功能的发挥起着至关重要的作用。在假肢装配过程中，经过了检查测量、取形、修形之后，我们就要对接受腔的适配性进行检查和判断。对于预期调整较小的接受腔而言，可直接制作树脂接受腔进行适配，而对于残肢条件复杂或者制作难度较大的接受腔而言，可先用石膏绷带或者塑料板材制作检验接受腔进行适配检查，修改完善后再进行树脂接受腔的制作。

1.接受腔适配良好的标准

（1）接受腔需包容残肢所有组织，避免出现残肢穿戴不到位，或者软组织包容不充分的情况（这种情况多见于软组织较多的大腿截肢患者，会阴部软组织无法充分包容进接受腔，游离在腔外，造成局部的磨损）。

（2）接受腔口型需满足残肢骨骼和皮下组织等生理结构，以达到无损伤地、不引起疼痛地在残肢与假肢之间传递患者身体重力及地面反作用力的目的。所以在接受腔口型部分应与残肢完美贴敷，与骨骼走向和结构适配合适，对软组织的压力适中。

（3）接受腔压缩量合适，对于不同截肢者（对压力的耐受能力不同）、不同截肢原因（如外伤截肢、疾病截肢、先天性畸形截肢等）、不同残肢条件（如残肢长度、皮肤状况等）、不同接受腔处方（真空负压吸着、带锁硅胶套、无锁硅胶套等）等情况，需要对接受腔的压缩量进行不同的设计和调整，以达到接受腔与残肢全面接触、最大程度的残端承重、容易穿脱但不易脱落、不影响血运、不压迫神经等目的。

（4）接受腔自身对线正确。对于不同截肢部位，不同口型的接受腔有不同的对线要求。以大腿假肢四边形接受腔和坐骨包容接受腔为例：坐骨包容接受腔要求外侧壁高于大转子上缘 5 cm 左右，并在患者原有髂骨角（检查测量时已经测量过）的基础上进行 4°左右的增加，目的就是通过接受腔自身的三点力原理使残肢保持在内收位，从而更有利于发挥臀中肌的作用；但是对于四边形大腿接受腔而言，则在此方面不做类似要求，因为四边形的形状限制，无法达到上述足坐骨包容接受腔的效果，反而会造成坐骨过于内移的情况出现（图 2-40）。

2.接受腔自身对线的确定　在以上述标准反复审核接受腔适配性的同时，还需要对接受腔的对线进行确定。在取形和修形过程中我们都是根据患者的残肢情况（这里主要指残肢的力线）来进行的，但是可能因为体位等原因而产生一些误差，所以在进行接受腔适配检查时还需要对力线进行进一步的调整和确认（可在接受腔试型架上进行接受腔适配，请患者移动中心，来确定高度以及水平面、矢状面和额状面的力线），以找到最适合患者的力线，并做标记（图 2-41）。

（二）试样前假肢的检查

当我们进行完工作台对线后，在交给截肢患者穿戴之前还应对假肢进行检查，尤为重要的是检查假肢的所有连接部件是否安全连接，所有螺丝是否拧紧，以保证患者尤其是初次装配假肢的患者不会出现任何因假肢自身原因而造成的安全问题。除此之外，还应对假肢的高度、各个面的对线进行最后的校准。

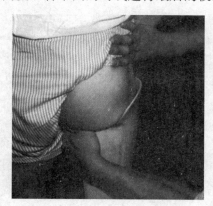

图 2-40 四边形接受腔外侧空

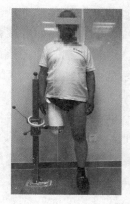

图 2-41 试型架确定力线

（三）穿戴假肢

很多假肢在穿戴过程中也能够发现适配不良的问题。比如接受腔过紧则残肢穿入较为费力甚至无法完全穿戴到位；比如足部假肢选择开口接受腔时，若开口位置不对或大小不对都会导致穿脱不顺畅。通常因为在进行假肢穿戴前都进行了接受腔的适配工作，已经对接受腔的适配性进行了调整，如若在进行假肢的第一次穿戴时仍然出现了穿戴费力的情况，则很有可能是因为力线，或者高度的不合适造成的，例如假肢高度过高，会使患者重心很难转移到假肢一侧，造成穿戴困难。所以应该找到原因进行相应的调整。

（四）静态适配与检查

1. 检查穿戴　在患者完成假肢穿戴后，对穿戴状态进行检查，着重检查残肢是否到位（小腿假肢可参考髌韧带位置；大腿假肢应参考坐骨位置），若没有完全穿戴到位或存在水平面的旋转等偏差，应重新穿戴。

2. 检查残肢负重状态　让患者穿戴好假肢，双腿均匀负重，询问残肢感受并检查重点承重部位的压力是否合适。

3. 检查残肢压痛和不适　让患者承重甚至单侧假肢负重，询问患者感受并检查重点区域（如大腿假肢内收肌区域、坐骨支的部位、小腿假肢腓骨小头、胫骨末端等）是否存在疼痛和不适的情况。

4. 假肢高度检查　让患者穿戴好假肢，双脚均匀负重，体会两侧高度是否等高（假肢侧可比健侧稍稍低不超过 1 cm），同时假肢师可蹲下测量患者两侧髂嵴或者髂前上棘是否等高。若患者敏感性较差，假肢师可站在患者身前或身后双手扶住患者髋部，使患者左右移动重心来体会是否顺畅，从而确定假肢高度是否合适。

5. 假肢对线检查　在静态站立检查时我们需要对假肢三个面的对线进行检查，分别是矢状面、额状面和水平面。

（1）矢状面的检查：需要让患者自然站立，均匀负重，同时对假脚的前后足底受力进行检查。若前足底受力较小，可减少接受腔屈曲角度或加大假脚趾屈曲角度；若后足底受力较小，则可增加接受腔屈曲角度或加大假脚背屈角度。除此之外，还需对接受腔、膝关节及假脚的前后位置关系进行确定。若接受腔过于前置则会使膝关节过于稳定，从而影响患者走路效果。而如果接受腔过于后置则会使膝关节的稳定性降低，打软腿现象的概率增加。值得注意的是，当我们调整接受腔的屈曲和伸展角度后，因接受腔相对关节的位置关系也会随之发生改变，所以也需要同时对接受腔进行前后的移动（图 2-42a、图 2-42b）。

（2）额状面的检查：让患者自然站立，均匀负重，检查足底受力情况。若足底内侧受力较小，则可以增加接受腔内收角度或者增加假脚外翻；而如果足底外侧受力较小，则可以减少接受腔内收角度或者加大假脚内翻。同样值得注意的是，当我们对接受腔的内收、外展角度进行调整之后，会使得接受腔相对关节和假脚产生内外侧的偏移，所以同时也需要对接受腔的内外移动进行相应的调节（图 2-43a、图 2-43b）。

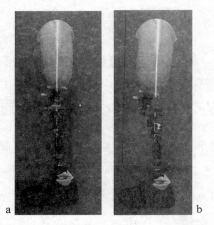
图 2-42　加大接受腔屈曲角度并前移

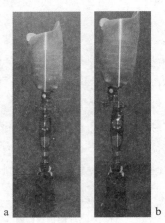
图 2-43　加大接受腔内收角度并内移

（3）水平面的检查：首先需要参考患者健肢的情况，通常情况下要尽量贴近健侧的内外旋角度，但应注意，假脚的过于外旋会增加假肢的外侧稳定性，所以对于健侧外旋角度很大的患者，应慎重增加假脚的外旋角度。

（五）动态适配与检查

对于下肢假肢而言，经过工作台对线和静态对线之后，可请患者步行，并在步行过程中反复观察，与截肢者进行沟通，找到异常步态并做相应的调整。想要达到好的动态调整，应熟练掌握正常人的步态分期和特征，在对接受腔、关节及脚板的反复调整过程中达到最贴近正常步态的效果。但应注意有些异常步态是由于截肢者自身条件（如残肢相关关节畸形、健肢条件等）不佳造成的，对于这些情况应对截肢者讲明，并建议其多做相关锻炼，改善相关不良状态。

（六）坐立位检查

坐立位检查对于穿戴假肢的截肢者也尤为重要，因为在他们生活中有不少的时间是采用坐立位的，所以保证他们坐立位的舒适性和便利性很重要。对于小腿假肢穿戴者而言，坐立位应检查后侧腘窝处以及肌腱通道的位置是否有压迫感，是否阻碍膝关节的屈曲角度。对于大腿假肢穿戴者，坐立位的检查主要包括接受腔前侧壁是否压力过大，阻碍截肢者弯腰，如果是 M.A.S 口型接受腔还应检查坐骨是否可以滑出接受腔直接与椅面接触。

（七）脱下假肢后的检查

以上检查都进行完毕并做好调整后，请患者脱下假肢，对残肢皮肤情况进行再一次的检查，理想的状态是残肢可负重区域都是深浅一致的微红，所有骨突和肌腱的位置不应有压红的状况出现，还要重点检查残肢末端是否出现红色甚至紫色的情况，如果出现则应考虑可能是接受腔末端有空隙造成的，应在下一次穿戴时进行重点检查。

六、下肢假肢常用零部件

下肢假肢的零部件包括功能性部件、连接部件、其他部件等。

（一）功能性部件

功能性部件主要包括假脚、踝关节、膝关节、髋关节。

1. 假脚和踝关节　假脚和踝关节是下肢假肢的基本功能部件，是用于代替人体脚的支撑和行走功能的。假脚和踝关节的种类很多并且各有特点，目前使用较多的有储能脚、动踝脚、静踝脚和万向脚。

（1）静踝脚：静踝脚又称 SACH 脚或定踝软跟脚，踝关节是固定的，在足跟落地瞬间靠足跟的软性材料来缓冲。SACH 脚结构简单，重量相对较轻，价格较低，适合老年人或身体合并其他疾病的患者使用。但因其踝关节不能活动，而足跟部分的缓冲能力有限，所以在步行过程中患者残肢受到的接受腔前后壁施加的力较大。而当患者想要更换不同有效跟高的鞋时，则需要重新进行力线的调整（图 2-44）。

（2）动踝脚：动踝脚包括单轴动踝脚、多轴动踝脚（万向踝假脚）（图 2-45）。

①单轴动踝脚的踝关节为单轴，只能实现矢状面上的活动，完成背屈和趾屈的动作。可以在步行过程中，足跟落地时利用假脚的趾屈来缓冲。

②多轴动踝脚可分为双轴动踝脚和三轴动踝脚。双轴动踝脚相对于单轴动踝脚增加了额状面轴，可实现假脚的背屈、趾屈、内翻和外翻功能；三轴动踝脚相对于单轴动踝脚增加了额状面轴和水平面轴。两者都可以更好地缓冲掉步行中来自侧方的力，可使患者更好地适应不平整路面。缺点是两者重量大，结构复杂，容易损坏，价格较贵。所以，多轴动踝脚适合活动等级较高的年轻人使用。

（3）储能脚：储能脚采用高回弹材料制成（现多采用碳纤维复合材料），步行过程中，从足跟落地开始一直到站立中期，假脚可通过高回弹材料的形变来储存患者体重下压产生的重力势能，从足跟离地一直到足尖离地前，会将之前储存的能量释放，转换成动能来帮助患者向前行走。通常储能脚会由碳纤脚板和橡胶脚皮两部分构成，两者可拆分，更换方便，重量较轻，又因其形式极其多样，故其适用人群也很广泛（图 2-46）。

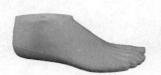
图 2-44　静踝脚

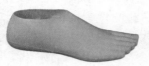
图 2-45　动踝脚

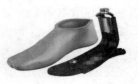
图 2-46　储能脚

2. 膝关节　人体膝关节的结构非常复杂，可实现的运动功能也相对复杂，假肢膝关节作为膝关节离断假肢、大腿假肢和髋关节离断假肢中非常重要的功能部件，其结构也是所有下肢假肢部件中最复杂的，种类也是最多的，可适应不同人群的不同需求。

（1）按照转动轴的数量来分，可分为单轴膝关节和多轴膝关节。多轴膝关节最常见的是四连杆膝关节，可利用四连杆结构以及瞬时转动中心的位置变化来达到支撑和屈膝的目的（图 2-47）。

（2）按照支撑期控制来分，可分为手动锁膝关节（图 2-48）、承重自锁膝关节、几何锁膝关节、液压膝关节。

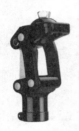
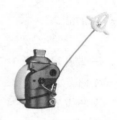
图 2-47　机械四连杆膝关节　　　图 2-48　单轴带手动锁膝关节

（3）按照摆动器控制来分，可分为摩擦力控制膝关节、气压控制膝关节、液压控制膝关节、芯片控制膝关节（图 2-49、图 2-50、图 2-51）。

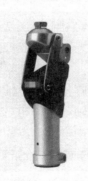
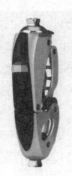
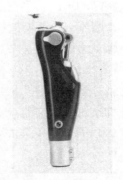
图 2-49　气压膝关节　　　图 2-50　液压膝关节　　　图 2-51　智能膝关节

不论是哪一种膝关节，对其最基本的要求都是要在支撑期保持稳定性，在摆动期能够屈膝。而不同种类的膝关节会有各自的功能特点，比如一些关节摆动期控制很好，可使得步态更接近常人步态，有些关节有弹性屈曲保险功能，在足跟落地瞬间可使膝关节产生一定度数的屈曲，更接近正常步态。

3. 髋关节　髋关节仅用于髋假肢，在髋假肢中应能够实现屈伸功能。现在的一些髋关节可以实现工作台对线组装时内收和外展的调整功能以及内旋和外旋的功能，有些髋关节有助伸功能，有些髋关节有液压装置。

（二）连接部件

连接部件主要有管夹式连接部件、可调的层压支撑部件、接受腔连接部件、扭矩式连接盘、旋转连接器等。

在骨骼式下肢假肢中，除了假脚、膝关节等功能部件外，还有很多起到支撑和连接作用的零部件，目前使用的各个厂商的连接部件多数是标准部件，组装容易，装配快并且容易更换。而现在开发最多的是四棱台系统组件，比如管接头、一体管、双管头等。四棱台系统的组件因其结构的特殊性可以很容易地进行角度的调整，但是不太容易进行旋转和平移的调整，通常在训练用假肢中会用平调方盘，而在正式假肢中则会选用可平调和可旋转的管接头，来解决这些问题。除此之外，有些板材接受腔需要用到的是球面结构的连接部件，这一类除了部件可以进行角度的调整外，还可以进行平移和旋转的调整，但是其调整相对于四棱台结构的组件而言要复杂很多（图2-52、图2-53、图2-54、图2-55）。

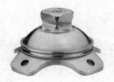 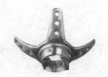 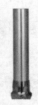

图2-52 四爪连接器　　图2-53 三爪连接器　　图2-54 管接头　　图2-55 一体化管

（三）其他部件

其他部件主要包括假肢悬吊带、外装饰等。悬吊带主要是用于插入式假肢，辅助假肢悬吊，有皮带和布带之分。外装饰也有海绵和泡沫之分，海绵外装饰可根据患者健侧腿型进行打磨，相似度更好，但海绵老化较快；泡沫外装饰通常为成品，相似度较差，使用寿命较长。

七、下肢假肢使用训练

刚开始穿戴假肢的截肢者，会因为这不同以往的感觉而对假肢的使用产生错误理解或者消极态度。一部分截肢者认为假肢穿上就可以行走，不愿配合康复治疗师的训练计划；还有一部分患者会产生消极、悲观的情绪，认为假肢不能为以后的生活或者步行提供帮助，甚至根本不可能站起来、走起来。截肢者还会对假肢的负重产生恐惧、不安的心理。这种恐惧和不安是造成异常步态的原因之一。为了让截肢者将假肢作为身体的一部分，接受、适应并灵活应用其实是需要充分的练习、掌握假肢的控制方法的。早期可以在平行杠内双手扶杠进行假肢侧负重训练，让截肢者感受、熟悉假肢支撑体重的过程，然后逐步过

双侧大腿假肢穿戴

渡到单手扶杠、不扶杠下的训练。

初装假肢截肢者，在穿戴假肢后，主要从以下四个方面进行训练：负重（重心转移）、平衡、行走、日常生活活动能力。

（一）重心转移训练

（1）重心左右转移训练：双脚分开与肩同宽，躯干保持直立，重心逐渐移向健侧，再慢慢地移向假肢（图2-56）。

为了更准确地了解重心转移的情况，可用两个体重秤进行训练，并将体重秤上的数值作为视觉反馈加以训练（图2-57、图2-58）。

（2）重心前后转移训练：双脚分开与肩同宽，躯干保持直立，双脚均匀负重。健侧下肢向前迈出，足跟着地，身体重心随健侧下肢向前水平移动，假肢侧足尖蹬地，残肢向后绷紧，保持膝关节伸展。然后，重心后移至假肢侧，同时健侧下肢向后，回到原位，再次双脚均匀负重（图2-59～图2-61）。

（3）假肢侧在前的重心转移训练：首先假肢向前迈出一步，将重心充分转移到假肢上，同时屈曲健侧膝关节，然后再伸直健侧膝关节，将重心逐渐向健侧转移（图2-62、图2-63）。

（二）假肢侧单腿站立

将身体重心充分转移到假肢侧上，注意在躯干不出现侧屈的情况下，慢慢抬起健肢。开始时可以扶杠进行训练，逐渐增加躯干稳定性及假肢侧支撑、负重能力（图2-64）。

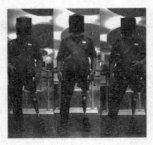
图2-56 重心左右移动

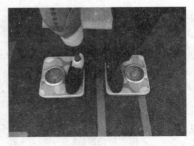
图2-57 假肢站立视觉反馈训练

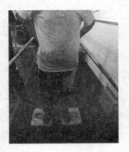
图2-58 假肢站立视觉反馈训练

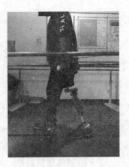
图2-59 重心前后转移训练

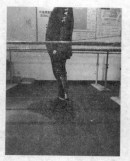

图 2-60 重心前后转移训练

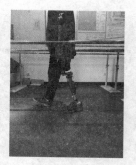

图 2-61 重心前后转移训练

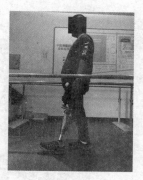

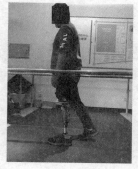

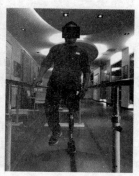

图 2-62 假肢在前重心转移训练　图 2-63 假肢在前重心转移训练　图 2-64 假肢单腿站立

（三）假肢侧迈步训练

健侧下肢向前迈出一步，将重心逐渐转移向健侧的同时，假肢侧腿向前迈出并支撑体重（图 2-59～图 2-61）。

（四）健侧迈步训练

当患者能够将身体重心圆滑地转移到假肢侧后，将假肢侧向前迈出一步，练习健侧向前迈步并支撑体重（图 2-62、图 2-63）。

（五）平衡训练

通过训练强化患者对假肢的使用、操控，以及使用假肢维持平衡的能力，消除患者的恐惧心理。

（1）躯干旋转的平衡训练：双脚分开与肩同宽站立，尽量将身体站直，双侧上肢自然下垂，然后双手交叉向前伸，向左—中间—向右旋转躯干，身体尽量保持平衡，反复多次进行训练，体会假肢侧负重保持身体平衡的感觉（图 2-65）。

（2）接球平衡训练：双脚分开与肩同宽站立，身体站直，双侧下肢自然下垂。治疗师站在患者对面，将软排球从不同方向扔向患者，破坏平衡，使患者最大角度接住球，并保持身体平衡，增大平衡训练难度（图 2-66）。

（3）平衡板训练：患者穿戴假肢后，站在平衡板上，双脚分开与肩同宽。双侧下肢自然下垂。假肢侧与健侧均匀负重，平稳站立，保持平衡（图 2-67）。

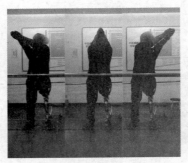

图 2-65　躯干旋转平衡训练

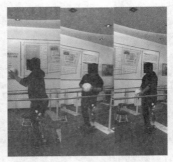

图 2-66　接球平衡训练

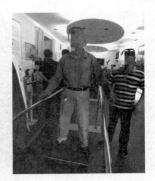

图 2-67　平衡板训练

（六）迈步训练

当患者能够平顺地转移重心，掌握了控制假肢的方法之后，开始步行训练。但仍需注意由恐惧心理造成的异常步态，或是过度依赖平行杠和拐杖的情况。

（1）平行杠内步行训练：在平行杠内完成基本动作的训练后，练习在平行杠内的行走训练。先双手扶杠来克服恐惧心理，开始迈步走路时不需要快节奏地行走，只要熟悉行走过程即可。熟练掌握迈步行走过程之后，慢慢过渡到单手扶杠，然后放开双手在平行杠内平稳、有节奏地行走。

（2）改变步速、步幅等的训练：练习沿直线行走、使用节拍器按一定的节奏行走、绕障碍物行走等，提高患者的行走能力（图2-68、图2-69）。

双大腿假肢行走

双髋离断假肢行走

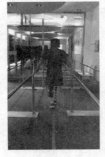

图 2-68　直线行走练习

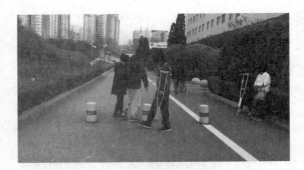

图 2-69　绕行障碍物

（七）日常生活动作训练

（1）坐下及站起训练：将身体重心移向健侧，躯干前屈，然后用健侧下肢支撑站起。坐下也一样由健侧负重，并尽可能离椅子近一些。此动作可以应用在如厕动作，即坐在马桶时和站起时（图2-70、图2-71）。

（2）上下台阶训练：先进行双脚上或下同一台阶的练习。原则为健侧先上，假肢侧先下。上台阶：健侧下肢迈上台阶，重心前移，健侧支撑体重，假肢侧迈上同一台阶。下台阶：假肢侧迈下台阶，重心移向假肢侧，由假肢侧支撑体重，健侧腿迈下，两脚平齐。熟练掌握动作要领后，再进行一步一阶的练习（图2-72、图2-73）。

（3）上下斜坡训练：根据斜坡的角度可以选择正面上下和侧面上下两种方式。

①正面上下：上斜坡时，健侧向前迈出一大步，假肢侧比正常步幅小；下斜坡时，假肢侧先向前迈出一大步，再迈出健侧（图2-74、图2-75）。

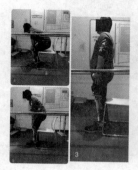
图2-70 坐-站

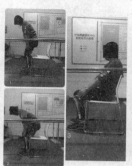
图2-71 站-坐

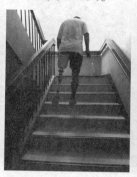
图2-72 上台阶

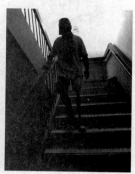
图2-73 下台阶

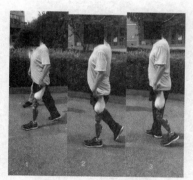
图2-74 正面上坡

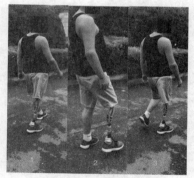
图2-75 正面下坡

②侧面上下：上斜坡时要注意健侧先上，假肢侧跟上（图2-76、图2-77）。

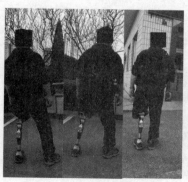
图2-76 侧面上斜坡

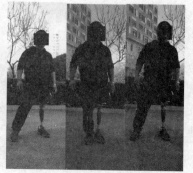
图2-77 侧面下斜坡

（4）跨越障碍物：根据障碍物的高度和宽度，同样分成正面和侧面两种方法。

①正面：健侧先跨过障碍物之后，躯干充分向前，然后假肢侧髋关节屈曲，向前迈

过障碍物（图2-78a、图2-78b）。

②侧面：健侧先跨过障碍物之后，由健侧支撑体重，假肢侧抬起跨过障碍物（图2-79a、图2-79b）。

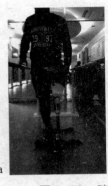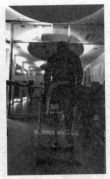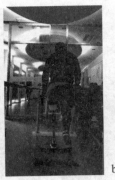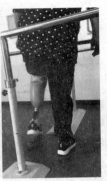

图2-78　跨越障碍物训练　　　　　　　图2-79　侧跨障碍训练

（5）拾物动作：健侧在前，假肢侧在后，健侧下肢支撑体重，假肢侧伸展膝关节从地面拾起物品。也可对日常生活进行辅助，提高生活质量（图2-80、图2-81）。

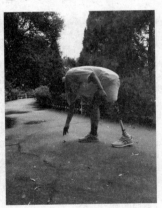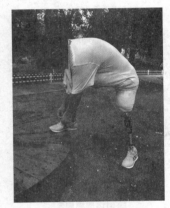

图2-80　拾物训练　　　　　　　图2-81　日常生活辅助

【案例分析】

1. 应为患者装配小腿假肢，因患者年龄相对较大，患有糖尿病，所以在接受腔的选择上应优先选择使用硅胶套，可更好地保护残肢，方便其穿戴，假肢跟随性更好，此外，在接受腔压缩方面不应太紧。假脚方面可根据患者身体状况和康复预期来进行选择，若身体状况较差、康复预期不高则可选择适合老年人使用的轻质和安全性高的静踝脚，若身体状态较好、康复预期也较高则可选择具有储能效果的碳纤脚板。另外，还需要根据患者的经济条件来进行假肢处方的制定。

2. 糖尿病患者的康复训练

（1）糖尿病患者截肢后的康复训练，在假肢安装前要检查残肢侧关节活动度，残肢及健侧肌肉力量，根据检查结果制订康复训练计划。糖尿病患者尤其要注意训练强度，避免引起患者低血糖，造成不适。

（2）糖尿病患者假肢安装后的康复训练，按照科学、系统的康复计划进行训练。

①初穿假肢患者，站立时间不应过长，一次站立5～10分钟后脱掉假肢，由假肢师或者治疗师观察残肢受力情况是否均匀。

②避免残肢水泡发生，如果发现伤口周围有水泡，要观察水泡张力的大小，一般不刺破水泡。

③训练过程中，要观察残肢皮肤情况，若残肢局部皮肤较红，要及时和假肢技师沟通、调整，避免残肢皮肤破损。

④如残肢皮肤发生破损，及时寻求临床医生的帮助。

▌第三节　上肢假肢

案例导入 ◆

患者，男，45岁，身高170 cm。十年前因事故失去双臂，残肢长度为右侧肘关节下10 cm，左侧肘关节下8 cm。残肢肌力活动度正常，神志清晰，无其他疾病。现为该患者安装假肢。

思　考

1. 该患者属于哪类截肢（按截段分）？
2. 建议患者装配何种类型假肢？

哲学家康德讲过："人的双手是表现在体外的大脑。"可以说，双手是具备灵性的。我们用手拿取物品，感知温度和触感，通过手势表情达意，平时不常被注意到的双手，其中蕴含着复杂精彩的能力。

当为失去手的患者安装上肢假肢时，这种"假手"能否如同下肢假肢一样成为截肢者生活中不可缺少的一部分，人们多少还有一些疑问。在确定上肢假肢处方时，更重要的是综合考虑患者的身体、残肢情况、生活上的需求等，来确定安装假肢的种类，同时需要充分的沟通，尊重患者本人的意见立场。

在根据处方制作假肢时，应重点检查患者残肢的残存功能和残肢状态，以便制作出高适配性，能最大限度发挥残肢功能的假肢。

经过近百年的研究、开发与应用，现代上肢假肢装配已成为上肢截肢者康复中的重要手段之一，并在不断发展。

一、上肢假肢概述

（一）上肢假肢定义

上肢假肢（upper limb prosthesis）是指整体或部分替代人体上肢功能的人工假体。

上肢包括手和臂，是人在生活劳动中最为依赖的身体组成部分。任何水平的肢体丧失都会给患者带来生活和工作上的困难及精神负担，尤其是对于双侧上肢截肢的患者，困难尤为明显，因此更加迫切地需要有好的假肢来代偿失去的功能。然而，人手有二十多个自由度，动作灵巧，感觉敏锐，功能复杂，任何精巧的机械结构也不能和人手相比，因此在上肢假肢的发展过程中，人们一直致力于设计功能完善、运动仿生、控制仿生和动作可靠的假肢。但，最终受到复杂程度和体积的限制，目前只能做到局部仿生，即外观、部分自由度和控制仿生。虽然上肢假肢的功能目前还比较简单，在功能上不能满足上肢截肢患者的全部需求，但是患者在佩戴了合适假肢后，经过一定的康复训练和适应，还是可以满足一部分日常生活和职业劳动的需要的。

（二）上肢假肢的基本要求

1. 功能好　人手动作灵巧，功能复杂，因此截肢者对上肢假肢的第一要求就是功能代偿程度高，能够满足截肢者日常生活和工作中的基本需求。

2. 外观逼真　手是人外观形象的重要组成部分，失去手臂直接对截肢者的心理状态和社会交往产生巨大影响，因此很多患者将假肢的外观作为假肢装配时最重要的选择标准。

3. 操纵灵活　要求根据截肢者的具体情况进行适配，能够让截肢者随意灵活地操纵假手。这也是国际上针对上肢假肢研究的一个重要课题。

4. 其他要求　轻便、实用、耐用、方便穿脱等。

二、上肢截肢部位的分类

（一）概述

上肢截肢可以发生在从手指到肩部的任何一个平面。按截肢部位分为手指截肢、掌骨截肢、腕关节离断、前臂截肢、肘关节离断、上臂截肢、肩关节离断、肩胛带截肢（图2-82）。

上肢假肢的种类繁多，按假肢的功能可分为被动型上肢假肢和主动型上肢假肢（表2-2）。

表2-2　上肢假肢的分类

上肢假肢	被动型上肢假肢	装饰性上肢假肢	
		工具型上肢假肢	
	主动型上肢假肢	自身力源上肢假肢	直接力源
			间接力源
		体外力源上肢假肢	
		混合力源上肢假肢	直接力源
			间接力源

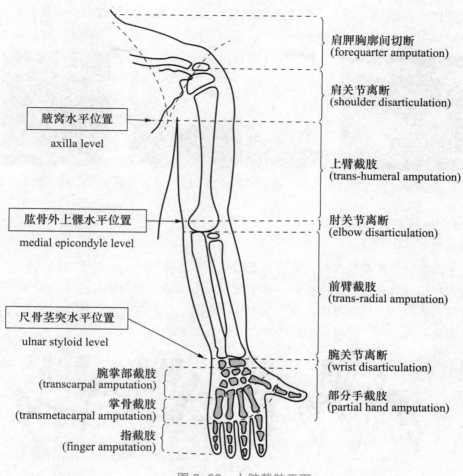

肩胛胸廓间切断
(forequarter amputation)

肩关节离断
(shoulder disarticulation)

腋窝水平位置
axilla level

上臂截肢
(trans-humeral amputation)

肱骨外上髁水平位置
medial epicondyle level

肘关节离断
(elbow disarticulation)

前臂截肢
(trans-radial amputation)

尺骨茎突水平位置
ulnar styloid level

腕关节离断
(wrist disarticulation)

腕掌部截肢
(transcarpal amputation)

掌骨截肢
(transmetacarpal amputation)

部分手截肢
(partial hand amputation)

指截肢
(finger amputation)

图 2-82 上肢截肢平面

1. 被动型上肢假肢　被动型上肢假肢是指假肢的各关节、部件无法由患者自身或者体外力源控制。这类假肢又可分为装饰性上肢假肢和工具型上肢假肢两类。其中装饰性上肢假肢只能重建外形，应用于明确放弃佩戴功能型上肢假肢，只注重弥补外观的截肢者。装饰性上肢假肢外形美观逼真，穿戴舒适，重量轻，操作简单方便，适用于所有截肢平面，尤其是高位截肢者（图 2-83）。

2. 主动型上肢假肢　主动型上肢假肢的关节可以主动运动，分为自身力源上肢假肢和体外力源上肢假肢，以及综合以上二者特点的混合力源上肢假肢。

（1）自身力源上肢假肢：截肢者通过身体的运动提供操作控制假肢的动力，索控式上肢假肢就是一种典型的自身力源假肢。

（2）体外力源上肢假肢：采用电动、气动和液动等动力装置驱动假肢。这类假肢克服了自身力源上肢假肢使用牵引索操作的不便，越来越引起相关工程技术人员的关注。肌电控制手、开关控制手等是体外力源上肢假肢的代表（图 2-84）。

（3）混合力源上肢假肢：同时采用自身力源和体外力源控制假肢，适用于肘关节离断及以上部位的高位截肢者。假手多用肌电控制，肘关节使用肩带、牵引索带控制，两种力源同时发挥作用。混合力源上肢假肢相对重量较轻，能耗较少，价格比较便宜（图2-85）。

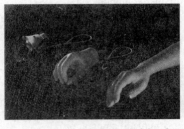
图2-83 被动型上肢假肢

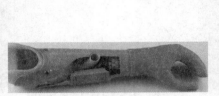
图2-84 肌电假肢

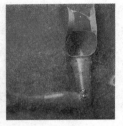
图2-85 混合型上肢假肢

（二）截肢部位与假肢

1．手部截肢与手部假肢

（1）手部截肢：按截肢部位可分为指骨截肢、掌骨截肢。无论是手指还是手掌，截肢时都应以尽量保存残肢长度为原则，这不仅是为了保留更多的功能，还为了方便后期康复中假肢的装配。尤其是拇指，作为主要的功能指，人手70%的功能都是由拇指和示指、中指配合达成，所以更应该尽一切努力保留长度（图2-86）。

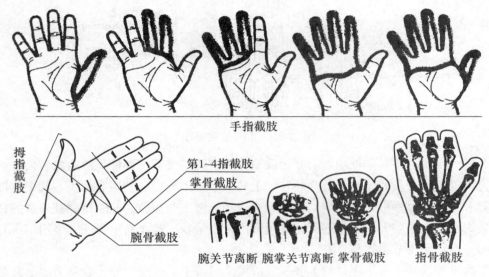
图2-86 手部截肢图

（2）手部假肢：手部假肢主要分为假手指和假手掌两类，临床装配处方如下：

若只缺少了小指和无名指，一般只影响部分抓握动作，对全手的功能影响不大，装配假手指，通过训练拇指、示指、中指与假手指的配合活动，可以最大程度恢复手部功能。

如果失去的是示指或中指，则应优先锻炼拇指与其他手指的配合，尽量恢复手部功能，之后再酌情进行假手指的装配（图2-87）。

如果失去拇指或其余四个手指，就会失去在日常生活中应用最频繁的对掌取物功能，因此在装配假肢时应选择轻便、具有对掌功能的假手指或装饰性假手（图2-88）。

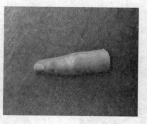

图 2-87　硅胶手指

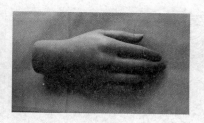

图 2-88　硅胶手套

对于掌骨截肢的患者来说，失去了全部的手指功能，需要通过安装功能型的假手进行弥补，这类假肢通过腕关节的屈伸带动假手完成开闭手的运动，虽功能优良但外观较差（图 2-89）。

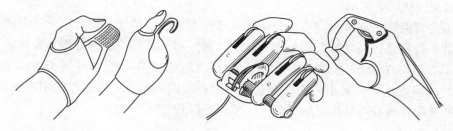

图 2-89　功能假手

若一节或两节手指被截，残指仍存在一些捏取、侧取、握取功能，则应主要训练残手，尽早恢复残肢的感觉功能和运动功能，此类截肢对日常生活影响不大，经过训练残肢的感觉和活动，大概率可以恢复，安装假手指反而会影响末端感觉，无须勉强安装。

2. 腕关节离断和腕离断假肢

（1）腕关节离断截肢：腕离断截肢残肢长，远端膨大，大部分患者可以实现在桡骨远端进行悬吊，无须将假肢接受腔包容到肘关节上，这样几乎全部保住了前臂功能，大大减少了尺、桡骨旋转的限制，安装假肢后可以自主旋腕，但是会损失一定的外观。腕离断截肢优于前臂截肢，保留了前臂的尺桡关节，尽管只有 50% 的旋前旋后功能被传递到假肢，但是当患者需要从不同方向抓取物体，前臂前后各 90° 的旋转能够帮助患者简单地达到目的。这对于患者的日常生活而言是非常重要的（图 2-90）。

（2）腕离断假肢：根据腕关节离断截肢的特点，患者可以装配各种被动手和主动手，包括各种装饰手、索控手、工具手、肌电手。由于此类截肢的患者残肢过长，在选择假手时应比健侧手小一号，选用腕离断假肢的专用部件，尽量缩短假肢长度，维持两侧手臂的外观基本一致。制作接受腔时应合理利用患者残肢已有的膨出进行悬吊，并不影响肘关节的屈曲伸展，针对皮肤条件不好的患者，酌情选择硅胶套等保护性产品（图 2-91）。

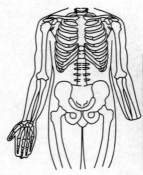

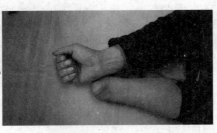

图 2-90　腕离断截肢　　　　　　　　　　图 2-91　腕离断假肢

3.前臂截肢与前臂假肢

（1）前臂截肢：前臂截肢应尽量保留残肢长度，残肢越长，越可以充分利用残肢的力臂功能，特别是残肢越长其回旋能力越大。通过对假肢接受腔的处理（前臂远端处理为椭圆形），残肢的回旋可以最大程度传递到假肢上。更多地保留残肢肌肉，就有可能保留更好的肌电信号，对于后期装配肌电手很有帮助。随着现代假肢应用技术的发展，前臂短残肢现在也可以装配无须上臂固定装置的假肢（图 2-92）。

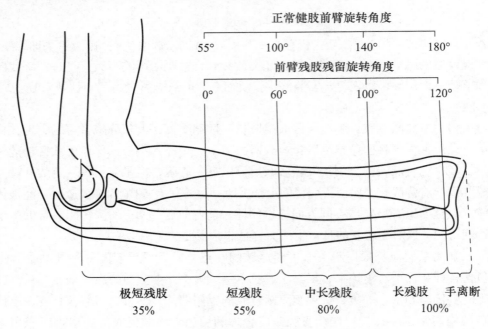

图 2-92　关系图

（2）前臂假肢：前臂截肢同样适用多种主动假肢和被动假肢。

影响前臂假肢选择的因素主要有：肘关节的屈伸功能、残肢长度、残肢残留旋前旋后功能、皮肤肌电信号强度、双侧肩胛带—肩肱关节功能等。前臂截肢后，肘关节的屈伸运动尤为重要，一旦该功能受限，会使主动性假肢难以发挥作用，不得不选择装饰性假肢。一般的前臂长残肢（前臂残肢长 / 健侧前臂长≥80%）与腕离断截肢的患者选择类似，只要前臂的旋前角度可以达到 70°，就可以不必装配带有旋腕功能的腕关节，可装配全接触悬吊良好的接受腔。一般前臂中残肢（残肢长 / 健肢长 =55%～80%）可以随患者的需求选择各种假手。这一截段的患者前臂回旋角度保留不多，可酌情装配具有被动或主动旋转运动功能的腕关节，便于患者自理，完成简单的工作。

①装饰性前臂假肢重量最轻，操作简便，具备有限的被动功能，可做辅助手，套于假肢外的美容手皮在外形、色泽和表面结构上都近似于正常人手（图 2-93）。

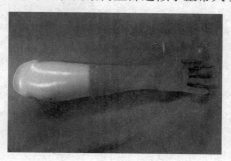

图 2-93 前臂美容手

②索控式前臂假肢特别适用于不能适配肌电控制假肢的患者，同样具有重量轻，无须额外能源的优点，但是必须佩戴肩带用于假手的控制，影响穿戴的舒适性（图 2-94）。

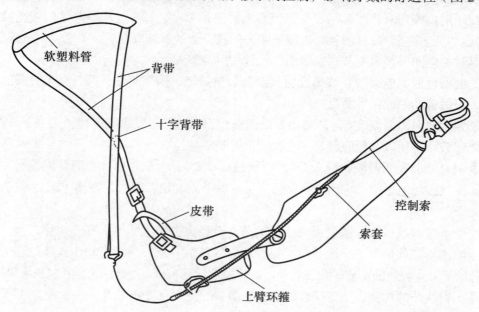

图 2-94 索控式前臂假肢

③前臂肌电假肢的技术发展已经具有一定的实用价值，特别是双侧上肢截肢患者，选择主动假肢对患者更有实际意义。肌电假肢的选用需要先经过残肢肌电信号的测试和训练，然后根据测试情况，综合患者的残肢条件和自身意愿选择合适的肌电假手。使用肌电假肢，身体运动不受限制，可以通过残肢直接控制开手、闭手，但是假手的重量大，有电机声，怕水，不太适合体力劳动者使用（图 2-95）。

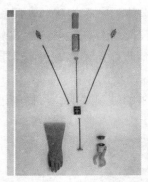

a. 前臂肌电假肢奥托博克肌电假肢结构

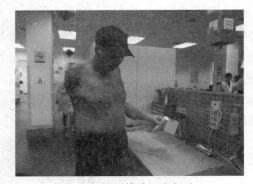

b. 患者使用前臂肌电假肢

图 2-95　前臂肌电假肢

4. 肘关节离断和肘离断假肢

（1）肘关节离断：肘关节离断术后形成的残肢的髁部有利于假肢的悬吊，是一种理想的截肢类型。肘关节离断的残肢较长，肌肉肌腱保留相对完整，能最大限度地保留上臂和肩部的基本动作（图 2-96）。

（2）肘离断假肢：肘离断假肢适用于肘关节离断或者上臂长残肢（保留了上臂 85%以上），前臂极短残肢（残肢长度小于前臂 35% 以上）的截肢者。目前的多种假肢都可以适配于肘离断患者，多数情况下，混合型假肢是第一选择。肘离断假肢的接受腔较为特殊，腔体的前方要开口或开窗，以便于膨大的残肢末端髁部穿脱。由于这类截肢残肢长，没有足够的空间安装肘关节，通常采用铰链式肘关节。

①装饰性肘离断假肢：装饰性肘离断假肢重量轻、操作简便，但只具备有限的被动功能，可做辅助手或携带物品。

②索控式肘离断假肢：与体外力源型假肢相比，索控假肢重量更轻，无须额外能源，但需要佩戴背带用以操作假肢，一定程度上影响舒适性。

③混合型肘离断假肢：混合型肘离断假肢采用自身力源和体外力源共同控制，需要患者具有较强的肌电信号，用于操纵假手，肘关节则利用背带进行操作（图 2-97）。

5. 上臂截肢和上臂假肢

（1）上臂截肢：上臂截肢损失了肘关节，已经失去了上肢的大部分功能，因此在进行手术时应尽可能地保留残肢长度，保存下来的任何一点长度都有利于假肢的悬吊和控制，有助于上臂假肢的安装。截肢后残留的肩关节活动范围、残肢肌力、残肢长度等因素，决定了上臂假肢的功能。上臂残肢的长度类型一般使用百分比来表示，如表 2-3 所示。

表 2-3　上臂残肢长度类型

残肢长度类型	百分比	说明
极短残肢	0～30%	残肢长度大概至腋窝部位，虽然保留了肱骨头，但很难装配假肢接受腔，一般按肩关节离断假肢处理
短残肢	30%～50%	残肢的活动度较低，上臂接受腔适配较困难，难以保证假肢的性能
中等长度残肢	50%～85%	无论是外观还是假肢的性能，这个长度的残肢具备适配假肢接受腔的最佳条件，残肢的活动度基本可以接近正常

续表

残肢长度类型	百分比	说明
长残肢	85%～100%	部分患者残肢过长，制作时需要和肘关节离断假肢做同样处理。为满足患者日常生活所需，上臂假肢肘关节应兼具屈伸和旋转的功能，因此截肢时的截骨水平应至少在肘关节线近端 3.8cm 处，否则势必会对外观造成影响。所以当条件允许时，能通过肱骨髁截肢就不要进行髁上截肢，肘离断假肢在各个方面都优于上臂假肢
计算公式		残肢长度百分比（%）= $\dfrac{肩峰至残肢末端（cm）}{上臂长度（\%）} \times 100\%$

（2）上臂假肢：假肢的选择取决于残肢的长度、肌肉的功能及患者的体力和对假肢的了解。现代上臂假肢一般由一个包裹肩部、带背带的全接触式接受腔和一个树脂层积成型的外臂筒组成，外臂筒通过肘关节和假肢的远端部件相连。

①装饰性上臂假肢：装饰性上臂假肢尤为适用于放弃或残肢条件不允许安装功能型假肢的患者，这种假肢重量轻，操作简便，只能被动运动，可作为辅助手使用。假肢的外形、颜色和表面结构都尽量接近正常人的手臂，拥有逼真的外形（图 2-98）。

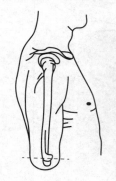
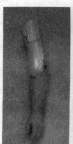
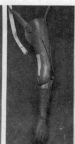
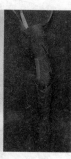
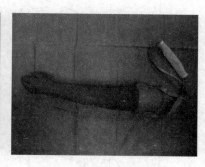

图 2-96　肘关节离断　　　图 2-97　肘离断假肢　　　图 2-98　上臂装饰假肢

②索控式上臂假肢：索控式上臂假肢适用于不同截肢平面的上臂残肢，特别适用于无法佩戴体外力源型假肢的患者。与体外力源型假肢相比，其具有重量轻，无须额外力源的优点，但必须佩戴背带控制索，这就影响了穿戴的舒适性（图 2-99）。

③混合型上臂假肢：混合型上臂假肢采用体内、体外力源共同作用，适用于不同截肢平面的上臂截肢，其肘关节运动靠背带控制，假手的活动受肌电控制。安装这类假肢的前提条件是残肢表面合适位置能够检测到足够强的肌电信号。全接触式接受腔包裹肩部的多少与残肢长短有关，用背带悬吊。外臂筒包容电极和导线，与假肢前臂相连，借助背带完成假肢的屈肘和锁肘动作（图 2-100）。

④肌电控制上臂假肢：肌电控制上臂假肢适用于不同截肢平面的上臂残肢，前提条件是必须有不同且足够强的肌电信号，用于控制假手和肘关节的活动。这类假肢的接受腔与其他种类的上臂假肢相同，接受腔内的电极接收肱二头肌和肱三头肌运动产生的肌电信号，控制假手和肘关节的运动。

⑤上臂假肢接受腔：上臂假肢接受腔一般要包住肩峰，目前上臂接受腔一般采用全接触式接受腔，除了与残肢全面接触，还要求具有一定的自身悬吊功能，肩关节的

活动受限较少。其上缘高度随残肢长度不同而不同，残肢越短，接受腔的上缘越高（图2-101）。

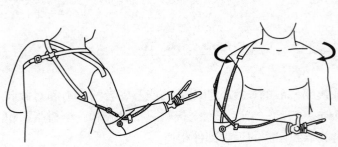

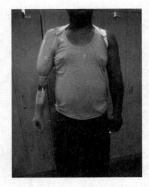

图 2-99　上臂索控假肢　　　　　图 2-100　患者穿戴混合型假肢

	短残肢	中等长度残肢	长残肢
美国			
德国	短残肢横断面	前面　　　　后面	前面　　在AB横断面上从上面看到的面

图 2-101　残肢长短与接受腔形状的关系

6. 肩关节离断和肩胛带截肢与肩离断假肢

（1）肩关节离断和肩胛带截肢：

①肩关节离断：行肩关节离断术时应尽可能地保留肱骨头，不仅有利于假肢的悬吊，从美观角度来讲，也可以保持肩关节的正常外形。

②肩胛带截肢：肩胛带截肢的范围包括肩胛骨和锁骨组成的上肢带及上肢所有组成部分。因此截肢部位的皮下即胸廓形成了一个陡峭的面，不存在运动部分。

（2）肩离断假肢：肩离断假肢适用于肩关节离断、上臂截肢残肢长度小于上臂全长

30%（肩峰下 8 cm 以下）的截肢者。这类截肢者因为失去了肩部的运动功能，目前多装配装饰性假肢。装饰性和功能型的假肢都可以安装,应当注意的是,当安装功能型假肢时,对患者和康复小组的要求都是相当高的。

①装饰性肩关节离断假肢：这类假肢适合于肩关节离断和半肩胛截肢的患者，重量轻、操作简便、只能被动活动。假肢由组件式部件构成，外层包裹海绵等装饰材料构成外形。包裹肩部的接受腔通过背带固定于肩胛带上。截肢范围较大的肩关节离断患者，需采用另外的外臂筒来协调身体平衡。外形、颜色和表面结构接近正常人手臂的外观（图 2-102）。

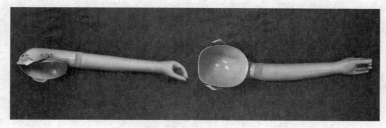

图 2-102 装饰性肩离断假肢

②四自由度肌电控制全臂假肢：假肢的肩、肘、腕、手各有一个自由度，上臂上举时，肩关节的运动是相当于外展和前屈的合运动。四个自由度由胸部、背部和肩部引出的三路肌电信号控制。三块肌肉收缩的组合构成不同的信号模式，完成假肢的协调运动控制和各自由度直接控制。这可解决双全臂截肢者喝水、取食等问题。

三、安装上肢假肢前的康复训练

（一）弹力绷带的包扎

截肢术后两周残肢伤口基本愈合，由于残肢的血液循环低下，会出现残肢肿胀现象。解决办法之一是在残肢缠绕弹力绷带，改善静脉和淋巴液回流，减轻截肢术后残肢疼痛、肿胀，也可促进残肢早日定型。弹力绷带包扎时应采用远端紧，近端较松的方法，不要像止血带那样让中间部位缠绕过紧，反而会影响了静脉血液及淋巴液回流。每 4 个小时可以改缠绕一次，夜间可持续包扎。上肢正确的弹力绷带缠绕法如下（图 2-103）。

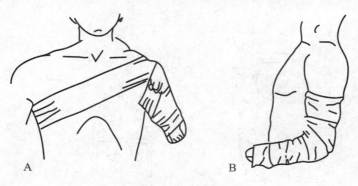

图 2-103 弹力绷带包扎法

（二）残肢皮肤护理

截肢术后残肢皮肤应保持清洁和干燥，注意防止皮肤擦伤、水泡、汗疹和真菌或细菌的感染。

截肢术后手术创伤面积大，血液循环差，再加上术后需要使用弹力绷带缠绕，皮肤通透性差，皮肤易出现上述情况。一旦问题发生将影响肢体的功能训练，因此需要保持残肢的清洁干燥，具体做法如下：

（1）残肢部位每日睡前用手撩水于残端进行清洗，用干毛巾擦干，局部进行轻轻拍打。

（2）保持残肢套清洁干燥，每天至少更换一次，如出汗较多应增加更换次数。

（3）一旦残肢出现上述问题应积极采取措施，局部用外用药涂抹，视情况暂时减少或停止训练。

（三）关节活动范围训练

1. 肩关节活动范围训练　术后第2周，截肢者可采取坐位，开始肩肱关节外展、前屈、后伸运动，以主动运动为主。如有关节挛缩，治疗师一手放于患侧肩峰处，一手置于残肢，缓慢用力扩大关节活动范围（图2-104）。

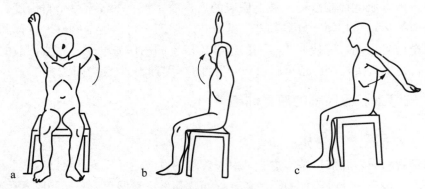

图2-104　肩关节活动度训练

2. 肩胛胸廓关节活动范围训练　术后第2天，截肢者可取坐位，主动做肩部上抬（耸肩动作）、肩胛骨外展（围绕胸廓向前移）和内收（围绕胸廓向脊柱靠拢）运动（图2-105）。

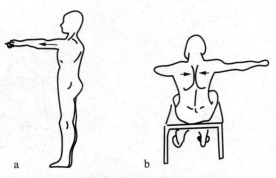

图2-105　肩胛胸廓关节活动度训练

3.训练注意事项

（1）训练只在无痛范围内进行，不可采用粗暴手法。

（2）体位避免频繁变动，能在同一体位运动的尽量集中。

（3）在该关节活动度全范围内进行。

（4）术后早期训练时间应每日进行2次，每次10分钟，每个运动方向10次。

（四）肌力训练

截肢术后截肢者要尽快安装假肢，控制假肢要有足够的肌力。残肢肌肉在短时间内会出现萎缩，为避免残肢肌肉萎缩，术后2周应开始进行肌力训练。

上肢截肢者容易产生肩关节功能障碍。截肢者术后可以尽早开始轻柔的训练肩关节的外展、内收、前屈、后伸、外旋、内旋活动，以及上肢带的肌肉群运动训练。重点是肩关节主动外展和主动前屈的训练（图2-106）。

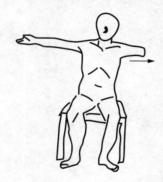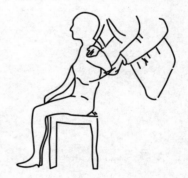

图2-106 肌力训练

四、上肢假肢处方

（一）上肢截肢者的功能检查

在对上肢截肢者进行假肢处方时，首先应对截肢者进行安装假肢的功能检查与评估。检查与评估应使用统一量表进行（图2-107）。

（二）上肢假肢的处方内容

在开具处方时一定要详细了解患者安装假肢的目的，充分考虑患者残肢的情况。如上肢各个关节的功能、患者的年龄、所从事的职业、对假肢外观和功能的要求。对于过高的期望应该给患者进行适当的解释，降低患者的预期，以免在假肢装配后形成巨大反差，造成患者不必要的心理负担。一个理想的上肢假肢，除了要求轻便、耐久、外观近似健肢外，还应当具有代偿正常上肢的基本功能。

中国康复研究中心假肢矫形部

患者情况记录（上肢假肢）

姓名：_____ 性别：男□ 女□ 出生年月：____年___月___日
截肢时间：____年___月 截肢侧：左□ 右□ 惯用手：左□ 右□
截肢原因：_____ 体重：____kg 身高：____cm
以前是否安装过假肢：是□ 否□ 以前安装假肢时间：第一个____ 最后一个____
以前安装假肢种类：_____
疾病和其他残疾：高血压：无□ 有□ 糖尿病：无□ 有□
　　　　　　　　其他：_____
躯干功能障碍：无□ 有□ 备注：_____
（　侧）上肢、（　侧）下肢功能障碍：　无□ 有□ 备注：_____
是否有听、视觉、意识或语言表达障碍：无□ 有□ 备注：_____
日常生活：自理□ 需帮助□ 完全需要别人照料□
职业：_____
残肢长度：短(<1/3)□ 中(1/3～2/3)□ 长(>2/3)□

上肢关节活动度检查表

		左侧	右侧
肩关节	屈曲		
	伸展		
	外展		
	内旋		
	外旋		
肘关节	屈曲		
	伸展		
腕关节	背伸		
	掌屈		
	尺偏		
	桡偏		
前臂	旋前		
	旋后		

上肢关键肌肌力检查表（采用 MMT 肌力测试标准）

		左侧	右侧
肩关节	屈肌		
	伸肌		
	内旋肌		
	外旋肌		
	外展肌		
肘关节	屈肌		
	伸肌		
腕关节	伸肌		
	屈肌		
前臂	旋前肌		
	旋后肌		

残肢有否挛缩畸形：_____
残肢软组织情况：软□ 中等□ 硬□
疤痕：无□ 有□ 若有,何处,走向：_____
残肢神经瘤：无□ 有□ 若有,何处：_____
是否有粘连：无□ 有□ 若有,何处：_____
骨刺：无□ 有□ 若有,何处：_____
压痛点：无□ 有□ 若有,何处：_____
残肢感觉：冷□ 热□ 幻肢痛□ 幻肢感□
残肢温度：皮肤感觉（同健侧比是否一致）：一致□ 不一致□ 备注：____
　　　　　皮肤温度（同健侧比是否一致）：一致□ 不一致□ 备注：____
　　　　　其他：_____
残肢其它问题：_____

假肢师_____ 检查时间：____年___月___日

图 2-107　患者情况记录

五、上肢假肢适配与检查

上肢假肢组装完成之后，要在康复医师、作业治疗师、假肢师的共同协作下，检查其是否可以正常操作，检查其在适配、功能、舒适和外观等方面是否满足设计要求。功能和舒适程度受到年龄、全身状况、截肢原因和部位、残肢情况、假肢部件的型号和质量、装配时间和质量、训练、患者使用环境的积极性、居住环境等因素影响。

通过适合性检查，不仅能使患者初步掌握操纵和使用假肢的方法，更重要的是发现和解决假肢制作和装配方面存在的问题，考核性能指标、舒适程度和外观质量。在适配检查中，要及时认真听取患者对假肢的评价和改进意见。只有终检合格的假肢才允许交付截肢者正式使用。

（一）前臂假肢功能检查

1. 与处方对照进行检查　首先检查假肢是否符合处方要求。若符合，则继续下面的检查。

2. 功能检查

（1）接受腔边缘是否光滑（应无毛刺、粗糙不平等情况）。

（2）接受腔口形边缘是否圆滑（边缘曲线应过渡自然、圆滑、无尖角）。

（3）假肢外观是否干净（应干净无污渍）。

（4）肘关节屈伸是否有障碍（对于中长残肢,肘关节活动应无障碍）。

（5）悬吊是否牢固（应是）。

（6）肱骨髁、鹰嘴等处是否受压（应无压迫感）。

（7）自然站立时假肢与健肢是否对称（应对称）。

（8）假肢长度是否合适（假肢与健肢等长或约比健肢短 1 cm 以内）。

（9）对线是否合适（自然下垂伸直假肢时，假肢前臂微屈约 5°，腕部微屈约 5°）。

（10）手头连接是否牢固（应牢固，腕关节应无自旋现象）。

（11）双层接受腔的连接是否牢固（内、外接受腔应配合紧密，连接处用螺丝紧固）。

（12）脱掉假肢后残肢皮肤颜色是否有变化（应无明显变化）。

（13）手皮是否合适（应与假手服帖，且不妨碍手指的张开、闭合）。

（14）对于索控式前臂假肢，还需检查截肢者操纵假肢能否满足如下要求：

①肘关节伸直位时的最大开手力量不超过 5 kg。

②开手牵引索位移不大于 4 cm。

③肘关节屈肘位时的最大开手力量不超过 7 kg。

④能提起 5 kg 重物，且提重 5 kg 时假肢各部位无异常现象。

⑤肘关节屈曲 90° 时或肘关节完全伸直时，机械手头能完全张开或闭合。

⑥截肢者把假手放在嘴边或裤子前面纽扣处，能主动控制假手的开合。假手张开的最大角度与被动张开的最大角度应一致。

（15）对于电动和肌电前臂假肢，还需检查：

①电极或电动控制开关的位置是否准确（应准确）。

②肌电信号或电动控制开关控制手头开、合是否灵敏（应灵敏，且不受干扰）。

③在肘关节屈或伸的状态下，肌电信号或电动控制开关是否灵敏（应灵敏，且不受干扰）。

④能否控制假手抓握和放开物体（能）。

（二）上臂假肢功能检查

1. 与处方对照进行检查 首先检查假肢是否符合处方要求。若符合，则继续下面的检查。

2. 功能检查

（1）接受腔边缘是否光滑（应无毛刺、粗糙不平等情况）。

（2）接受腔口形边缘是否圆滑（边缘曲线应过渡自然、圆滑、无尖角）。

（3）假肢外观是否干净（应干净无污渍）。

（4）肩关节活动是否有妨碍（肩关节屈伸角度在穿戴接受腔前后基本一致。活动范围为屈曲 90°，后伸 30°，外展 90°，旋转 45°）。

（5）悬吊是否牢固（应是）。

（6）残肢是否舒适（应无不适或压迫感）。

（7）自然站立时假肢与健肢是否对称（应对称）。

（8）假肢长度是否合适（假肢与健肢等长或约比健肢短 1 cm 以内）。

（9）对线是否合适（假肢前臂部和假手不得碰触身体。自然下垂伸直假肢时，假肢上臂微屈 5°～10°，前臂微屈 5°～10°，腕部微屈 5°～10°）。

（10）手头连接是否牢固（应牢固，腕关节应无自旋现象）。

（11）双层接受腔的连接是否牢固（内、外接受腔应配合紧密，连接处用螺丝钉紧固）。

（12）脱掉假肢后残肢皮肤颜色是否有变化（应无明显变化）。

（13）肩背带位置是否正确（8字形肩背带的一端在臂筒口型部位前侧距锁骨外侧 2/3 处下缘 7～8 cm 处，后侧在距肩胛冈外侧 2/3 下缘 7～8 cm 处）。

（14）手皮是否合适（应与假手服帖，且不妨碍手指的张开、闭合）。

（15）对于索控式上臂假肢，还需检查截肢者操纵假肢能否满足如下要求：

①伸直位的最大开手力量不超过 7 kg。

②屈肘位的最大开手力量不超过 9 kg。

③假肢在提起 5 kg 重物时，各部位无异常现象。

④开手牵引索位移不大于 4 cm，屈肘牵引索位移不大于 5 cm。

⑤能否控制假手的开合（应能够。肘关节屈 90° 时，末端手部装置应能完全张开、闭合）。

⑥能否控制肘关节锁的打开或闭合（应能够）。

⑦截肢者把假手放在嘴边或裤子前面纽扣处，能主动控制假手的开合。假手张开的最大角度与被动张开的最大角度应一致。

（16）对于电动和肌电上臂假肢，还需检查：

①电极或电动控制开关的位置是否准确（应准确）。

②肌电信号或电动控制开关控制手头开合、腕关节旋转、肘关节屈伸是否灵敏（应灵敏，且不受干扰）。

③在肘关节屈或伸的状态下，肌电信号或电动控制开关是否灵敏（应灵敏，且不受干扰）。

④能否控制假手抓握和放开物体（应能）。

⑤控制假肢的动作配合、功能切换是否连贯（应是）。

⑥悬吊背带长度是否合适（不应过松或过紧）。

六、上肢假肢主要零部件

不同上肢假肢的功能和外形有较大的区别，但总体来说都是由手部装置、关节（腕、肘、肩）、连接件、接受腔、固定牵引装置和操作系统组成的。

（一）手部装置

代偿手部外观和功能的假肢部件，种类较多。

1. 装饰性手部装置　主要是替代失去的手部外形的手部装置，给患者一些心理上的安慰（图 2-108）。

2. 被动型手部装置　由机械手架、内手套和美容手套组成，用于各个截肢部位的装饰性假肢（图 2-109）。

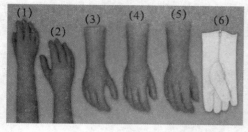

图 2-108 装饰手

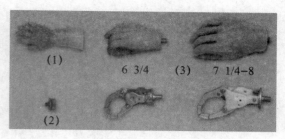

图 2-109 被动装饰手

3. 索控式假手 手的张开与闭合由背带和拉索操控，用于索控式假肢（图 2-110）。

4. 工具手 具有完成特定工作的功能，而没有手外形的手部装置，主要类型有标准钩状手、钩、环、夹子和钳子等（图 2-111）。

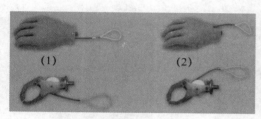

图 2-110 索控手

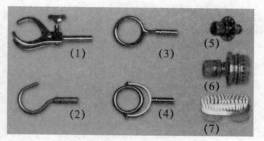

图 2-111 工具手

5. 电动手 用电池和微型电机驱动手指活动的假手，用于肌电假肢（图 2-112）。

（二）腕关节

它是手部部件与前臂部分连接的部件，有旋转和调节屈曲角度的功能。目前临床上有分别适用于装饰性、索控式和肌电假肢的不同类型的腕关节（图 2-113）。

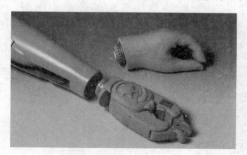

图 2-112 电动手

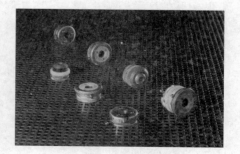

图 2-113 各类腕关节

（三）肘关节

对于除上臂长残肢或肘关节离断以外的肘上截肢者，肘关节结构是重要的部件。肘关节分为装饰性肘关节（图 2-114）、索控式肘关节（图 2-115）、电动肘关节（图 2-116）。结构上有组件式肘关节和铰链式肘关节之分。装饰性肘关节用于装饰性上臂假肢和肩离断假肢。铰链式肘关节主要用于肘离断假肢。根据铰链的形状可分为单轴铰链、多轴铰链和倍增铰链。倍增铰链肘关节常用于前臂短残肢，它可以将残肢屈曲角度放大一倍。索控式肘关节用于索控式上臂假肢、混合型上臂假肢和混合型肩离断假肢。电动肘关节用于电动上臂假肢、肌电上臂假肢。

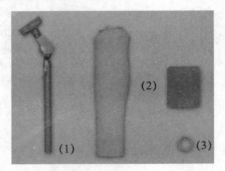

图 2-114　装饰肘关节

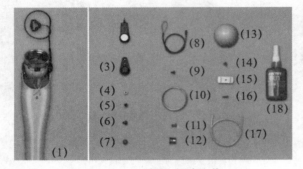

图 2-115　索控式肘关节

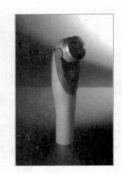

图 2-116　电动肘关节

（四）肩关节

上肢假肢的肩关节用于肩关节离断假肢，起连接肘关节与肩部接受腔的作用，主要代偿肩部的屈曲、外展功能。主要类型有万向肩关节、外展肩关节、隔板式肩关节和万向球式肩关节（图 2-117）。

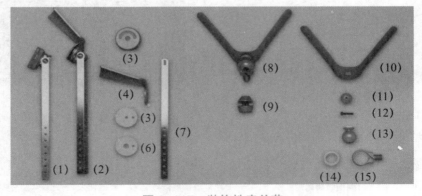

图 2-117　装饰性肩关节

（五）接受腔

上肢假肢接受腔是包容残肢的部分。它是人体上肢残肢部分与假肢连接的界面部件，对悬吊和支配假肢有重要作用。上肢接受腔基本要求如下：

（1）接受腔必须与残肢服帖，穿戴时无压迫、疼痛和不舒服等。

（2）能有效地传递身体及残肢的运动到假肢。

（3）接受腔要尽可能不妨碍残肢关节的运动，在假肢允许的负荷范围内，具有良好的支撑性，即有良好的抗弯、抗旋、抗扭等性能，以防止残肢在接受腔内转动、屈曲、发生活塞运动等。

（六）背带系统

用于悬吊假肢的各种带状装置，包括背带、肩背带、上臂背带、围箍、8字形背带、9字形背带、胸廓背带等。在索控式假肢中，背带系统通常和控制索系统融合在一起（图2-118）。

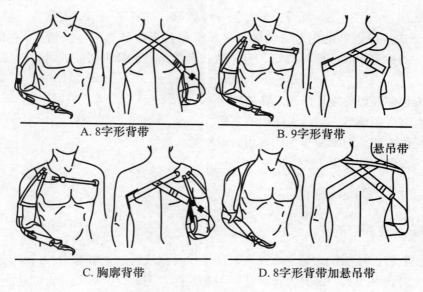

A. 8字形背带　　　　B. 9字形背带

C. 胸廓背带　　　　D. 8字形背带加悬吊带

图 2-118 上肢背带系统

（七）控制系统

用于操控假肢的装置，常用的是索控系统和肌电控制系统。索控式假肢和混合型假肢中用于操控关节及假手活动的拉索系统有双重控制索、三重控制索两种，它们都能够控制肘关节锁定、肘关节运动、手部装置的开闭。肌电假肢和混合型假肢中用于操控关节及假手活动的肌电信号控制系统有单通道、二通道和四通道三种控制系统（图2-119）。

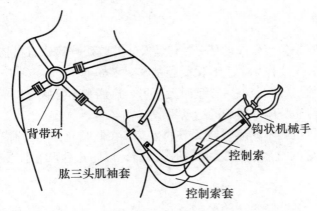

图 2-119　控制系统

（八）背带的选择与操作

背带的选择与操作要因人而异，除了能充分发挥残肢的残存功能外，还应综合考虑截肢者的既往习惯、性别、职业差异。同一种假肢往往有不同形式的背带，单一化会给部分患者造成操纵假肢的困难，因此，必须根据各个截肢者的不同情况，如肌力、操纵能力、耐受性等来修改设计方案，直至截肢者能满意地操纵假肢。对背带的基本要求如下：

（1）能将假肢可靠地悬吊固定在残肢上。

（2）截肢者佩戴后舒适，无压痛或不适。

（3）操作方便，力求减少操作使用时对衣袖的磨损。

（4）为操纵假肢提供力源。

七、上肢假肢的使用训练

（一）上肢假肢的穿脱训练

上肢假肢的设计制作无论多么灵巧，如果没有截肢者的主观努力，或缺乏必要的功能训练，也将会有很大一部分人不会或不习惯使用。因此，上肢截肢者的功能训练对发挥假肢的代偿功能有着重要意义。训练中必须坚持因人制宜、先易后难、发挥截肢者特长的原则。

1. 索控式前臂假肢的穿脱训练　假肢穿戴时，应先穿上残肢套，将残肢穿入接受腔后再将健肢穿上肩背带。脱下假肢时，先将健侧肩背带脱下，然后再将残肢从接受腔中脱出。

（1）单侧前臂截肢者穿脱假肢的训练：单侧前臂截肢者通常可自行穿脱假肢。穿戴假肢时，先用健手将肩背带按照试穿后的松紧度，把它的一端与肘部吊带连接在一起，另一端连接在牵引索上，然后将残肢穿入接受腔中，健肢伸入肩背带的套环内，耸肩，使肩背带套在健肢侧的腋下，使交叉点重叠于背部正中，最后系好上臂围箍的皮带。脱下假肢时，先将肩背带脱下，然后将残肢从接受腔内抽出。

（2）双侧前臂截肢者穿脱假肢的训练：如果是双侧前臂截肢者，训练时就应在康复训练指导人员的帮助下穿脱假肢。由训练人员把假肢的固定牵引装置按照试穿假肢后的松紧度连接好，放在一个便于截肢者穿戴的地方，让截肢者背向假肢站立，然后令截肢者双上臂向后伸，将两侧残肢分别伸入左、右两个接受腔内，像穿衣服一样，抬起双上臂，最后将两个假肢悬挂在双肩上，系好上臂围箍的皮带。如果遇到残肢的软组织较多或残肢长度较短的情况，在穿脱假肢时也可不用解开上臂围箍的皮带，这样更加方便截肢者穿脱假肢。经过正确的指导训练，也可使双侧截肢的截肢者逐步做到自行穿脱假肢。

2. 索控上臂式假肢的穿脱训练　单侧上臂截肢者借助于健侧手可以自行穿脱假肢。穿戴假肢时，要先用健侧手将假肢的固定牵引装置按照试样时已经试好的松紧度将其连接好，而后将残肢伸入上臂假肢接受腔中，将肩背带置于残肢侧的肩部，胸围带套在对侧腋下。脱下假肢时的程序与穿戴假肢的程序相反。

（二）上肢假肢的使用训练

上肢假肢的训练人员，除指导患者训练外，还应该做好患者的心理康复工作，充分调动患者的积极因素，提高患者使用假肢的信心。在开始训练之前，应告知患者上肢假肢的功能有哪些，能够做什么，不能做什么，因人制宜，先易后难，注意培养患者坚持训练的毅力，发挥患者的特长，使患者熟练掌握操纵使用上肢假肢的方法。

1. 五种基本控制动作的训练

（1）肩胛骨外移控制动作：这是双侧肩胛骨围绕胸廓外移（离开脊柱）的动作，常与双侧肩关节前屈动作联合用于控制开手。

（2）升降肩控制动作：上臂假肢的三重控制系统中常以残肢一侧肩部下降运动作为肘关节锁的开锁动力源。在残肢侧肩部下降时，健侧肩部必须保持静止，作为牵引索一端的稳定的支点，当残肢侧提肩时才能产生相对位移。

（3）肩关节屈曲控制动作：残肢侧肩关节的前屈运动是控制上臂假肢的主要动力源，残肢侧肩关节前屈时，健侧肩部应该保持相对静止，这样才能形成控制假肢所必需的牵引位移。

（4）肩关节后伸控制动作：肩关节后伸运动实际上是一个组合动作，它是由残肢侧肩关节的后伸与同侧肩胛骨围绕胸廓的前移组合的动作。

（5）前臂旋前、旋后控制动作：前臂残肢的旋前、旋后控制动作常用于腕离断假肢或长残肢的前臂假肢的控制。对于前臂长残肢截肢者，可以通过增设一旋转机构，利用残存的旋前、旋后功能来控制前臂假肢的旋转，还可以采用一种增幅的旋转机构，将残余的前臂的旋前、旋后动作当作力源，增加前臂旋前、旋后的范围。

2. 索控式前臂假肢的使用训练

（1）开闭手训练：前臂假肢的手部开闭分为两种：一种不屈肘开手，适合于远离躯干的工作，另外一种是屈肘开手，适合于近体工作。在训练手部开闭动作时，可先在职业训练台上进行，然后再逐渐增加水平移动练习，变换其他高难度的动作，直到截肢者熟练掌握为止。这种训练一般先从最易抓握的物体开始，再逐步训练抓握形体大、不易抓握的物体，如使用玻璃球、乒乓球、积木（1 cm、3 cm、5 cm 的积木）、大圆盘、小圆盘等物体来训练手部抓握功能的熟练程度。还可以采用插柱板进行训练，训练截肢者插各种不同大小、形状（方杆、圆杆）各异的插桩，以此提高他们的训练兴趣，使他们能够在各种位置熟练做手部动作。

（2）腕关节的屈伸和旋转动作的训练：腕关节的屈伸和旋转均为被动动作，需借助另一只手或他人的帮助。首先要向截肢者讲明腕关节机构的操作方法、注意事项，这样截肢者就会很快掌握腕关节的屈伸和旋转的要领，进行熟练操作。

（3）旋前、旋后动作的训练：对于前臂残肢长度较长并具备一定旋转功能的截肢者，可通过增设旋转机构，利用残存的旋前、旋后功能来控制前臂的旋转，还可利用前臂的旋前、旋后动作作为开手的力源。

3. 索控式上臂假肢的使用训练　与索控式前臂假肢相比，索控式上臂假肢的结构较为复杂，在操纵、使用上臂假肢时也具有一定的难度。因此，操纵假肢的屈肘、开手、闭手训练就显得尤为重要。截肢者只有在熟练掌握索控式上臂假肢的操纵方法后，才能准确、无干扰地完成各种独立的动作或某一联合动作。索控式上臂假肢操纵训练内容，除索控式前臂假肢所进行的训练项目外，还需增加屈肘和松锁的训练内容。训练使用三重控制索系统的假肢时，让截肢者处于站立位或坐位。训练截肢者下沉肩胛带，将肩肱关节向后伸，以此来控制肘关节锁。外展双侧肩胛带，控制开手。前屈肩肱关节，控制屈肘。训练时，要各个动作单独训练，然后再训练各动作的协调性。为了增加截肢者训练的兴趣，可采用前述抓握物体的方法。

4. 肌电上肢假肢的使用训练　肌电假手由残肢肌肉活动产生的生物电流作为信号以控制假肢的动作。截肢者的残肢情况、关节活动度、肌力条件、肌电信号的状态直接影响肌电假肢功能的发挥，特别是肌电信号的状态更是至关紧要。因此，在装配肌电假手前，要对截肢者进行充分的残肢训练，主要是增大残肢肌力和活动范围的训练、肌电信号源的训练。肌电假肢使用训练具有如下特点：

（1）肌电假肢由于去除了控制索，截肢者不再用自身关节运动牵拉牵引索开手，使得手的应用空间增大了很多。需要注意加强截肢者在尽可能大的空间范围应用假手的训练。

（2）由于肌电假肢控制随意性好，应注意训练快速闭手、取物与开手、放物功能。对于安装某些带有手指感应的肌电假手的截肢者，应当注意训练其捏取软的物体。

（3）减少使用中错误动作的训练，某些假手的动作可能引起电极接触不良而不能引出正确的信号，不能开手或由于干扰信号过大而引起错误动作。如果反复出现某种固定的错误动作，则需要从接受腔的装配上检查原因或注意回避某种动作。

【案例分析】

1. 患者双侧肘关节保留，属于双侧前臂截肢。

2. 综合考虑患者自身意愿和经济状况，建议为双侧截肢患者至少一侧安装肌电假肢，便于后期康复。

学习检测

1. 简述小腿假肢各种接受腔的特点。
2. 大腿假肢的异常步态有哪些？
3. 现代假肢接受腔与传统假肢接受腔的区别有哪些？

第三章
矫形器

学习目标

1. 掌握矫形器的定义、不同的种类和相应的结构。
2. 了解矫形器康复组的组成。
3. 了解装配矫形器的流程。

矫形器和假肢一样，作为肢体功能障碍人士专用的康复器具，与医学结合更密切，与患者的症状适配性更强，其制作装配技术要求很高。很久以来，矫形器就被作为矫形外科保守治疗的一种有效手段，而且最近已在康复医学领域中占有非常重要的地位。要真正使矫形器在为患者的治疗中发挥作用，为患者开处方的医师、康复治疗师和矫形器师之间的交流是必不可少的。

■ 第一节　概述

案例导入

患者李阿姨被小儿麻痹症后遗症困扰很久，经人介绍准备安装矫形器，但她心中仍有许多疑问，你能为她做出解答吗？

思　考

1. 矫形器是什么？
2. 矫形器的生物基本力学功能与作用有哪些？

一、矫形器定义

矫形器（Orthosis）是用于改变神经肌肉和骨骼系统机能特性或结构的体外使用装置（GB/T 14191—93）。过去，矫形器的名称有很多，曾用名有夹板（splint）、支具（brace）、支持物（supporter）等，现在称之为矫形器。据文献记载，矫形器的历史最早可追溯到公元前2700年左右埃及用于骨折的夹板，以后由Hippocrates、Galenus、Ambraise Pare、Nicolas Andry、Hugh Owen Thomas等人开发了主要用于矫形外科疾患独创的矫形器。第二次世界大战以后，随着临床医学、康复医学、生物力学等学科的进步与发展，加上制作矫形器的原材料开发和技术工艺的进步，矫形器学（orthotics）有了显著的发展。目前，矫形器装配已由过去骨科治疗的一种辅助技术转变成为康复治疗中的重要方案，进而演变成为一种治疗，即矫形器治疗。它是针对患者先天或后天的神经肌肉骨骼功能紊乱的一种治疗，其治疗内容包括：患者评价，矫形器设计、制作、适配、修改等。

二、根据矫形器分类

目前，矫形器的种类较多，其分类方法也有很多种，通常可以按发明人或发明地点分类、治疗的疾病分类、制造的主要材料分类、使用的目的分类、产品的状态分类、装配的部位分类。

（一）根据发明人或发明地点分类

1. 根据发明人命名　色努矫形器（Cheneau brace）（图3-1）、丹尼斯·布朗矫形器（Denis Browne splint）（图3-2）。

2. 根据发明地点命名　波士顿矫形器（Boston brace）（图3-3）、密尔沃基矫形器（Milwaukee brace）（图3-4）。

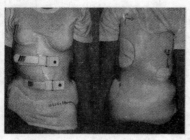

图3-1　色努矫形器

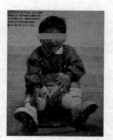

图3-2　丹尼斯·布朗矫形器

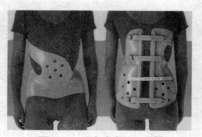

图3-3　波士顿矫形器

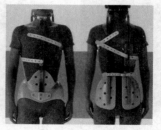

图3-4　密尔沃基矫形器

（二）根据治疗的疾病分类

根据治疗的疾病命名的有脊髓灰质炎后遗症用矫形器（小儿麻痹矫形器）（图3-5）、马蹄内翻足矫形器（图3-6）、脊柱侧弯矫形器（图3-7）、骨折治疗矫形器（图3-8）、股骨头无菌坏死矫形器（图3-9）等。

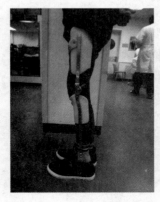 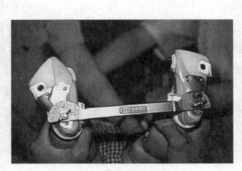 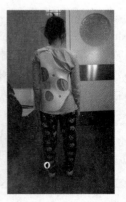

图3-5　小儿麻痹矫形器　　　　图3-6　马蹄内翻足矫形器　　　　图3-7　脊柱侧弯矫形器

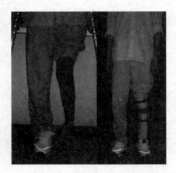 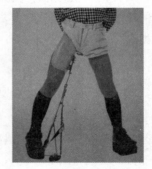

图3-8　骨折治疗矫形器　　　　　图3-9　股骨头无菌坏死矫形器

（三）根据制造的主要材料分类

根据制造的主要材料命名的有塑料矫形器（图3-10）、金属矫形器（图3-11）、皮革制矫形器（图3-12）、布制矫形器（图3-13）、碳纤矫形器（图3-14）等。

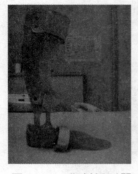 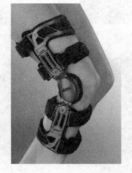 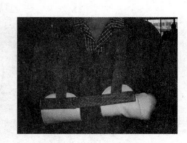

图3-10　塑料矫形器　　　图3-11　金属矫形器　　　图3-12　皮革制矫形器

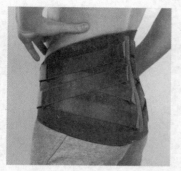

图3-13 布制矫形器

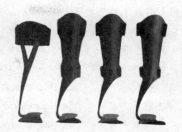

图3-14 碳纤矫形器

（四）根据使用的目的分类

根据使用的目的命名的有即装矫形器（quickly made orthosis）、保护用矫形器（protective orthosis）、稳定用矫形器（stabilization orthosis）、减免负荷用矫形器（weight bearing orthosis）、功能用矫形器（functional orthosis）、站立用矫形器（standing orthosis）、步行用矫形器（walking orthosis）、夜间用矫形器（night orthosis）、牵引矫形器（traction orthosis）、功能性骨折治疗用矫形器（functional fracture orthosis）等。

（五）根据产品的状态分类

根据产品状态命名的有成品矫形器（prefabricated orthosis）、订配成品矫形器（custom-fitted prefabricated orthosis）、订制矫形器（custom-made orthosis）。

订配成品矫形器是用高温塑料板模塑制成的，与成品矫形器的区别在于，这些制品可以根据患者的肢体形状，在成品矫形器的局部加热，变形和修改边缘，使其能较适合患者的解剖特点。

（六）根据装配的部位分类

根据装配部位可分为上肢矫形器、下肢矫形器、脊柱矫形器。1972年，美国按照医师、矫形器师、治疗师、工程技术人员共同研究的结果，制定出了矫形器统一命名方案。1992年，国际标准化组织（ISO）把上述命名方案确定为国际标准。

1996年，我国国家质监局公布了国家标准GB/T 16432—1996，系统地采用了矫形器统一命名方案。该方案规定将身体安装部位的英文字头和矫形器的英文字头分别缩写并连接在一起，见表3-1。

表3-1 矫形器按其装配部位统一命名及缩写

分类	中文名称	英文名称	缩写
躯干矫形器	骶髂矫形器	sacro iliac orthosis	SIO
	腰骶矫形器	lumbo sacral orthosis	LSO
	胸腰骶矫形器	thoraco lumbo sacral orthosis	TLSO
	颈部矫形器	cervical orthosis	CO
	颈胸矫形器	cervical thoraco orthosis	CTO
	颈胸腰骶矫形器	cervical thoraco lumbo sacral orthosis	CTLSO

分类	中文名称	英文名称	缩写
上肢矫形器	手矫形器	hand orthosis	HO
	腕矫形器	wrist orthosis	WO
	肘矫形器	elbow orthosis	EO
	肘腕矫形器	elbow wrist orthosis	EWO
	肩矫形器	shoulder orthosis	SO
	肩肘矫形器	shoulder elbow orthosis	SE
	肩肘腕矫形器	shoulder elbow wrist orthosis	SEWO
	肩肘腕手矫形器	shoulder elbow wrist hand orthosis	SEWHO
下肢矫形器	足矫形器	foot orthosis	FO
	踝足矫形器	ankle foot orthosis	AFO
	膝矫形器	knee orthosis	KO
	膝踝足矫形器	knee ankle foot orthosis	KAFO
	髋矫形器	hip orthosis	HO
	髋膝矫形器	hip knee orthosis	HKO
	髋膝踝足矫形器	hip knee ankle foot orthosis	HKAFO

三、矫形器生物基本力学功能与作用

矫形器生物力学方面的知识很多，包括人体功能解剖学、人体的步态分析、人体运动学、动力学等方面。在矫形器设计中，为保持关节的稳定，多采用在某一平面的三点力控制系统。为了增加稳定力矩，在可能的情况下尽量将矫形器边缘向上下延长，增加固定范围，增加稳定力臂的长度。当然还可以增加作用力的总面积，增加作用力。矫形器对肢体局部皮肤加压部位在可能的情况下应该尽量扩大加压面积，并使压力能尽量均匀分布，以避免压力过分集中，造成皮肤损伤。为此，矫形器的压力部位，特别是在骨的凸起部位应当精确地进行模塑，应用泡沫垫、硅凝胶垫，使皮肤表面的压力分布尽量均匀。此处仅对与矫形器基本作用密切相关的生物力学知识做些简单的介绍。

1. 稳定和支持　通过限制关节的异常活动范围，稳定关节，减轻疼痛或恢复其承重功能，如小儿麻痹后遗症，下肢广泛麻痹者应用的膝踝足矫形器。

2. 固定和保护　通过对病变肢体或关节的固定和保护，以促进病变的愈合，如用于治疗骨折的各种矫形器。

3. 预防、矫正畸形　多用于儿童预防畸形。儿童生长阶段，由于肌力不平衡，骨发育异常或外力作用常引起肢体的畸形，应以预防为主。生长发育期间，由于骨、关节生长存在着生物可塑性，应用矫形器能得到一定的矫正效果。

4. 减轻轴向承重/免荷　指减轻肢体或躯干的长轴承重，如坐骨承矫形器用于治疗股骨头无菌性坏死，过伸矫形器用于腰椎压缩性骨折。

5. 抑制站立、步行中的肌肉反射性痉挛　这是控制关节运动，减少肌肉反射性痉挛的结果。如硬踝足塑料矫形器用于脑瘫，可以防止步行中出现痉挛性马蹄内翻足，改善步行功能。

6. 改进功能 指改进患者步行、饮食等日常生活、工作能力，改善整个身体的状态。如各种帮助手部畸形残疾人改进握持功能的腕手矫形器。

以上几个基本作用，在某个具体的矫形器上可以有其中一个或几个。

从上述矫形器的基本作用可以看出，矫形器的基本作用不外乎是固定、稳定、预防畸形、矫正畸形、减免轴向承重和抑制肌肉痉挛，这些都与人体的生物力学有关，这些都是依靠矫形器对人体一些部位形成的外力作用达到的。矫形器的生物力学知识是理解肢体畸形，写好矫形器处方，做好矫形器设计的基础。

四、患者评估与矫形器处方

1. 患者评估 患者评估是指患者在接受矫形器治疗前，开具矫形器具体处方前的重要检查工作。矫形器师需要根据医师开具的患者诊断书结果，对患者进行矫形器设计与制作相关内容的确认与检查，特别是受累部位的功能检查，包括受累关节畸形或变形的确认检查，关节主动与被动的活动度检查（可以同健侧作对比），关节肌力的检查，关节稳定性的检查，以及受累身体部位皮肤的感觉、温度等情况的检查。通过这些详细的检查结果信息，拟定与其残留功能相符的矫形器处方。

2. 矫形器处方 矫形器处方拟定工作是一个非常重要且比较复杂的工作，需要矫形器师具备一定的临床经验。为了提高矫形器处方的精准性，在条件允许的情况下，可以预先让患者试穿检验用的矫形器，以便清晰地观察到一些不确定因素，帮助完善矫形器处方的精准性。

首先，根据患者检查的结果确定矫形器节段，例如，下肢矫形器是制作 FO、AFO、KAFO、KO、HKAFO、HO 中的哪一个节段的矫形器。

其次，确定矫形器功能。根据生物力学原理选择矫形器功能部件（关节铰链），例如：是采用活动关节铰链，还是带锁关节铰链，还是带辅助弹簧的关节铰链，还是限制运动的关节铰链。对于下肢矫形器而言，是采用前置还是后置的自由活动关节铰链；踝关节铰链是采用背锁踝关节、跖锁踝关节，还是双向固定踝关节、双向阻力可调的自由运动踝关节；足底部是采用全脚长还是半脚长，同时滚动边是否需要前移或后移。

最后，根据三点力矫正原理来确定施力位置和方式。为了便于患者使用，需要合理选择矫形器开口方式（前开口、后开口、侧开口）、制作使用的材料及制作的工艺。

五、矫形器适配流程

矫形器适配工作是矫形器治疗工作中的重要一环，通常包含以下几个方面的内容。

1. 矫形器装配前的治疗 主要是为患者进行肌肉力量、关节运动范围、肌肉协调能力的训练。

2. 矫形器装配 由矫形器技师按照矫形器处方进行测量、绘图、制作石膏阴模和阳模，制成半成品后试样，交付初检。

3. 矫形器初检 开出处方后，康复小组的第二个重要任务是初检。初检是对穿戴矫形器患者进行的系统生物力学检查，也是交付患者进行训练前的检查。初检的矫形器是没完成的半成品。这样做修改容易、费用少。初检的重要性有以下两方面。

（1）康复小组可以对写出的处方进行及时的修订。

（2）按产品作用、设计要求和质量标准进行恰当的生物力学检查，这项检查很重要。矫形器只有通过了初检，才能允许交付患者训练、使用。初检时应注意根据患者身体和心理上的反应进行改进。总之，初检对保证穿戴训练、交付使用时能尽可能地取得满意结果起着十分重要的作用。

4. 矫形器的使用训练　矫形器初检满意后移交物理治疗师进行适合性使用训练。训练的时间长短、训练的种类和强度取决于患者本人情况、一般状态和其他方面情况。在物理治疗师的指导下可以准许患者把矫形器带回家中使用训练。物理治疗师通过各种临床的客观检查、评估，认为矫形器的装配和适合性使用都比较满意了再安排完成产品，交付终检。

5. 终检　终检是临床康复工作中的第三项主要任务，应当在可能给予的外科治疗、一般医学治疗、矫形器装配、康复训练工作完成以后进行。终检工作由医生、治疗师、矫形器技师等康复专业人员共同协作完成。其主要内容包括：矫形器生物力学性能的复查；矫形器实际使用效果的评价；患者身体、心理残疾康复状况的评估。

6. 随访和评价效果　终检后随着时间的推移，患者与矫形器的情况都可能发生变化，必须定期随访，评价效果。间隔时间视具体情况而定，如 3 个月、6 个月或 1 年一次。患者常常对矫形器变形并不了解，需要在临床上做些专门的测量，记录在案，这样可以在随访中发现问题，及时纠正。

- -

【案例分析】

1. 矫形器（orthosis）是用于改变神经肌肉和骨骼系统机能特性或结构的体外使用装置（GB/T 14191—93）。

2. 矫形器的生物力学功能与作用：①稳定和支持；②固定和保护；③预防、矫正畸形；④减轻轴向承重 / 免荷；⑤抑制站立、步行中的肌肉反射性痉挛；⑥改进功能。

■ 第二节　下肢矫形器

案例导入　◆

　　患者王大爷脑卒中 6 个月后，左侧偏瘫，Brunnstrom stage- Ⅳ典型偏瘫步态，步行的时候左侧足前掌拍地，左下肢划弧步态，由于影响正常体态，王大爷变得自卑、自闭，并逐渐变得不愿与人交往，其亲属带其来康复中心，希望得到专业的建议和器械的辅助。

　　思　考

　　1. 此患者应用哪类下肢矫形器？

　　2. 在所选择的矫形器类别中，哪一种矫形器的预测效果最好？它的理由是什么？

一、下肢矫形器基本生物力学原理

矫形器的生物力学知识是理解肢体畸形，写好矫形器处方，做好矫形器设计的基础。其包括人体功能解剖学、人体的步态、人体运动学、动力学等。

力具有大小和方向性。力能引起物体围绕旋转轴转动的效果被称为"力矩"。力矩的大小取决于力与力臂（从力的作用点至转动轴心的距离）的乘积。力矩的单位用 N·m（牛顿每米）表示。顺时针方向的力矩为正力矩，逆时针方向的力矩为负力矩。矫形器对身体某个部位形成了矫形力矩（modifying moment）。这些力矩对人体的主要作用是抑制或减轻某部位肢体围绕关节轴的旋转运动。

（一）基本概念

（1）外力：指人体与外界物体之间的作用力，其中包括了重力、地面反作用力、矫形器和肢体之间的作用力。

（2）静态力线：静态站立平衡时，地面反力的作用线便是人体静态力线。以舒适的姿势站立时，地面反力作用线通过人体髋关节后、膝关节前、踝关节前、足的中间偏后，使人体髋关节、膝关节、踝关节保持稳定。

（3）内力：人体的组织所受到的力。它包括骨骼、韧带、关节、肌肉。其中骨骼、韧带、关节受到的力是被动的，肌肉是主动的力。

（二）人体关节的转动运动与稳定

人的肢体受到力的作用，形成力矩可在某一平面内引起某段肢体围绕关节轴心的旋转运动，即关节运动。所受到的作用力可能来自肌肉收缩，即内力，也可能来自人体以外的力量，即外力。当人体关节轴的一侧的旋转力矩与另一侧的旋转力矩相等时，则关节处于力的平衡状态，即关节的稳定状态。正常人体关节的稳定是依靠关节囊、周围韧带、肌肉协调收缩保证的。一旦这种正常的稳定被破坏了，则必须依靠外力产生的力矩对抗关节的异常运动。显然这种引起异常运动的力矩越大，则需要的稳定的力矩就越大。为了取得较大的力矩，可以增加外力，也可以增加从关节旋转轴心到轴用力点的距离，即加长力臂。

矫形器设计中，为保持关节的稳定，多采用在某一平面的三点力控制系统。设计中为了增加稳定力矩，在可能的情况下尽量将矫形器边缘向上下延长，增加固定范围，增加稳定力臂的长度。当然还可以增加作用力的总面积，增加作用力（图3-15）。在图中，A 为膝关节外翻畸形，虚线表示通过下肢的承重线；B 为膝外翻的下肢在体重和地面反作用

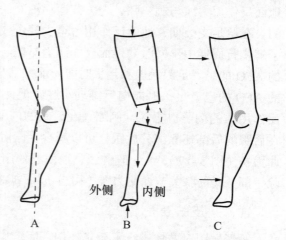

外侧　内侧

A　　B　　C

图 3-15　控制膝外翻畸形的三点力系统

力的作用下加重膝外翻的趋向；C 为预防膝外翻加重需要矫形器的外力。

（三）人体关节的平移动

人体关节在剪切力的作用下可以产生平的移动。这种平的移动见于膝关节前交叉韧带损伤后。当膝关节承重时，膝关节的屈曲角度越大，则膝关节平的移动越大。为了能在屈膝位能控制膝关节的平移动，需要应用四点力系统矫形器（图 3-16）。这种矫形器要求严格地进行模塑，最好应用双轴的膝关节铰链。双轴膝关节铰链的运动特性比单轴膝铰链的运动特性更接近正常的解剖特性。

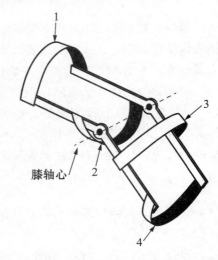

图 3-16 用于治疗膝关节前交叉韧带损伤的四点力控制系统膝矫形器

（四）骨与关节的轴向力

正常躯干、下肢承重来源于体重和地面的反作用力，是顺着躯干、下肢的长轴传递的。当脊柱、下肢骨折与关节损伤时可能引起病变部位的疼痛、畸形和支撑功能的丧失。为了促进病变的痊愈，减少疼痛，改进支撑功能，可以应用矫形器减轻其纵向承重。如带坐骨承重的 KAFO 可以免除下肢的承重。

（五）地面反作用力

地面反作用力只涉及下肢假肢与矫形器的设计装配问题。正常人步行中从足跟触地到足尖离地，髋、膝、踝关节的运动都会受到地面反作用力的影响。地面反作用力对髋、膝、踝的作用随着

蹲伏步态脑瘫患儿穿戴踝足矫形器前

蹲伏步态脑瘫患儿穿戴踝足矫形器后

地面反作用力线与髋、膝、踝关节运动轴心的位置变化而变化。这种影响的力量是很大的，在单足支撑期，地面反作用力至少等于或大于体重。因此，在矫形器的设计中应该了解步行周期中不同时期地面反作用力对髋、膝、踝关节运动的影响。例如，穿戴硬踝的 AFO 的患者足跟触地和足平时能向前推动小腿，促使膝关节屈曲；而穿戴跖屈位硬踝的 AFO 的患者足平时能向后推动小腿，促使膝关节伸直。在足矫形器设计中应用地面反作用力的例子也很多，例如，在后跟的内侧垫偏，利用地面反作用力矫正足跟外翻；在后跟的后部切除部分后跟，可以减少足跟触地时由于地面反作用力而引起的膝关节屈曲力矩（图 3-17）。A 一般鞋跟，地面反作用力对膝关节屈曲的力臂大于 B 鞋跟后部切除一部分时的膝关节屈曲力臂（引自 John B. Redford）。

（六）皮肤表面压力的均匀分布

矫形器因对肢体进行了矫正作用、固定作用和免荷作用，所以在许多情况下对肢体

局部会施加很大的作用力，这种时候要求我们尽可能地减少皮肤表面的压强。通过力学原理我们知道，压强的减少可以通过增大受力面积和减少压力来达到。矫形器对于皮肤局部的压力，我们应尽可能增加接触皮肤的受力面积，避开骨凸起等压力容易集中的部位，并通过对矫形器力学的合理设计，增大矫正力的杠杆力臂，来尽可能用较小的力，达到需要的矫正力矩。为此，矫形器的压力部位，特别是在骨的凸起部位应当精确地进行模塑，并应用泡沫垫、硅凝胶垫等缓冲材料来使皮肤表面的压力分布尽量均匀。

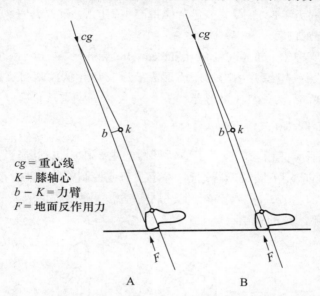

cg ＝ 重心线
K ＝ 膝轴心
$b - K$ ＝ 力臂
F ＝ 地面反作用力

图 3-17　切跟与不切跟，后跟触地时地面反作用力对膝关节屈曲的不同作用力臂

（七）矫形器的力学原理

包括三点固定原理和液压支持原理（图 3-18）。下肢矫形器主要利用这两个原理。

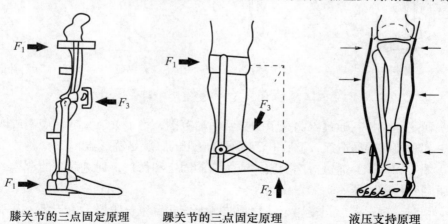

膝关节的三点固定原理　　踝关节的三点固定原理　　液压支持原理

图 3-18　矫形器的力学原理

（1）三点固定原理（three point pressure system）：三点固定原理是指一点力和远离

这一点相反方向的两点力，形成三点固定力。在实际应用中，为避免局部皮肤压迫，应尽可能地增加受力面积。针对三点固定原理，下面举两个例题。

①膝关节的三点固定原理：KAFO 的三点固定，由大腿上位半月箍产生向前的力（F_1）、鞋和足底板产生向前的力（F_2）、膝部压垫产生向后的力（F_3）构成。利用这三点力可以防止膝关节屈曲。

②踝关节的三点固定原理：AFO 的三点固定，由小腿半月箍产生向前的力（F_1），鞋和足底板产生向前的力（F_2）、踝关节足背拉带产生斜向后方的力（F_3）构成。利用这三点力可以保持踝关节背屈。

（2）液压支持原理（hydraulic soft-tissue compression）：液压支持原理是把软组织视为液体，整体地包裹软组织并适当加压后形成液压支持，从而获得支撑力的一种方法。例如，功能性骨折矫形器或 PTB 矫形器。

（八）下肢矫形器的功能与作用

下肢矫形器的适应证相当广泛。下肢矫形器的主要作用包括固定、矫正、免荷和补偿（图 3-19）。通过应用下肢矫形器达到：稳定关节或控制关节运动，改善下肢的运动功能；保护下肢的骨与关节，减少疼痛，促进病变痊愈；畸形矫正或关节置换术后功能位的保持；下肢长度不一致的补偿。

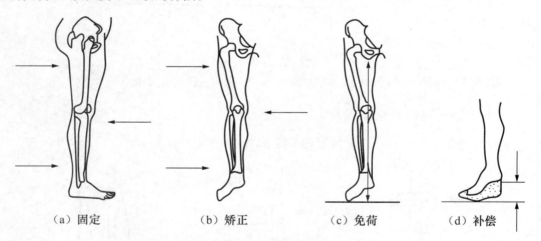

（a）固定　　　　　　（b）矫正　　　　　　（c）免荷　　　　　（d）补偿

图 3-19　下肢矫形器的作用

（1）稳定和支持：通过限制关节的异常活动范围，稳定关节，减轻疼痛或恢复其承重功能，如小儿麻痹后遗症，下肢广泛麻痹者应用的膝踝足矫形器。

（2）固定和保护：通过对病变肢体或关节的固定和保护，促进病变的愈合，如用于治疗骨折的各种矫形器。

（3）预防、矫正畸形：多用于儿童预防畸形。儿童生长阶段，由于肌力不平衡，骨发育异常或外力作用常引起肢体的畸形，应以预防为主。生长发育期间由于骨、关节生长，存在着生物可塑性，应用矫形器能得到一定的矫正效果。矫形器的预防作用主要体现在防止出现畸形或防止畸形严重发展。目标是将肢体非生理的对线关系矫正为生理的对线关系。上述目标是通过三点力矫正实现的，三点力矫正是通过杠杆原理发挥作用的，力的大小、位置、方向都对矫正效果有影响。用于严重的膝内翻或膝外翻（图 3-20）、镰刀足（图 3-22）、尖足（图 3-24）、脊柱侧弯（图 3-26）等病症时，其矫正的原理可参考图 3-21、图 3-23、图 3-25、图 3-26 所示。

以下几种情况应注意预防畸形。

①由于上、下运动神经元损伤、疾病或肌肉病变引起的关节周围肌力不平衡。

②由于上、下运动神经元损伤、疾病或肌肉疾患使肌肉无力对抗重力。

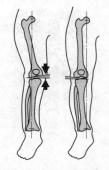

图 3-20　膝内翻与膝外翻

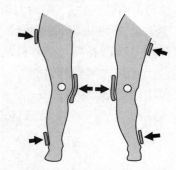

图 3-21　膝内翻与膝外翻矫正原理

小儿麻痹后遗症未穿戴

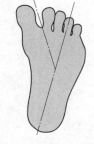

图 3-22　镰刀足

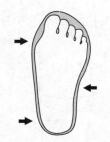

图 3-23　镰刀足矫正原理

小儿麻痹后遗症穿戴

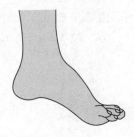

图 3-24　尖足

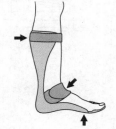

图 3-25　尖足矫正原理

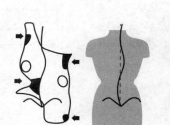

图 3-26　脊柱侧弯矫正原理

③损伤引起的反应性瘢痕。

④关节炎症。

（4）免荷、减轻轴向承重：指减轻肢体或躯干的长轴承重，如坐骨承重矫形器用于治疗股骨头无菌性坏死，过伸矫形器用于治疗胸腰椎压缩性骨折。

骨缺损穿戴矫形器行走

重度骨髓炎后遗症
穿戴矫形器行走

其可分为两类：部分免荷，一般为足跟悬空，前足着地；完全免荷，一般为全足悬空。其原理是在需免荷部位的上部对肢体进行支撑达到免荷的目的。支撑部位的承重应准确有效，在克服外力对骨、关节产生负荷作用的同时，一定要避免内力（肌肉收缩）对骨关节的负荷作用。多应用于骨折、假关节、骨结核、股骨头无菌性坏死等。

（5）抑制站立、步行中的肌肉反射性痉挛：这是控制关节运动，减少肌肉反射性痉挛的结果。如硬踝足塑料矫形器用于脑瘫可以防止步行中出现痉挛性马蹄内翻足，改善步行功能。

（6）高度补偿：对双下肢长度不一进行长度补偿，达到双下肢等长，保证骨盆水平。原则是鞋内补高与鞋外补高相结合；补高后的肢体负重应符合生物力学规律（生理对线），补高后的脚后跟适当往前、往外移。多用于先天性腿长不一、麻痹性腿长不一、关节屈曲挛缩造成的腿长不一、全免荷肢体的对侧等情况（图3-27）。

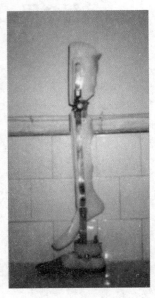

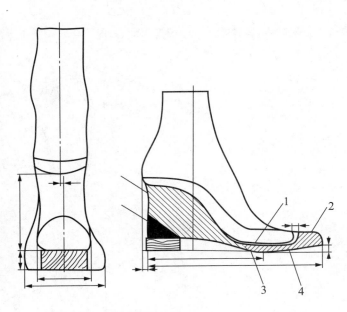

图 3-27　高度补偿

二、常用下肢矫形器

下肢矫形器的品种很多，这里只能就经常用的、典型的下肢矫形器品种、结构特点、三点力系统、适应证、适合检查要点做一些简要介绍。

（一）足矫形器

足矫形器（foot orthosis，FO）是各种矫形鞋垫、足托的总称，是下肢矫形器的基础部分。这里重点介绍模塑型带距骨支持垫的 UCBL 足托。

1. UCBL 足托　UCBL 足托（university of california berkeley laboratory foot orthosis, UCBL FO）（图 3-28）是应用热塑板材，按患者足部石膏模型模塑制成。它的功能是托起足的纵弓，矫正足前部的外展畸形、足跟部的外翻畸形，控制足部正常的位置。

（1）主要适应证：脑瘫、偏瘫、小儿麻痹后遗症、吉兰 – 巴雷综合征、类风湿关节炎等疾病产生的各种可恢复的平足，轻度的旋前、旋后畸形，跟骨的内翻、外翻畸形。

（2）三点力系统 UCBL 足托有两组三点力系统。

①位于第 5 跖骨的外侧，向内侧的力；距下关节内侧，向外的力；跟骨的外侧，向内侧的力。这组三点力矫正控制前足的外展畸形（图 3-29）。

②位于跟骨的外侧，向内侧的力；位于距下关节内侧，向外上方的力；足跟内侧下方，向上方的地面反作用力。这组三点力系统控制距下关节的外翻运动和小腿的内旋趋势（图 3-30）。

（3）适配检查：UCBL 足托的上缘应在鞋帮高度以下，足舟骨隆起位置应用载距突软垫，跟部的内侧应根据跟骨内外翻情况给予垫偏。UCBL 原始型的前缘应在跖趾关节后 1 cm 左右，穿用后能控制前足、足跟在较正常的位置，步行中不妨碍足的向前滚动。

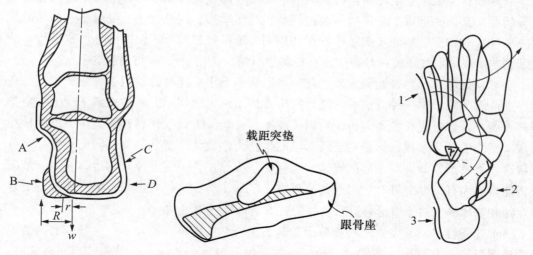

载距突垫

跟骨座

图 3-28　UCBL 足托　　图 3-29　水平面上控制足外翻的力　　图 3-30　冠状面上控制力

（4）改进：随着材料学的发展，为了消除 UCBL 足托跖趾关节处的台阶不适感，已经有软硬合适的前足材料的新应用。作为新型的 UCBL 足托，可同时结合软性鞋垫的优点，同时应用多种材料，比如后跟和中后足部应用塑料材料保证强度和形状，前足底部分应用泡沫、皮革、硅胶等。

2. 鞋内托 / 鞋垫　鞋内托 / 鞋垫（shoe insert/shoe insole）是用塑料（图 3-31）、橡胶、EVA 泡沫（图 3-32）、硅胶、海绵（图 3-33）、皮革等材料制作的鞋垫都可称为鞋内托或鞋垫（之后统称鞋垫），这类材料软硬可进行选择，富有弹性，能有效改善舒适度，对界面的作用力具有很好的缓冲和控制作用。

鞋垫传统制作方法首先要用石膏取型制作阴模，然后灌浆

一双鞋垫雕刻

石膏阳模，按照病情对阳模进行修整，最后选用材料在阳模上进行成型。特点是形状符合足部，材料根据需要有柔软和坚硬可供选择。现代技术发展迅速，已经可以对人体轮廓进行3D扫描后，用计算机辅助设计进行修整设计，最后由自动化加工系统制成鞋垫及其他矫形器产品，形状轮廓非常精确，放置在足内的鞋垫由于常常有托起足弓的作用，临床上许多治疗师也称之为足弓托（foot plate）。

十二双鞋垫雕刻

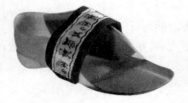

图 3-31　塑料鞋垫

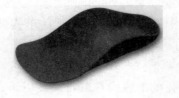

图 3-32　泡沫鞋垫

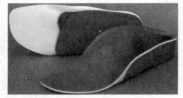

图 3-33　海绵鞋垫

3. 矫形鞋　临床上应用矫形鞋以应对轻度内外翻、足弓塌陷、行走时下肢内外旋明显等问题，又称病理鞋。矫形鞋可通过调整跖趾滚动边、内外翻垫、横弓垫、托马斯跟等方法，来对相应的病理步态进行矫正和控制。矫形鞋目前可以由国内外厂家进行个性化定制和半成品调整适配两种方式，可根据患者情况，由矫形器师进行选择。

矫形鞋处理，分为普通鞋改制、订制矫形鞋和专用机能鞋的使用三种方式进行。在世界上许多国家，这三种方法在康复治疗中发挥了巨大的作用。随着材料学、生物力学等的发展，矫形鞋也在经历着传统材料（皮革、金属等）到现代材料的进步。虽然种类增多，变化也更为多样，但是对于矫形鞋的生物力学设计原理是基本相同的。想要充分了解这三类矫形鞋如何对不同的异常步态起到积极作用，不仅需要生物力学知识、步态分析能力，而且需要对鞋和矫形鞋的原理有一定的了解。这也有助于临床工作中，康复治疗师和临床医生对于矫形鞋进行良好的处方选择和效果评估。

（1）普通鞋种类繁多：按功能分运动鞋、工作鞋、雨鞋、凉鞋等；按鞋勒的高矮可分为矮勒鞋、半高勒鞋、高勒鞋、靴子；按鞋的开口可分为前开口、侧开口、后开口、前方大开口；按系紧方式可分为系带的、扣带的、松紧口的；按鞋帮材料分皮鞋、布鞋、塑料鞋、橡胶鞋等；按鞋底材料分皮底、胶底、塑料底、布底；按鞋帮、鞋底的结合方法分外绱底、内绱底、胶粘底、注塑底等；按鞋的大小和肥瘦分为不同的长度和肥瘦型号的成品鞋；按照足的尺寸或形状制作的定制鞋。各式各样的鞋，各有不同的性能、特点，供人们选用。

（2）改制鞋与定制矫形鞋的基本作用：

①改善足底承重功能、减轻疼痛。鞋内使用材质柔软、形状特殊设计的内垫，改善足底受力，缓解局部疼痛，如横弓塌陷、拇外翻等。

②预防和矫正畸形。矫正足部发生的各种畸形，建立合理的承重力线，或者采用生物力学设计，利用重力的反作用力来矫正畸形。

③对无法矫正的畸形进行稳定和保护，改善产生的问题和代偿丧失的功能。

④避免某些关节的活动，从而保护关节或避免疼痛。

⑤改制鞋有许多不同的方法。改制鞋帮可以帮助鞋和足踝矫形器的穿和脱。改制鞋底可以帮助适应足的畸形，提供一些支持或控制力量和改进功能，使步行容易些。常用的鞋的改制方法如下：

A. 滚动底（rocker soles）：滚动底是应用最多的。步行步态中足部共有三个滚动，跟滚动、踝滚动、前足滚动（跖趾关节滚动，在 Perry 先生所著的步态分析书籍《Gait analysis Normal and Pathological Function》中有详细介绍，称之为 Heel rocker、ankle rocker and forefoot rocker）。正如其名，滚动底是从足触地到足尖离地，帮助完成足部滚动过程的鞋底。滚动中鞋底不需要进行折弯便可使小腿更容易向前移动。滚动底还可以用于减少前足掌承担的高压力，减少跗间关节、跖趾关节的背屈力量，也能替代或帮助恢复由于损伤或畸形引起的运动功能丧失。滚动底有多种式样，要根据患者足部的特殊问题和对滚动底的生物力学需求，选择使用。

鞋底或鞋跟的底面边缘向内或向外扩展称为外展（flare），可以提供支撑稳定性。外展可以只加在跟上（称为展边跟），也可以加在底的全长，底或跟的外展不是为了矫正畸形，仅仅是为了控制内外侧的运动。

B. 补高：需要补高的原因很多。补高可以补偿先天的或后天的肢体不等长。补高也可以用于使用踝足矫形器或小腿石膏（walker boot）引起的肢体不等长。

由于正常人腰椎对下肢不等长有一定的代偿功能，因此一侧下肢短缩 1 cm 以下的可以不予补高。短缩 1 cm 以上的患者，长期站立、步行后可引起骨盆倾斜、脊柱侧凸、跛行、易于引起疲劳和腰疼，需要补高短侧肢体。

补高 1 cm 以下者可用后跟厚、前掌薄的鞋垫放入普通鞋内使用，换鞋方便。

补高 1 cm 以上者：

a. 补高 1～3 cm 者：建议订制补高鞋。这是一种鞋腔够深的低勒鞋，鞋内补高垫应用软木、毛毡、橡胶或塑料海绵制成，垫的后跟高 1～2.5 cm，垫的前掌高 0.5 cm，鞋的后跟应加高 0.5 cm。许多患者通过网络电商平台便可网上订制，类似普通人使用的内增高鞋垫使用单只时的效果。也可用普通旅游鞋或各种球鞋改制，即在鞋底上黏合厚度合适的塑料或橡胶微孔海绵板。后跟可厚 1～3 cm，前掌可厚 0.5～2 cm。这种鞋制作方法简单，使用轻便。

b. 补高 3～7 cm 者：需订制内补高鞋。这是一种足够深的半高勒鞋。内补高垫，多用软木制成，上面覆盖一层塑料海绵和一层皮革。垫的后跟部位可加高 2.5～6 cm，前掌部位可加高 1～2 cm，靴的后跟可加高 0.5～1 cm，另一侧靴跟应去掉 0.5 cm。这种靴子，患者穿上裤子以后大部分被遮盖，不太明显。

c. 补高 7～14 cm：需要订制内外补高鞋。这是一种在内补高鞋底附加船形补高托的高勒鞋。船形补高托多用软木制成，外包鞋面皮。船形补高托固定在内底和外底之间，为减轻船形补高托的重量可制成拱桥形。

d. 补高 14 cm 以上：建议订制补高假足，俗称"二层楼"。这种假足分上下两层：上层为足套；下层为假足。假足可应用假肢中使用的标准假足配件，如使用碳纤维材料的假足以减轻重量。由于配件结构高度，应用最低款的碳纤维假足时，临床经验的最低补偿高度为 9 cm。足套应处于大的马蹄位，患者穿用肥大的裤子便可以很好地遮盖，外观较好。假足适合穿用各种普通鞋，更换方便。应注意患者穿用补高鞋后仍能保持下肢良好的承重力线，不应破坏原有的代偿功能。

C. 缓冲跟（cushion heel）：缓冲跟是用楔状的吸震材料制造的，装在后跟和鞋底之间。其目的是当跟触地时能吸收来自地面的冲击力，保持支撑相的稳定。

D. 主跟加硬（extended rigid shanks）：鞋的跟部鞋帮部分称为主跟。皮鞋主跟较硬，旅游鞋、运动鞋较软。为控制跟部畸形有时需要加硬主跟，主跟可以用玻璃纤维增强树脂加硬，然后用薄、软的材料覆盖。适应证包括松弛性的胫后肌无力、跟内翻或跟外翻和高弓足。

E. 鞋帮改制（upper modifications）：鞋的开口可以开大到鞋的远端，把常规的矮勒鞋改为系带到足趾的鞋；把系带的鞋改为尼龙搭扣的；当然尼龙搭扣的也可改成系带的；有时鞋的后鞋口向上延伸，这样可以把跟部把持得更好。对于锤状趾或拇囊肿，可以在皮面上切除一些，再用带同样颜色、柔软的麂皮补上。

（二）踝足矫形器

踝足矫形器（ankle-foot orthosis，AFO）是用于踝关节及全部或部分足的矫形器，国际简称为 AFO。

1. 全接触塑料踝足矫形器（total contact plastic AFO） 全接触塑料踝足矫形器多用聚乙烯板或改性的聚丙烯板为材料，以患者小腿、足部石膏阳模为模具，应用真空模塑工艺制成，具有与肢体全面接触性好、重量轻、易清洁、外观好、容易换鞋等特点。常用的有以下几个品种：

踝足矫形器模型雕刻

（1）后侧弹性塑料踝足矫形器（posterior leaf spring AFO），也称为柔性踝足矫形器（flexible AFO）。

①结构特点与功能作用：后侧弹性塑料 AFO 见图 3-34。若将塑料 AFO 跟腱部位的塑料逐步削减，由于聚丙烯塑料的弹性特性，便会增加背屈和跖屈的挠性，但能够在步行摆动期矫正足下垂，跟着地时具有踝关节跖屈阻力，部分代替胫骨前肌跟着地离心收缩的缓冲作用，可以吸收部分来自地面的反作用力。为了增加矫正垂足的力量，足托后侧材料可以根据需要进行裁剪。根据设计要求也可将后跟部位暴露，增加跟着地时的本体感觉，也能改善透气性和减轻重量。

②作用力系统：矢状面三点力位于：A. 足底的前部；B. 足背部位；C. 小腿中上部后侧（图 3-34）。

适应疾病及症状：适用于单纯的踝关节背屈肌无力。不适用于踝关节跖屈肌群有明显痉挛和踝足内外侧明显不稳的患者。对膝关节及髋关节进行更多控制的患者也不适用。

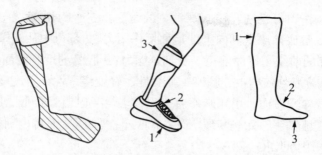

图 3-34 后侧弹性塑料 AFO 的三点力系统

（2）螺旋形踝足矫形器（spiral AFO）：螺旋形 AFO 多为热塑性塑料板或碳纤维层叠制成的模塑定制产品。功能与前述的后侧弹性塑料 AFO 近似。特制的螺旋形构造，不但可以矫正摆动期垂足，而且在支撑期中能促使足部有外旋和外翻的动作。近年已有商家推出带有螺旋形 AFO 功能的订配成品 AFO。临床上根据患者的足部尺寸利用成品 AFO，无须或者进行少量修改，便可进行快速适配。

腓神经损伤未穿碳纤踝足矫形器

（3）硬踝塑料踝足矫形器（solid AFO）：

①功能：可将踝关节较为牢靠地固定在预设角度和位置。对于相应的足部内外翻畸形或者痉挛有较好的矫正作用。这种矫形器的功能具体包括：摆动期控制足下垂，支撑期控制踝关节的跖、背屈活动，控制踝关节的内、外翻活动。

腓神经损伤穿碳纤踝足矫形器

②作用力系统（图 3-35、图 3-36）：

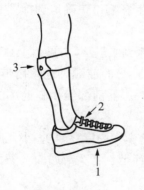

图 3-35 硬踝塑料 AFO

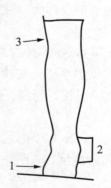

图 3-36 硬踝塑料 AFO 作用力系统

矢状面第一个作用力系统，控制踝关节的跖屈，三点力位于：1 足前部，向上的力；2 足背的上部，向后下的力；3 小腿中上部后侧，向前的力。

额状面第二个作用力系统，控制距下关节的内翻，三点力位于：1 足跟的内侧，向外的力；2 外踝上部，向内的力；3 小腿近端内侧，向外的力。

额状面第三个作用力系统，控制距下关节的外翻，三点力位于：1 足跟的外侧，向内的力；2 内踝部，向外的力；3 小腿近端外侧，向内的力。

矢状面第四个作用力系统，控制踝关节的背屈。三个力位于：1 步行中支撑中点到足趾离地，AFO 的足底前缘受到向上的地面反作用力；2 步行中从支撑中点到足趾离地，塑料矫形器的踝部的前缘（弯曲部位）受到压缩力；3 胫骨的近侧前面受到向后的推力。

③适应疾病和症状：脑卒中、脑瘫（弛缓性、轻度痉挛性、重度痉挛性）、截瘫、脊髓侧索硬化、周缘神经损伤、小儿麻痹后遗症、吉兰 – 巴雷综合征、肌肉萎缩、类风湿关节炎、脊椎裂、跟腱挛缩、跟腱断裂、踝关节骨折、马蹄足、马蹄内翻足、马蹄外翻足等。

（4）地面反作用力 AFO（图 3-37）：

①功能特点：地面反作用力 AFO 是一种由 AFO 改进设计的矫形器。这种矫形器可以帮助膝关节、踝关节和足部的稳定，实现更加安全的步行。踝部设计与硬性 AFO 的踝部设计类似，但更加坚固，临床上为了达到这种效果，常在踝关节上下增加加强筋设计。这是为了将地面反作用力良好地传到胫骨前面上方近髌韧带处的特殊装置上。这种 AFO 在胫骨前方有着一个与肢体适配良好的塑料部分，并与 AFO 合为整体，可以在矢状面内固定踝关节角度，当支撑期足部平放下，完成了足跟滚动，要进入第二个跖趾滚动时，地面反作用力可产生一个向后推动胫骨的力，这个力产生的力矩可促使膝关节伸直，防止因为各种原因导致的膝关节无力而屈膝。其他的功能和对步态产生的影响都和硬性塑料 AFO 类似。需要注意的是，此种矫形器的应用需要矫形师设定好踝关节角度。根据不同的

脑瘫患儿穿戴踝足矫形器前

脑瘫患儿穿戴踝足矫形器后

情况，踝关节角度在背屈位和跖屈位进行调整，可对膝关节产生截然不同的矫正效果。利用踝关节的不同固定角度和地面的反作用力对膝关节产生影响，正确地选择踝关节角度和调整非常重要。

②作用力系统：地面反作用力 AFO 有四组三点力系统，三组与硬性 AFO 相同（图 3-38、图 3-39）；第四组三点力系统在矢状面，位于胫骨的前侧（近髌韧带位置）向后的力（图 3-40）、足底在支撑期收到的力、趾离地时矫形器前部给小腿前部的向后的力量（图 3-41）。

③适应疾病及症状：脑卒中、脑瘫（迟缓性的、轻度痉挛、中度痉挛）、小儿麻痹后遗症、吉兰 – 巴雷综合征、马蹄内翻足、马蹄外翻足、马蹄足、膝关节屈曲挛缩、膝关节过伸。

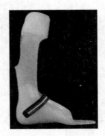

图 3-37　抗地面反作用力 AFO

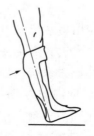

图 3-38　跟着地时的小腿后侧力量

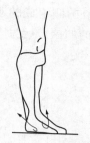 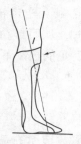 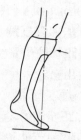

图 3-39 控制内、外翻的力　图 3-40 稳定膝关节的力量　图 3-41 趾离地时限制屈膝的力

④选用时的要点考虑：这是一种应用踝关节不同的固定角度和地面反作用力对膝关节影响的原理设计的矫形器。因此，根据这一基本原理正确地选择患者，正确地选定踝关节的固定角度和精确地调整矫形器的对线是非常重要的。比如，一个脑瘫患儿的股四头肌的肌力良好，合并膝关节过伸畸形，为了控制这种过伸畸形可以固定踝关节在背屈位，训练患儿屈膝步行。一个小儿麻痹后遗症的患者臀大肌肌力良好、股四头肌肌力弱、小腿三头肌麻痹，步行中膝关节不稳，为了稳定膝关节，矫形器的踝关节应固定在轻度的跖屈位。

（5）动态踝足矫形器：动态踝足矫形器（dynamic ankle-foot orthosis，DAFO）是目前国际上应用广泛的一种肌张力抑制和畸形控制的踝足矫形器。矫形器的内外上缘包裹足踝，因此也称为踝上矫形器（supramalleolar orthosis，SMO）。足部从功能上分为三个主要部分：前足、中足和后足（图 3-42）。足部的关节由跟距关节、跟骰关节、距舟关节、跖趾关节等复杂的关节组成，许多患者如脑瘫患儿的这些关节畸形是共同存在、相互影响的。想要对足部进行更好的控制，将足部看作一个整体的 AFO 无法满足需要，因此在实际应用中，DAFO 系列矫形器与足踝部更加全面、均匀的接触和控制，可以更好地矫正足部内、外翻和平足畸形，维持足部正常负重力线的同时，允许踝关节保持一定的跖屈、背屈运动的空间。这样可以在更好地抑制痉挛、矫正足踝部的各种畸形、保证力线正确的同时，尽可能地保留更多的踝关节活动范围，促进下肢肌肉的发育和运动的协调。为了避免硬性塑料 AFO 对于踝关节的完全固定作用所引发的一系列问题，就要求这种矫形器用更薄更软的特殊塑料模塑制成。DAFO 对于矫形器师的制作要求较高，进入我国也较晚，目前是临床效果非常好的一种矫形器。DAFO 临床多用于脑瘫、肌张力低下等情况，多用于轻、中度痉挛、足部畸形较容易矫正的情况，对于痉挛严重的情况应选用硬性 AFO。

随着矫形器技术的发展，硬性 AFO 和 DAFO 的界线也在根据实际需要进行变化。DAFO 发展出了更多的类型，有了许多的改进。根据临床中的应用经验，进行了适应性的调整，发展出了多种样式，可以适应不同的痉挛程度、不同的畸形程度对于站立、步行的不同生物力学要求。

DAFO 的典型样式有多种，有时感觉是 DAFO 和带铰链 AFO 的组合，有时感觉是硬性 AFO 和 DAFO 的组合，都需要根据临床需要，进行不同的设计，以下介绍 7 种DAFO。

① DAFO 1（图 3-43）：开口在后侧（图 3-44），脚面和踝关节两侧组成的刚性支撑设计能够限制踝关节背屈（图 3-45），从而帮助髋关节和膝关节的伸展。后方入口设计使得跟骨的位置没有包裹性，对于后足的控制不如后侧包裹的设计好。

适用患者：

A. 过度背屈。

B. 跖屈无力者。

C. 膝关节伸膝力量不足：站立时膝关节无法完全伸直（图 3-46），处于屈膝状态时，能够提供一定的伸膝力矩，从而对屈膝畸形提供纠正力矩（图 3-47）。

D. 不是由于髋关节屈肌紧张造成的屈膝畸形。

后足：控制一般，不进行包裹。

前脚：控制一般，因为后足没有进行稳定。

脚踝：限制背屈来限制膝关节的屈曲。

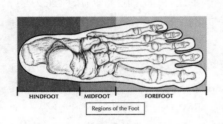

图 3-42　足部的三部分组成

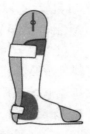

图 3-43　DAFO 1 示意图

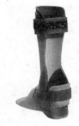

图 3-44　DAFO 1 实物

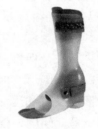

图 3-45　DAFO 1

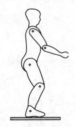

图 3-46　屈膝

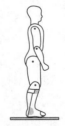

图 3-47　DAFO 1 改善屈膝示意图

② DAFO 2（图 3-48）：有踝关节铰链，铰链直立，踝关节轴需严格符合生理轴，用于跖屈阻动，背屈自由。功能上和 DAFO 3 有些类似，但是 DAFO 2 增加了踝关节铰链（图 3-49），会增加一些制作成本。铰链的设计非常适合脑瘫患儿所需要的练习步行的能力，对于足部过度内翻或旋后畸形的脑瘫患儿，在 DAFO 内部使用柔软的泡沫衬垫，提供更舒适的固定和矫正（图 3-50）。软泡沫衬垫和塑料的组合更加舒适。DAFO 2 对许多解剖学和生物力学上不理想的足部畸形进行矫正，提供了更科学的压力点受力面积和减少了对皮肤的刺激，比传统 AFO 更加舒适。

适用患者：多为痉挛型的脑瘫患儿，并有较为严重内、外翻和膝过伸。

A. 需要很高的后侧塑料高度控制膝过伸。

B. 需要单向铰链，同时需要对踝的内、外翻进行控制的患者。

后足：控制优秀。

前脚：控制优秀，后足稳定。

脚踝：跖屈限制，背屈自由。

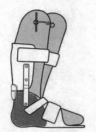
图 3-48 DAFO 2 示意图

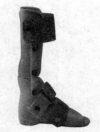
图 3-49 DAFO 2 侧视图

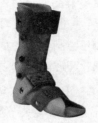
图 3-50 DAFO 2 斜视图

③ DAFO 3（图 3-51）：这种 DAFO 能给后足和前足很好的控制，矫正畸形（图 3-52）。跖屈给予限制，背屈自由（图 3-53），在步态周期中，允许脚踝的灵活性和身体重量更好地从中足转移到前足，完成踝关节滚动和跖趾关节滚动，从而更好地完成重心转移。

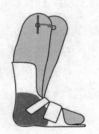
图 3-51 DAFO 3 示意图

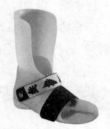
图 3-52 DAFO 3

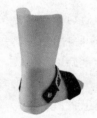
图 3-53 DAFO 3

适用患者：

A. 尖足和内外翻畸形可手法矫正者。

B. 不需要更多的跖屈范围的患者。

C. 痉挛型，尖足的脑瘫患儿，肌张力轻、中度。

后足：控制优秀。

前脚：控制优秀，后足稳定。

脚踝：跖屈限制，背屈自由。

④ DAFO 4（图 3-54）：设计灵活，提供优秀的后足和前足控制（图 3-55）。抑制过度跖屈，但可在跟着地时，允许踝关节进行部分的弹性跖屈（图 3-56）。根据裁剪后部塑料设计的不同，可以提供近似自由或部分的背屈。在步态中的支撑期和摆动期都能够提供优秀的踝关节内侧和外侧稳定性。

适用患者：

A. 中等到重度的旋前或旋后畸形，并可手法矫正的。

B. 有一定的随意控制能力，可以利用此矫形器踝部的挠性来增加稳定性和控制能力，刺激本体感觉发育，逐步增强平衡能力。

C. 在坐位或步行中有手足徐动情况的患者。

D. 比 DAFO 3 需要更多的踝关节跖屈、背屈活动范围的情况。

E. 轻度膝过伸。

F. 膝关节的屈伸控制需要 DAFO 进行干预的情况。

后足：控制优秀，环绕后跟，保持稳定。

前脚：控制优秀，后足稳定可在前足给予矫正力。

脚踝：跖屈阻动，背屈助动，给予踝关节内、外翻很好的矫正和保持作用。

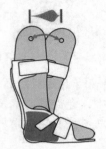 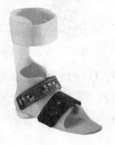 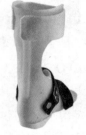

图 3-54　DAFO 4 示意图　　　图 3-55　DAFO 4　　　图 3-56　DAFO 4

⑤ DAFO 5（图 3-57）：这种设计允许一定的背屈、跖屈动作（图 3-58），矢状面上踝关节可自由活动，可以用于足内翻、足外翻等各种足部畸形。矫形器的设计就像一个包裹性良好的鞋（图 3-59），后足控制良好，脚面的合适形状和可调节的粘扣带，在前脚和后足，在三点力系统对足部畸形进行控制的同时允许脚踝跖、背屈自由。

适用患者：

A. 中等到重度的旋前或旋后畸形，并可手法矫正的。

B. 本体感觉发育滞后，平衡能力受累的情况。

C. 脚踝需要较高的控制水平。

D. 活动水平要求较高，要求脚踝背屈、跖屈自由的情况。

后足：控制优秀。

前脚：控制优秀，后足稳定。

脚踝：跖屈限制，背屈自由。

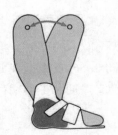 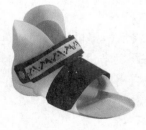 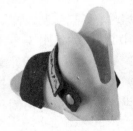

图 3-57　DAFO 5 示意图　　　图 3-58　DAFO 5　　　图 3-59　DAFO 5

⑥ DAFO 6（图 3-60）：矫形器有内外层（图 3-61），设计巧妙，内层尽可能轻薄的同时提供优秀的包裹和控制，外层的结构可抑制背屈和跖屈（图 3-62）。

A. 中重度的内、外翻畸形肌张力较高时，DAFO 2、3、4、5、7 无法控制和处理的尖足和内、外翻畸形。

B. 膝关节过伸较明显时。

后足：优秀的控制。

前脚：控制优秀、全包裹的。

脚踝：跖屈止动，很强的背屈阻力，给予踝关节内、外翻很好的矫正和保持作用。

足内翻穿戴 SMO 前　　　　足内翻穿戴 SMO 后

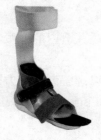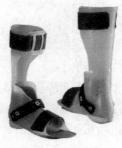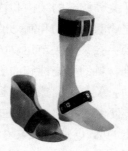

图 3-60　DAFO 6 示意图　　　图 3-61　DAFO 6　　　图 3-62　DAFO 6

⑦ DAFO 7（图 3-63）：矫形器由两个部分结合而成。内层对后足和前足进行良好控制，外层抑制跖屈过度的同时，也在跟着地时允许一定的弹性跖屈，但比 DAFO 4 的弹性跖屈更加柔和。其能够提供与实际步态中几乎一致的背屈运动，在支撑期和摆动期都能够提供良好的踝关节内侧和外侧稳定性（图 3-64）。

适用患者：

A. 可矫正的足部旋后或内外翻畸形。

B. 有一些随意控制能力，可以利用矫形器踝部的挠性来增加控制能力，刺激本体感觉发育，增强患者的平衡能力。

C. 在坐位或步行中有手足徐动情况的患者。

D. 比 DAFO 3 需要更多的踝关节跖屈、背屈活动范围的情况。

E. 轻度膝关节过伸。

F. 膝关节的屈伸需要 DAFO 进行干预的情况。

后足：优秀的控制。

前脚：控制优秀、全包裹的。

脚踝：跖屈阻动，背屈助动，给予踝关节内、外翻很好的矫正和保持作用。

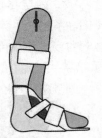
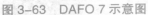
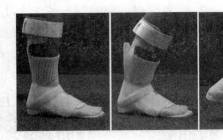

图 3-63　DAFO 7 示意图　　　　　　图 3-64　DAFO 7

2. 带踝关节铰链的 AFO

（1）结构与功能：背屈或者跖屈需要限制活动的情况，可适配带踝关节铰链的 AFO。踝关节铰链的结构和种类很多，通过对铰链的选择和调整加工满足不同控制要求。这里首先要明确阻动和制动的两个概念。

阻动：在某一关节运动方向，对其运动施加阻力，通常通过关节内的弹簧、塑料或者碳纤维材料的可挠性和油压阻力获得阻动力。

制动：关节某一或多个运动上，对其运动进行限制活动，可理解为阻动力巨大的情况，关节便无法在这个方向进行活动，通常通过铰链的结构加工和限位顶丝等进行调整。硬踝固定的 AFO 达到的效果便是背屈和跖屈的阻动。

常用的踝关节铰链和其控制功能主要有以下四种：

①跖屈制动：可以控制足的内翻或者外翻，控制踝关节的跖屈，但是不限制踝关节的背屈运动。常用于预防和矫正马蹄畸形，改善足下垂步态（图 3-65）。

②跖屈、背屈自由：单纯控制足的内、外翻，但不限制踝关节跖屈、背屈（图 3-66～图 3-69）。

③背屈制动：控制踝关节的背屈运动，跖屈自由，可控制足的内、外翻运动，常用于脑瘫患儿的跟足步态（图 3-70）。

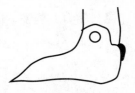
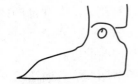
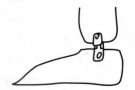

图 3-65　跖屈制动　　　　图 3-66　跖屈、背屈自由　　　图 3-67　跖屈、背屈自由

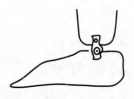
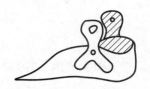
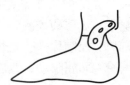

图 3-68　跖屈、背屈自由　　　图 3-69　跖屈、背屈自由　　　图 3-70　背屈制动

④背屈助动，跖屈阻动：控制距下关节内外翻的同时，对于踝关节的背屈提供助力，跖屈给予阻力。目前主要是在踝铰链中设置弹簧、液压缸或者使用弹性胶棒铰链。

（2）作用力系统：力的控制系统可参见前面关于后侧弹性塑料踝足矫形器、硬踝塑料 AFO 的介绍，基本原理相同。

（3）适应的疾病和症状：弛缓性的轻度痉挛、中度痉挛的脑卒中、脑瘫、截瘫、小儿麻痹后遗症、周缘神经损伤、多发性脊髓侧索硬化、进行性肌肉萎缩、第 1 腰椎至第 4 腰（L1–L4）脊椎裂、跟腱断裂、马蹄足、马蹄内翻足、马蹄外翻足、踝部骨折、膝关节过伸等。

（4）选择中的其他考虑：踝关节铰链的选用是个复杂的问题，需要康复组根据治疗需要，结合患者的活动水平、生活习惯等多方面情况综合考虑。另外，由于式样多，临床方面的问题也多，对矫形器师的要求更高，更加需要矫形器师与康复组各方面成员的密切合作。

3. 金属框架踝足矫形器（金属支条 AFO）结构特点 金属条踝足矫形器是一类传统的矫形器（图 3-71），作为一种传统工艺，目前临床应用不多。这里就简单介绍下其结构，金属框架的 AFO 由金属条、半月箍、环带、踝铰链、足蹬、鞋或足套构成。

4. 免荷 AFO 免荷性 AFO（weight bearing AFO）亦称为髌韧带承重矫形器（patellar tendon bearing orthosis AFO，PTB AFO），如图 3-72 所示。按制造材料分为金属条型 AFO 与塑料型 AFO；按免荷的程度不同分为全免荷性 AFO 和不全免荷性 AFO。

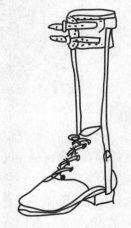
图 3-71 金属条 AFO

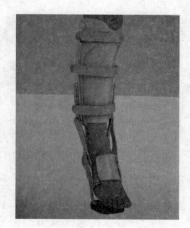
图 3-72 PTB 免荷 AFO

（1）结构特征：
① AFO 小腿的前方、髌韧带承重部位应前倾 10°。
②固定式足蹬，双向止动，固定踝铰链于背屈 7° 位。
③金属条髌韧带承重矫形器与足蹬相连的钢板向前延长至跖骨骨头下方。
④不全免荷性的 AFO 要求患者足跟与鞋底间保留有 1 cm 的间隙，为便于鞋底的向前滚动可加用滚动底（rocker）。
⑤全免荷 AFO 要求增加马蹬，在鞋底、马蹬之间应保持 2～5 cm 的距离，以保证

步行中支撑期足尖不会触地。一旦足尖触地则会形成下肢承重。

（2）注意事项：使用上述结构矫形器应适当垫高健肢，训练步行中不使足尖蹬地，这样肢体承重可减少40%～70%。

（3）功能：免除小腿远1/2部位、踝关节和足部的承重，保护胫骨1/2以远部位、踝关节及足部病变部位，促进病变痊愈。

（4）适应证：

①短期使用（6个月以内）：适用于促进骨折愈合；踝关节融合术；足跟痛，无手术适应证，保守治疗无效。

②长期使用（6个月以外）：适用于胫骨远端骨折或踝足关节融合术后迟缓愈合或不愈合；距骨缺血性坏死；距下关节或踝关节变性关节炎；跟骨骨髓炎；坐骨神经损伤合并足底感觉丧失；慢性皮肤疾病，如糖尿病性溃疡；其他不适合手术的慢性足部疼痛。

5. 牵拉可调AFO（图3-73） 这种矫形器可以对由于痉挛或者挛缩导致踝关节无法到功能位的情况进行牵拉，可在白天部分使用和夜间使用。拉伸带部分允许调整位置，以帮助不断改善或维持踝关节活动范围（图3-74）。这种矫形器对足部的控制很好，能促进脚部的矫正。由于这种矫形器应用的患者群体肌张力较高，所以矫形器内壁都贴了柔软的泡沫衬垫，以减少受力部位的压力集中。

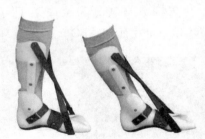
图3-73 牵拉可调AFO

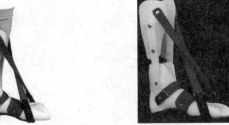
图3-74 拉伸带调整位置调整踝关节角度

6. 软踝足矫形器 这是一类应用特殊的弹力纤维织物制造的软性踝足矫形器，品种很多，大部分是成品。例如，夜间使用的拇外翻矫正带可用于治疗足部的拇外翻；弹性的踝固定带、强固定护踝（附加低温热塑性塑料板增加固定效果）可以辅助治疗足踝外侧副韧带损伤；内衬黑色泡沫塑料的护踝可用于辅助治疗踝足部的急慢性炎症。

7. 油压踝足矫形器（oil damper AFO，Gait Solution Design） 如图3-75所示，在这里我们介绍一款国际上的新型踝足矫形器，这款矫形器属于本书介绍的第二种踝足矫形器——带踝关节的矫形器中的一种。矫形器由日本川村义肢公司和国际医疗福祉大学山本澄子教授开发（图3-76），是一款根据Perry教授步态分析的滚动理论进行设计的踝足矫形器。此矫形器有三大设计特点：油压阻力可随时调整；背屈活动自由；初始背屈角度可设定。利用可调整的油压阻力，更好地模拟胫骨前肌对跟滚动进行干预的同时，背屈自由的关节可以良好地配合偏瘫步态特点，达到良好的配合康复训练以及改善步态的效果。实验和研究证明，此矫形器不仅对跟着地滚动有着改善能力，而且对踝关节滚动也有改善能力。此款矫形器目前临床上有预制成品款和定制款两种，油压的踝关节铰链既可用作 AFO，也可用作 KAFO 的踝铰链。在日本的偏瘫患者的康复训练中，目前带此款铰链的 KAFO 常用作脑卒中患者的亚急性期康复训练。

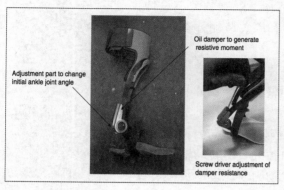

图 3-75　成品 Gait Solution Design

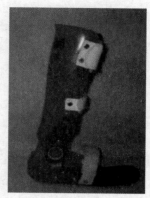

图 3-76　定制用油压铰链

8. AFO 的常规适配检查

（1）符合处方要求。

（2）家属或者患者是否能够正确穿戴使用 AFO。

（3）矫形器踝铰链轴与生理轴是否一致，矫形器的内外侧踝轴的锁定和弹性阻尼装置是否一致。

（4）矫正力施加的位置、力量是否合适。

（5）AFO 的上缘应在腓骨头下 2 cm 处（成人数据，儿童请根据身高比例和骨性标记位置参考调整），以免压迫腓总神经。

（6）踝部与踝铰链是否有足够合适的间隙，一般为 5～10 mm，负重和非负重状态都需检查。

（7）步态检查中是否有异常步态，包括躯干侧摆；提髋步行；下肢内、外旋；下肢划弧；步行中呈剪刀步态；足内缘或足外缘着地；躯干前屈过大；膝关节过伸；膝关节屈曲；膝关节内、外翻；前足滚动困难；滚动过快；健侧、患侧下肢长度不同，骨盆侧倾。

（8）患者的坐位和蹲位姿势进行检查，是否影响。

（9）使用矫形器后，脱下矫形器皮肤有无明显压迫痕迹，主要检查骨性突起处，如内外踝、跖骨头、腓骨小头、跟骨、舟骨等位置。

（10）检查矫形器的设计跟高和患者穿戴鞋的有效跟高是否一致。

（三）膝踝足矫形器（KAFO）

膝踝足矫形器（knee-ankle-foot orthosis，KAFO）是一类用于膝关节、踝关节和足部的矫形器，具有自大腿部到足底构造的可控制膝关节和踝关节运动的矫形器，也称为长下肢支具。KAFO 有金属支条和塑料金属混合支条或全塑料 KAFO，以及树脂碳纤维支条框架等几种形式。不同材料的 KAFO，其基本功能取决于其生物力学设计，材料影响的是穿戴舒适性、透气性、重量、工艺和价格。其功能影响最大的除了受力的设计外，就是膝关节铰链的种类了，膝关节铰链有多种形式。

1. 自由运动膝关节铰链（图 3-77） 这种 KAFO 可以控制膝关节的侧方，允许膝关节自由屈伸活动，限制膝关节过伸，适用于站立、步行中需控制膝关节过伸和膝关节侧方不稳定的情况。

2. 可调膝关节角度的膝铰链 这种 KAFO 膝关节由刻度盘定位，可将膝关节控制范围进行合理调整。对于膝关节角度屈伸的各个位置都具有控制能力。

3. 后置轴膝关节铰链（图 3-78） 其基本构造与自由运动膝关节类似，区别在于此铰链在矢状面内膝关节的转动轴心位于下肢承重力线后方 10～20 mm，根据生物力学原理，膝关节铰链向后移动，此设计增加膝关节在站立和步行中的稳定性。摆动期铰链的屈伸活动与自由运动膝关节铰链类似，此铰链适用于膝关节伸膝肌力较正常弱，但是不需要固定膝关节屈伸活动的情况。它可以帮助患者增加膝关节支撑期的稳定能力，不限制膝关节的正常活动，能在摆动期中自由屈膝，改善步态。

4. 带锁的膝关节 当患者由于各种原因，痉挛或是肌肉力量弱，膝关节在站立期无法进行稳定控制，需要使用带锁的膝关节。患者有屈曲畸形或腘绳肌痉挛的情况应用两侧带锁膝关节。带锁膝关节大体上分为两种。

膝踝足矫形器雕刻

膝过伸儿麻后遗症
穿戴前

膝过伸儿麻后遗症
穿戴后

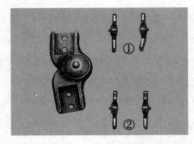

图 3-77　自由膝关节铰链

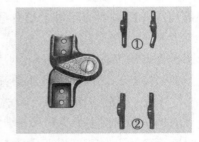

图 3-78　后置轴膝关节铰链

（1）落环锁（drop ring）（图 3-79）：使用便利，稳定可靠。在站立位，由于落环的重力下落，较为安全。对于患者痉挛较重的，可双侧应用落环锁，保证膝关节的强度。

（2）棘爪锁（pawl lock）（图 3-80）：又称瑞士锁（Swiss lock），特点是当膝关节伸直时，膝关节铰链的棘爪机构可自动锁住。患者应用此 KAFO 需要坐下时，牵拉拉线装置或拨动拨杆装置，膝关节可开锁坐下。此种膝关节铰链的自动锁定需要膝关节处于充分伸展位置时方能安全锁定。故而，膝关节屈曲痉挛较为严重的患者慎重选择，容易出现由于患者膝关节屈曲，矫形器膝关节铰链无法充分伸直，锁定失败的危险情况。此膝关节铰链临床上常用于脑瘫患者、小儿麻痹患者及脊髓损伤患者的下肢矫形器设计中。

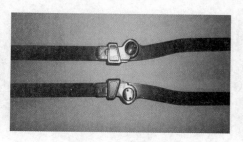

图 3-79　落环锁

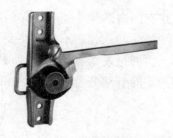

图 3-80　棘爪锁

5. 支撑控制膝铰链（stance control knee joint）　用这种铰链制成的膝踝足矫形器称为支撑控制膝踝足矫形器（stance control knee ankle foot orthosis，SCKAFOs），也称为支撑控制矫形器（Stance Control Orthosis，SCOs）。传统的膝踝足矫形器只能依靠膝关节固定锁，帮助残疾人保持步行中支撑期的稳定，摆动期膝关节无法屈曲，支撑控制膝踝足矫形器的设计任务就是在步行的支撑期能自动锁住膝关节，而在摆动期能及时地自动打开锁，允许膝关节屈曲、摆动。近年来国际上的新产品 E-MAG 就是由于应用了电磁（electronic magnet）技术而命名，E-MAG 膝铰链由于价格高，使用受限。

6. 多轴心膝铰链（polycentric knee joint）　较符合生理膝关节的运动特性，适用于膝关节屈伸运动中需要严格控制小腿前后异常运动的患者，常用的是膝矫形器。

7. 单侧支条的 KAFO

（1）结构特点：单侧膝关节铰链，根据需要控制的畸形将支条设计在下肢的内侧或者外侧。

（2）功能：主要用于控制膝关节的内、外翻。

①膝关节内翻（图 3-81）：将支条和膝铰链设置在下肢的内侧，相应的在大腿上端内侧、足部内侧、膝关节外侧，三处部位给予相应的矫正力，形成三点力系统。

②膝关节外翻（图 3-82）：将支条和膝铰链设置在下肢的外侧，相应的在大腿上端外侧、足部外侧、膝关

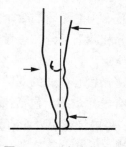
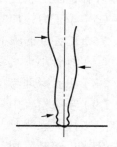

图 3-81　膝关节内翻　　图 3-82　膝关节外翻

节内侧，三处部位给予相应的矫正力，形成三点力系统。

单侧支条 KAFO 的膝铰链可根据情况应用自由关节膝铰链、后置轴膝关节和带锁膝关节；踝部的设计可根据具体情况，参照 AFO 的矫正力系统和踝关节铰链选择。需要注意的是，膝关节外翻，足部通常都进行矫正足外翻的矫正力；膝关节内翻，足部也给予矫正足内翻的矫正力。足部的力线调整和膝关节的矫正力共同作用，效果会更加接近要求。

8. 免荷性 KAFO（图 3-83）　免荷性 KAFO（weightbearing knee ankle foot orthosis），也称为坐骨承重矫形器或坐骨承重免荷矫形器。

（1）结构特点：大腿的上部有类似大腿假肢的接受腔或者承重口型圈。设置口型圈

的样式有四边形接受腔和坐骨包容接受腔两种。

（2）功能：此矫形器的主要作用是使得站立、行走中的体重通过坐骨结节传递至矫形器，再通过矫形器传递至地面，从而减轻髋关节和下肢各部位的负重比例。根据免荷比例的不同有部分免荷 KAFO 和全免荷 KAFO。全免荷 KAFO 需要马镫（图 3-84）。

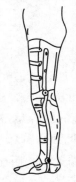
图 3-83　免荷 KAFO

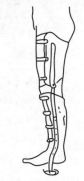
图 3-84　全免荷 KAFO

9. KAFO 的常规检查

（1）符合处方要求。

（2）患者和家属能够正确穿戴使用 KAFO。

（3）矫形器的膝铰链轴是否和生理轴一致，矫形器的内外侧膝轴的锁定装置是否可同时锁定。

（4）若设置踝铰链，矫形器的踝铰链轴是否和生理轴一致，矫形器的内外侧踝轴的锁定和弹性阻尼装置是否一致。

（5）矫正力施加的位置、力量是否适合，如 T 字带、膝关节压垫。

（6）KAFO 的膝上部分和膝下部分在患者坐位时，是否压迫膝关节后方的软组织。

（7）腓骨小头是否受压迫。

（8）患者踝部与踝铰链是否有合适的间隙，一般为 5～10 mm。

（9）步态检查中是否有异常步态，包括：躯干侧摆；提髋步行；下肢内、外旋；下肢划弧；步行中呈剪刀步态；足内缘或足外缘着地；躯干前屈过大；膝关节内、外翻；前足滚动困难、滚动过快；健侧、患侧下肢长度不同，骨盆侧倾。

（10）患者的坐位和蹲位检查，是否舒适。

（四）膝矫形器（knee orthosis，KO）

轻度的膝过伸伴有足部内、外翻时，踝足矫形器即可控制，重度的膝过伸则使用膝矫形器（图 3-85）。除此之外，膝部矫形器对膝关节内、外翻及膝关节不稳定有良好的矫正和控制作用。若患者同时有明显的足部内、外翻问题，适配膝踝足矫形器。膝矫形器尽量适配合理的膝关节铰链，给予膝关节控制的同时，尽可能保持一定的屈伸范围，控制症状发展的同时，达到康复治疗目的。

1. 结构和特点　膝矫形器主要分两种：一种由塑料和金属铰链构成，另一种由高弹性的织物材料和膝铰链构成。

2.功能和适应证

（1）膝过伸（图3-86）和膝屈曲（图3-87）的控制：轻度的膝过伸伴有足部内、外翻等情况的时候，一个对线适合的 AFO 可以进行控制，当膝过伸较重时，AFO 已无法控制，则需要使用 KAFO 或者 KO 来对膝关节的问题进行控制。

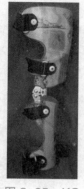

图 3-85　KO

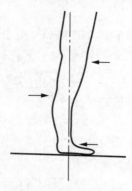

图 3-86　膝过伸

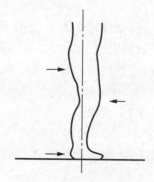

图 3-87　膝屈曲

（2）膝内、外翻的控制：一个设计合理的 KO 具有和 KAFO 类似的控制膝关节侧方稳定性的能力，临床上有许多的成品 KO，对于膝关节的侧方进行控制，甚至可以施加矫正力，进行矫正。其三点力原理和 KAFO 应用在膝内、外翻控制是类似的。

3.KO 的适配检查要点　KO 的检查要点可参见 KAFO 的检查要点。但需要着重注意以下几点。

（1）符合处方的设计要求。

（2）膝关节铰链轴心与人体膝关节生理轴心相符。

（3）膝上、下箍的位置合理，屈曲时膝关节后侧软组织不受压迫。

（4）膝部矫形器松紧合适，步行中能够很好地悬吊在正确位置。

（五）髋膝踝足矫形器（hip-knee-ankle-foot orthosis，HKAFO）

1.结构　髋膝踝足矫形器 HKAFO 以 KAFO 为基础，增加了髋关节铰链和骨盆带、骨盆架或者模塑骨盆座（图3-88）。

2.髋铰链结构　髋关节铰链大体有单轴髋铰链和双轴髋铰链。

（1）单轴髋铰链：允许髋关节屈、伸，限制内收、外展、内旋、外旋。

（2）双轴髋铰链：双轴方向交叉呈90°，允许髋关节屈、伸、内收、外展，控制髋关节的内旋、外旋运动。部分髋关节铰链的屈、伸、内收、外展角度可以进行限制和设定。

3.骨盆固定装置　通常骨盆固定装置有骨盆带、骨盆架、模塑骨盆座几种，根据需要，设计适配的骨盆作用装置。

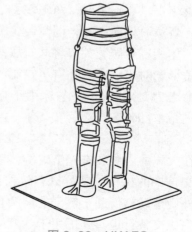

图 3-88　HKAFO

4. 适应证

（1）自由屈伸髋关节的 HKAFO 适用于矫正儿童的下肢旋转畸形。

（2）带骨盆带、环锁单轴髋铰链的 HKAFO 主要适用于需要控制髋膝踝关节的异常活动和预防髋关节脱位、半脱位。对于相应部位痉挛型的患者，也可应用于预防、控制髋关节的内收、内旋畸形。

需要注意的是，使用了骨盆装置的 HKAFO，由于限制了髋部的活动，腰椎活动将会进行代偿性的加大，步幅减小，步行中骨盆上下移动幅度增大，重心上下移动加大，使得步行能耗增加。HKAFO 的使用，需要康复治疗师进行临床评估，权衡利弊。

5. HKAFO 的适配检查

（1）髋铰链屈伸转动中心应位于大转子最突起前方 10 mm、上方 20 mm（成年人数据，儿童可利用身高比例进行等比例变化）。

（2）髋关节锁工作良好，开闭容易。

（3）骨盆装置适配良好，坐下时，患者腹股沟等位置无不适。

（4）HKAFO 其余检查要点和 KAFO 相同。

（六）交替迈步式矫形器（reciprocating gait orthosis，RGO）

1. Louisana State University Reciprocating Gait Orthosis（LSU-RGO）和 Advanced Reciprocating Gait Orthosis（ARGO） 临床上这两种矫形器常适配于高位截瘫患者，故也叫往复式截瘫行走器。其儿童款设计，现已应用在脑瘫患儿的康复训练中。两者功能基本相同，区别在于 ARGO 的设计更为简便，并在膝关节处有帮助坐姿进入站姿的助力气弹簧，便于患者从坐位进入站立位。

这类矫形器设计较为复杂，利用双腿的 HKAFO 和骨盆硬性连接装置构成。双侧髋铰链可以解锁同时屈曲，从而患者能够坐下。在行走时，两侧髋关节用钢索或者摇摆杠杆连接，当患者重心偏向一侧，同侧髋关节后伸，而由于钢索和杠杆机构的作用，对侧髋关节将同时屈曲，形成往复式行走模式。这种矫形器对于腰部已经有了控制能力，若按照 ISO 命名原则，应命名为 LSHKAFO。它适用于临床表现较为重度的情况，帮助进行步行训练。

2. Walkabout Walking System 基本机构为双侧的 KAFO，在大腿的内侧装有一个铰链，将双侧的 KAFO 组合起来，形成交替式的机构。其可以有效控制髋关节的内收、外展和内旋、外旋运动，借助于躯干的前倾和下肢的惯性，像钟摆原理一样完成交替行走。其适用于截瘫患者的行走训练，也适用于脑瘫

脊髓炎未穿戴
RGO 后侧

脊髓炎穿戴 RGO 后侧

脊髓炎穿戴 RGO 侧面

截瘫矫形器行走

截瘫截肢行走

患儿下肢肌张力高。患儿内收肌痉挛严重，若只应用普通双侧 KAFO，双腿会交叉，形成剪刀步态，应用此款矫形器，可有效控制髋关节的内收，进行行走训练（图 3-89）。

（1）优点：髋关节装置在大腿内侧，会阴下方，没有 RGO 笨重的骨盆系统，便于穿戴。

（2）缺点：矫形器髋关节轴心位置与生理位置不符，但已有厂家开发了新型的髋关节，其髋关节安装位置还在大腿部，但髋关节采用四连杆转动轴，可以使髋关节转动轴接近生理转动轴，解决了这一问题。

（七）髋矫形器（hip orthosis，HpO）

髋内收、外展控制矫形器（hip abduction adduction control orthosis，图 3-90）

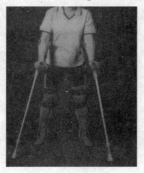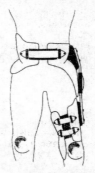

图 3-89　Walkingabout　　　　图 3-90　HO

（1）结构特点：由模塑骨盆座、双侧双向轴髋关节铰链、双侧大腿箍环带构成。

（2）功能：能适应髋关节屈伸自由活动，控制髋关节的内收和内外旋活动，限制内收的角度是可以进行调整的。适用于痉挛性双瘫的脑瘫患儿，内收肌痉挛，改善剪刀步态。成人应用此款矫形器需根据临床处方，了解对于髋关节进行干涉的情况。

（八）下肢旋转矫形器

大体有两种，一种是用弹力带制成，一种是由钢丝软轴索制成，上端与骨盆带或者腰带相连，下端与矫形鞋连接。利用弹力旋转矫正站立步行中的内旋或外旋畸形，内旋者下端固定在鞋的内侧，外旋者下端固定在鞋的外侧。例如脑瘫患儿在站立步行时多产生内旋，多数与腘绳肌、小腿三头肌、胫骨后肌等痉挛有关，常常采用下肢旋转矫形器予以矫正，患儿使用越早效果越明显，大龄患儿使用效果欠佳。

（九）马蹄内翻足治疗用矫形器（图 3-91）

1. 丹尼斯-布朗足板　一款夜用型矫形器，由两个可调整角度的足板和长度调整的连接支条组成，可以改变足的外旋角度，对胫骨和股骨产生旋转作用。足板的内、外翻角度和外旋角度可以根据马蹄内翻的角度进行调整。主要作用是辅助治疗 3 岁以下的马蹄内翻足。

2. Bebax 鞋　将皮质的鞋分为前足和后足两个部分，通过特殊的多方向铰链连接。允许方便和及时地根据畸形的情况调整铰链的角度，可以随着畸形的矫正程度不断调整，通过对距下关节的控制作用，对足部内翻和外翻畸形进行矫正（图 3-92）。

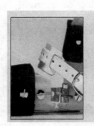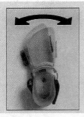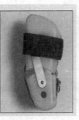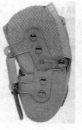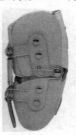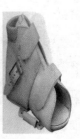

图 3-91　马蹄内翻足治疗用矫形器　　　　图 3-92　（ABC）Bebax 鞋

（十）髋臼发育不良合髋脱位（半脱位）治疗矫形器

脑瘫患儿由于下肢运动发育迟缓，下肢肌肉痉挛，异常的肌肉骨骼系统模式，和异常的站立力线容易导致髋关节的发育问题和髋关节脱位。这类矫形器的主要目的是早期固定髋关节在某些特定位置，这些位置在各个时段具有促进髋臼发育的作用（图 3-93、图 3-94）。

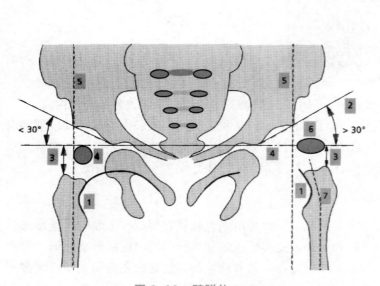

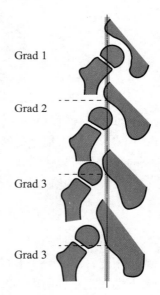

图 3-93　髋脱位　　　　　　　　　　　　图 3-94　髋脱位

1. 巴普立克吊带　1944 年由 Anord Pavlik 提出，根据患儿的特点，由柔软的布制成，控制髋关节在屈曲外展位，不限制膝、踝关节的运动。整个矫形器采用柔和的脚蹬式吊带制作，能使髋关节保持屈曲张开位，利用患儿的下肢活动使脱位自然修复，适用于出生几周到 8 个月内的婴儿。用背带调节髋屈曲角度，横杆调节髋外展角度，两侧面有两个球型铰链，可在固定的情况下做髋部轻微活动，适用于 1～2 岁婴幼儿。大腿托和肩夹板之间用珠链相连，通过珠链可以调节髋屈曲角度，用带卡槽的支撑杆可以按需要调节大腿的外展角度，适用于出生几周到 1 岁的婴幼儿（图 3-95）。

2. 巴切勒型　先天性髋关节脱位用的矫形器。能保持髋关节内旋位。中间采用拉杆滑块机构，可调节髋关节外展角度。由于髋关节可屈曲，穿戴时可以坐下（图3-96）。

3. **兰格型**　先天性髋关节脱位用的矫形器。能将髋关节固定在内旋、外展位的兰格型体位。用塑料制成，能用水洗，以保持清洁（图3-97）。

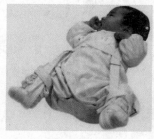
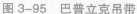
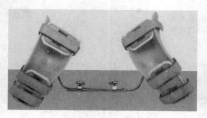
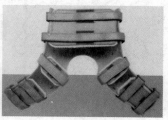

图3-95　巴普立克吊带　　　图3-96　巴切勒型　　　　图3-97　兰格型

4. **蛙式位外展矫形器**　也称为蛙式架，临床应用比较多。具体的形式和厂家产品有很多种，基本结构是将髋关节控制在屈髋、外展位。蛙式外展矫形器的优点是可以将髋关节可靠地控制在屈曲外展位，由于内收肌的张力，形成股骨头对髋臼的压力，可以有效刺激髋臼发育，治疗效果较好。但需要注意的是，长时间内收肌张力过高，股骨头对髋臼压力过大可能导致股骨头缺血性坏死（图3-98）。

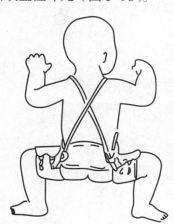

图3-98　蛙式位髋外展矫形器

（十一）股骨头无菌性缺血性坏死治疗用矫形器

股骨头缺血性坏死是一种儿童发育中股骨头血运障碍引起的股骨头骨骺部位全部或部分缺血性坏死，是一种自愈性疾病。保守治疗的原则是尽量将全部股骨头包容在无病变的髋臼中，尽量减少股骨头的承重，这样既可以缓解髋部疼痛，解除软组织痉挛，又能避免在股骨头的承重中塌陷、变形。

1. **常用品种结构特点**　用于治疗股骨头缺血性坏死的矫形器结构很多材料也不同，但基本原理相同，尽量做到坐骨承重，免除股骨头的承重；保持髋关节于外展、内旋位，尽量使股骨头能包容在无病变的髋臼中。各种股骨头缺血性坏死症治疗用矫形器（来自：加仓井周一著，孙国凤译《矫形器学》）见图3-99。

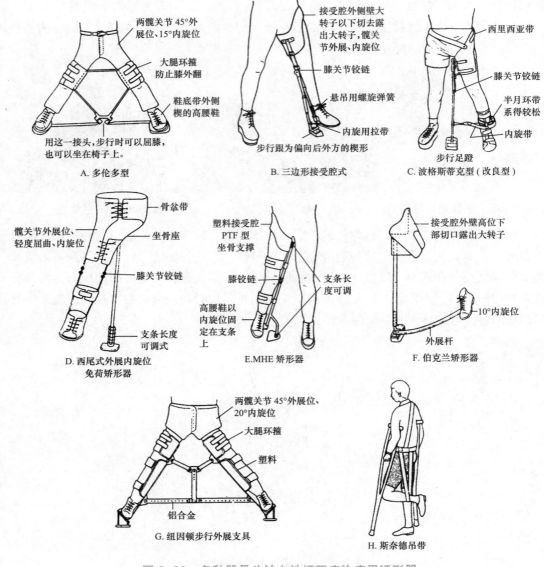

图 3-99　各种股骨头缺血性坏死症治疗用矫形器

2.适应证　适用于儿童股骨头缺血性坏死症早期,防止坏死的股骨头发生塌陷和变形。

3.选用和使用中应考虑的事项

（1）品种的选用和髋关节外展角度的设计应根据股骨颈颈干角的大小和骨骺板的倾斜度而定。髋关节的外展度,原则上应使骨骺线的外侧与髋臼的上缘接触。一般以髋关节外展 35°~55°,内旋 5°~10° 为宜。

（2）定期复查、拍摄 X 线片观察股骨头骨骺坏死情况的变化。当股骨头骨骺坏死完全恢复之后才能去除矫形器开始下肢承重。

（3）治疗师有责任让患儿家长充分了解矫形器治疗的目的,以便获得家长的坚持配合和正确使用时得到治疗效果的保障。

4.适合性检查要点

（1）能有效地将患侧髋关节控制在处方要求的外展角度和内旋角度。

（2）为确保股骨头的完全性免荷要求：膝关节带铰链锁；大腿接受腔的外侧壁的下部切除，露出大转子；鞋底与足蹬之间保持适当的距离。

（3）坐骨承重稳定良好（患儿在站立位轻轻提起患肢，检查者用手指触摸到坐骨结节的下方，然后让患儿下肢承重，如果手指明显地感到了压力则表示具有良好的坐骨承重）。

（4）膝关节铰链的检查参见 KAFO 的适合性检查。

（5）足蹬的外侧应根据髋关节外展的角度适当地补垫楔形块进行调整。

（6）金属直条的长度是可调的，以适应生长的需要。

（7）健侧的鞋应适当补高。

【案例分析】

1.偏瘫患者的矫形器使用是非常重要的。根据患者情况，可使用 KAFO 和 AFO。此病例中为偏瘫的典型病理步态。为改善垂足和划弧步态，帮助建立正确的步行模式，需应用设计良好的 AFO。

2.最适合此患者的 AFO 为带油压踝关节铰链的 AFO。可在尽可能保证良好步态效果的同时，减少小腿三头肌的异常收缩。

■ 第三节　上肢矫形器

案例导入 ◆

患者高某脑卒中早期，右侧偏瘫，肌张力低下，肌肉无法维持关节正常位置，现来装配矫形器。

思　考

此患者应用哪类上肢矫形器？

一、上肢矫形器种类

在上肢矫形器的设计思路中，首先考虑上肢的功能。这里介绍一个功能位的概念，上肢的功能位是指各关节正常的可动范围受制约的时候，最容易发挥肢体的功能的位置。通过功能位的定义，对于上肢矫形器的功能目标定义就很明确了，主要用于保持或固定上肢肢体于功能位，提供牵引力以防止挛缩，预防或矫正上肢肢体畸形，补偿失去的肌力，支持麻痹的上肢肢体等。

上肢矫形器要求轻便、易穿戴、结构简单，所以多用塑料海绵或者低温热塑板材制成。上肢矫形器如同下肢矫形器一样，要以动态引导为主，允许尽可能多的活动范围，尽可能减少对正常关节功能的阻碍。上肢矫形器种类很多，下面介绍常用的几种。

（一）平衡式前臂矫形器

平衡式前臂矫形器（balanced forearm orthosis，缩写为 BFO），又称为可动的臂支具（mobile arm support，缩写为 MAS），如图 3-100 所示。

1.功能　适用于上肢部分肌肉力量和功能缺失的情况，利用肢体残余的肌力来改善功能，如当手指和前臂功能丧失时，利用肩、肘关节的残存功能通过特殊机构设计来代偿重要的手部功能，提高日常生活的活动能力，从而完成写字、敲击键盘、进食等较为复杂的上肢功能。

2.适应证　适用于肩、肘关节运动无力的患者（如颈髓损伤、C4 神经节残存的四肢麻痹、臂丛神经损伤、吉兰 - 巴雷综合征、肌肉萎缩、上运动神经元损伤等）。

3.禁忌证　不能稳定地保持坐位；颈部、躯干、上肢严重地丧失运动功能；严重的肌肉痉挛；有关关节挛缩畸形。

4.发展　目前国际上体外骨骼装置的发展迅速，对于这类较为复杂的病例，体外骨骼装置是较为新的发展前沿，俗称体外机器人。对于辅助上肢肌肉运动无力的患者，这类装置有着普通机械装置无法比拟的优越性，但是由于费用昂贵，并未能够普及使用。

（二）肩矫形器（shoulder orthosis，SO）

1.肩外展矫形器（arm abductuin orthosis）　功能是保持肩关节的外展位，一般肩关节功能位为外展 45°～80°，前屈 15°～30°，内旋约 15°，肘关节保持在约 90° 屈曲位。因为适配肩外展矫形器后，可保持上肢肩部、肘部功能位置，但也限制了主动活动（图 3-101）。

（1）功能：保持肩关节，促进病变痊愈；应用小的拉力拉长软组织，增加关节的运动范围。

（2）适应证：三角肌麻痹、岗上肌腱断裂、肩关节手术后、臂丛神经麻痹，有时也用于急性肩周炎。

（3）结构特点：由金属条、金属铰链、热塑性板材、衬垫、皮带、尼龙搭扣构成。多为成品，一般肩关节功能位应保持在 45°～80° 外展，前屈 15°～30°，内旋约 15° 位，肘关节保持在约 90° 屈曲位；为了支撑上肢与矫形器的重量，需要以患侧的髂嵴和对侧肩部、胸廓作为支撑点。

2.翼状肩矫形器（interscapular band orthosis）　俗称压肩支架，由金属条、肩胛压垫、胸压垫和一些带子构成（图 3-102）。

（1）功能：矫正翼状肩胛畸形，改善肩胛骨的前伸功能。

（2）适应证：前锯肌麻痹。

（3）检查要点：①压肩垫压在肩胛骨的后下部；②压垫的压力合适；③压垫的位置稳定。

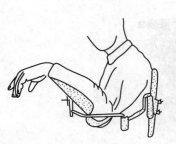
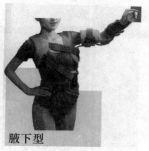
腋下型
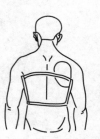
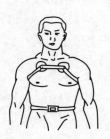

图 3-100 平衡式前臂矫形器　图 3-101 肩外展矫形器　图 3-102 翼状肩矫形器

3. 肩脱位用矫形器（recurrent sholder dislocation brace） 习惯性肩脱位的患者几乎都是向前脱位，容易发生在肩外展、外旋运动时。因此，为了防止这种运动，出现了各种限制肩外展、外旋运动的矫形器。

4. 上肢吊带（arm sling） 上肢有各种吊带用于预防和治疗一侧上肢的瘫痪（图3-103）。

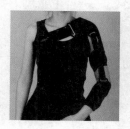
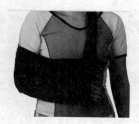
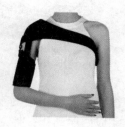

图 3-103 各种上肢吊带

（1）功能：悬吊上肢，预防肩关节半脱位。

（2）适应证：中风偏瘫、三角肌麻痹等病症，用于坐位和站位时。

（3）中风偏瘫：对于 Brunnstrom Ⅲ—Ⅳ级，进入痉挛期的患者，通常不会再出现软组织拉伤和半脱位，因此在功能恢复训练以后没有必要继续使用上肢吊带。此时，如果继续长期使用上肢吊带，将会助长肩关节内收、内旋畸形，此外还会给步行的姿态带来不好的影响。

（三）肘矫形器（Elbow Orthosis，EO）

1. 固定性肘矫形器（static elbow orthosis） 应用热塑塑料板模塑成形或低温热塑板制成。患者的情况有腕关节或者手功能障碍的，可同时制作成肘腕矫形器或肘腕手矫形器（图3-104）。

（1）功能：固定或限制肘关节的运动。

（2）适应证：肱骨内上髁炎、肱骨外上髁炎；肘管综合征行尺神经松解前移术后；肌腱、血管、神经修复术后；肘关节成形术后；肘部烧伤。

2. 可动性肘矫形器（dynamic elbow orthosis） 当肘关节需要一定程度保护的同时需要尽可能地减少肘关节活动限制的时候，应用可动性肘矫形器。可动肘矫形器多为塑料板模塑成形的臂部壳体与肘关节金属铰链构成，具有悬吊性能好、轻、容易清洁等优点

（图3-105）。

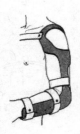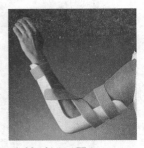

图3-104　固定性肘矫形器

带肘关节助伸装置
（内有弹簧装置）

定位盘锁定式铰链

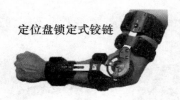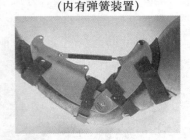

图3-105　可动性肘矫形器

（1）功能：逐渐使用小的牵引力，改善肘关节的伸展畸形或屈曲畸形；辅助力弱的肘关节屈肌完成屈肘动作；肘关节成形术后控制肘关节的异常活动。

（2）适应证：用于关节挛缩、屈肘肌肉力量低下、关节不稳定及功能肢位的保持等。

3.软性材料肘矫形器　软性肘矫形器是用于固定和保持肘关节的功能位，限制肘关节的异常活动，可预防治疗肘关节软组织损伤和关节炎等。

（1）髁上护围型：适用于桡骨及尺骨上髁部位屈肌群及伸肌群压痛，尺骨及桡骨髁上炎、肘关节炎等症。

（2）侧向弹性支条型：适用于肘关节软组织损伤、肌腱炎、滑囊炎和关节炎。

（3）交叉加固带型：适用于肘关节的肌腱炎、滑囊炎和关节炎（图3-106）。

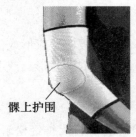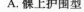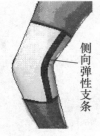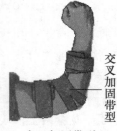

髁上护围

侧向弹性支条

交叉加固带型

A.髁上护围型　　B.侧向弹性支条型　　C.交叉加固带型

图3-106　软性肘矫形器

（4）网球肘和高尔夫球肘矫形器（图3-107）：

①网球肘：其医学名称是肱骨外上髁炎，是因急性、慢性损伤造成肱骨外上髁周围

软组织的无菌性炎症。

②高尔夫球肘：其医学名称是肱骨内上髁炎，是屈肌起点的慢性损伤性炎症。该病是由前臂外旋反复运动和过多的屈腕动作所致。

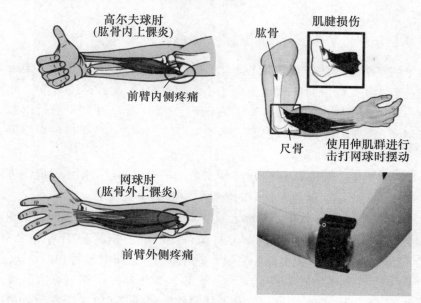

图 3-107 网球肘和高尔夫球肘矫形器

（四）手矫形器（HO）

1. 腕手固定矫形器（static wrist hand orthosis） 功能为固定腕关节在功能位。 将全部手指固定在一定肢位（通常是 MP40°、PIP20°、DIP20° 的屈曲位，拇指外展、对掌，其他手指略分开）。适用于挛缩引起的手指、掌指关节、腕关节屈曲畸形等。根据情况使用手部矫形器。情况严重者，还需和肘部和腕部矫形器共同使用。

2. 动态腕手矫形器（dynamic wrist hand orthosis）

（1）结构特点：利用橡皮筋、钢丝绳及弹簧等材料的弹性，辅助腕关节、手指的伸展。同时，腕关节和手指还可以屈曲（图 3-108）。由于低温热塑板制作这类矫形器具有快速、便捷、方便调整等优势，现在许多上肢神经损伤、手外伤的康复训练用腕手矫形器开始大量应用低温热塑塑料技术来进行制作。低温热塑工艺制作的动态腕手矫形器种类非常多，功能非常复杂。

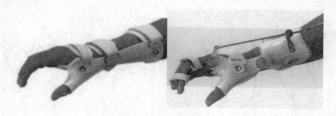

图 3-108 动态腕手矫形器

（2）适应证：用于腕伸肌及指伸肌麻痹、桡神经麻痹等。

3. 带插口的持物器　用低温热塑板或皮革、厚布等材料制作的简易制品。适合丧失握持功能的患者使用，可帮助恢复持笔、匙等物品的功能，是各种具有抓握功能矫形器中最常用的。

（五）手指矫形器（finger orthosis，FO）

手指矫形器有静态和动态矫形器之分。手指静态矫形器也称为手指固定矫形器，用来固定指间关节，使其保持屈曲或伸直，适用于偏瘫痉挛、上肢神经损伤。此外，还有手指外展矫形器、拇指固定矫形器、腕掌关节固定矫形器等。手指动态矫形器又称功能性手指矫形器，一般采用弹簧、橡皮筋或钢丝等形式，一方面抗手指痉挛，另一方面辅助手指运动。

1. 手指指间关节矫正矫形器（图3-109）　采用塑料或铝合金制作而成，可以矫正指间关节的屈曲或伸展挛缩，适用于脑瘫的偏瘫型引起的手指畸形。

2. 圈簧式IP伸展辅助矫形器　又称卡佩纳型夹板。增加PIP关节伸展范围或帮助变弱的伸指肌伸展PIP关节。注意圈簧要在关节轴上，不允许任何DIP或PIP关节过伸。适用于：①主动或被动的PIP关节伸展受限；②指伸韧带损伤引起的PIP关节屈曲挛缩。

3. 钢丝架式IP伸展辅助矫形器　又称安全销式矫形器。采用三点力原理，利用安全销式弹簧钢丝与固定带进行固定，注意要使钢丝的套环与PIP关节一致。适应证同圈簧式IP伸展辅助矫形器。

4. 橡皮筋式IP伸展辅助矫形器　又称小型伸指器。利用橡皮筋的弹性辅助IP伸展。适应证同圈簧式IP伸展辅助矫形器（图3-110）。

　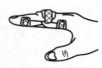

①圈簧式　　　②钢丝架式　　　③橡皮筋式

图3-109　指间关节矫正矫形器　　　图3-110　橡皮筋式IP伸展辅助矫形器

5. 拇指外展矫形器（图3-111）　采用塑料板材制作而成，固定大鱼际肌位置，保持拇指的功能位。

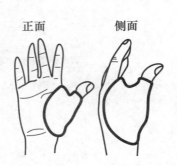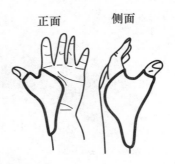

正面　　　侧面　　　　　正面　　　侧面

图3-111　拇指外展矫形器

二、上肢矫形器适配流程

上肢矫形器的适配流程主要包括：处方的确认、矫形器的制作、矫形器的调整和检查、矫形器效果的评估这几个步骤。

（一）上肢矫形器处方

上肢的矫形器治疗实际是一种多学科合作，应当统一、规范、简单，以便于治疗组、医生与矫形器师之间的沟通合作。矫形器处方的主要内容：

1. 矫形器名称　为统一命名，便于沟通，按照国际标准来进行命名，如腕手矫形器（WHO）、手矫形器（HO）等。

2. 应用矫形器的目的　稳定；保护；预防、矫正畸形；减轻痉挛。

3. 生物力学控制的要求　影响和控制的关节部位、运动方向、运动角度等。

4. 矫形器主要部件、材料选用要求　例如在腕手矫形器处方中应写明是塑料的，还是金属制作。

（二）矫形器的制作

按照矫形器处方要求制作矫形器，制作时间视情况一般在1～14天，矫形器处方设计中应合理考虑矫形器制作时间，以保证矫形器治疗的时效性。低温热塑板工艺和预制半成品及成品的上肢矫形器通常制作时间和调整时间较短，在上肢矫形器中也正在更加普遍地应用。定制类的上肢矫形器如定制的可动肘关节肘矫形器，通常需要2～7天的制作时间。

（三）矫形器的调整和检查

上肢矫形器特别是腕手矫形器、手指矫形器的功能非常细致，需要进行耐心的调整和检查工作。如动态腕手矫形器的检查要点如下：

（1）腕关节是否保持处方要求的背伸角度。

（2）矫形器前臂部的长度是否约为前臂长的三分之二。

（3）动态腕手矫形器的设计功能，腕关节和指间关节活动角度是否符合处方要求。

（四）上肢矫形器的临床效果评估

上肢矫形器的临床效果评估和矫形器的评估大体类似，需要医生和康复治疗团队会同矫形器师共同对矫形器的临床效果进行评估。对矫形器是否符合处方要求，处方中设计的矫形器功能是否改善，矫形器材料、重量、日常使用等情况都需要进行综合的评估，并对提出来的问题进行修改和解决。

【案例分析】

偏瘫患者在恢复期的矫形器使用是非常重要的。根据患者情况，可使用肩脱位用矫形器和上肢吊带，防止在迟缓期肩关节出现脱位的情况。

■ 第四节　脊柱矫形器

案例导入 ◈

> 田某，女，14岁，特发性脊柱侧弯。病理资料如下：S形侧弯（腰左凸24°，顶椎位于L2/3，胸右凸32°，顶椎Th8），脊柱柔韧度良好，旋转度：胸部2度、腰部1度，Risser征：4，King I，轴线偏离：1 cm。第一次装配矫形器。

思　考 ⋯⋯⋯⋯⋯⋯⋯⋯⋯⋯⋯⋯⋯⋯⋯⋯⋯⋯⋯⋯⋯⋯⋯⋯⋯⋯⋯⋯⋯⋯

> 1. 选择何种脊柱矫形器？
> 2. 生物力学的设计如何？

一、脊柱矫形器种类

脊柱矫形器是指覆盖于颈胸腰骶脊柱节段的矫形器，旨在限制颈胸腰骶椎的运动，减少颈胸腰椎及其周围肌肉韧带负荷，提高其稳定性，并改善躯体对其周围肌肉的控制，达到缓解疼痛，促进受损组织的愈合，其功能可总结如下：躯干支撑（trunk support）、躯体制动（trunk immobilization）、脊柱对线恢复（restoration of spinal alignment）、缓解局部压力（relief pressure）、保暖性（heat retention）、安慰剂效果（placebo effect）。根据所覆盖的脊柱节段的不同，可分为骶髂矫形器、腰骶椎矫形器、胸腰骶矫形器、颈胸腰骶矫形器、劲矫形器、颈胸矫形器；根据制作材料性质的不同，可分为硬性矫形器和软性矫形器。

二、脊柱矫形器的装配及临床应用

（一）骶髂矫形器（sacro-iliac orthosis，SIO）

骶髂矫形器是指用于控制骶髂部位活动、提高骶髂关节稳定性的矫形器，主要用于骶髂关节相关的疾病。根据制作材料性质的不同，可分为软性、硬性骶髂矫形器。

CAD-CAM在脊柱矫形器中的应用

1. 软性骶髂矫形器（flexible sacro-iliac orthosis，F-SIO） 又称为软性腰围（Corset），被应用于医疗保健领域，治疗由各种原因引起的腰痛症。其原理主要通过全接触式向躯体提供一定的压力，限制脊柱节段运动，并通过提高腹内压，减轻脊柱及其周围肌肉、韧带的负荷，从而达到缓解疼痛、促进组织愈合的目的。根据结构的不同，软性腰围可分为骨盆带/骶髂带、骶髂腰围。

（1）骶髂带（sacro-iliac belt）/骨盆带（pelvic belt）：

①结构：骶髂带（图3-112）为一软质固定带，可由帆布制作而成，亦可使用弹性织物材料或皮革，主要覆盖于髂峰与大转子之间，环绕骨盆。此外，亦可增加会阴带，

以防止其向上移位。

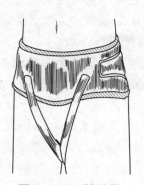

图 3-112 骶髂带

②作用：制动、支撑、保暖等作用。

③生物力学原理：环绕骨盆的骶髂带/骨盆带可提供水平面上的向心作用力，以及增加腹内压，限制骶髂关节或耻骨联合运动的同时，为其提供支撑、保护作用，提高其稳定性，减少受损结构的负荷，减少疼痛，促进组织愈合。

④制作要点：佩戴时，使骶髂节段置于中立位，固定范围见"结构"部分，主要制作要点如下：A.尺寸测量：测量前应标记好患者身体上的解剖学标志，测量髂前上棘以及臀部的围长、宽度及二者之间的垂直距离，测量时，皮尺不应拉得过紧或过松；骨盆高度测量，应从髂骨上缘至骶骨下缘。B.材料选择：可根据患者具体情况选择非弹性帆布、弹性织物或是皮革。C.修剪线：上缘应达骨盆上缘，下至大转子，但应确保患者可屈髋至少90°，不明显影响患者的日常活动。

⑤临床应用：

A.适应证：骶髂关节或耻骨联合不稳（分离）、骶髂关节劳损的患者。

B.禁忌证：患有膀胱等盆腔内结构相关疾病，且不能忍受腹压增高的患者应慎用。

（2）骶髂腰围（sacro-iliac corset）：

①结构：骶髂腰围（图3-113），较骶髂带宽，上缘位于髂嵴水平稍上方或腰下，前下缘至耻骨联合水平或稍下方，后下缘位于臀部最隆起水平。由于骶髂腰围较窄，只能为骨盆部分提供压力，支撑骶髂关节，而对脊柱的支撑功能较弱。

②作用：与"骶髂带"相似。

③生物力学原理：参见骶髂带生物力学原理，但由于其与

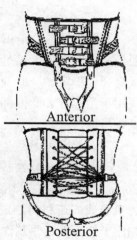

图 3-113 骶髂腰围

躯体接触面积更大，故可提供更大的水平向心作用力和更大的腹内压，在骶髂关节或耻骨联合的制动、支撑功能上更优。值得一提的是，骶髂腰围主要为骶髂关节或耻骨联合提供制动、支撑作用，而对下腰段的控制较少。

④制作要点：可参见骶髂带制作要点，由于其高度高于骶髂带，可达腰部。因此，还应测量腰围及其到髂前上棘水平的垂直距离。

⑤临床应用：A.适应证：骶髂关节或耻骨联合分离、骶髂关节劳损、下腰痛等需要更强制动、支撑、保护的患者。B.禁忌证：盆腔不能受压的患者。

2.硬性骶髂矫形器（rigid sacro-iliac orthosis，R-SIO） 硬性骶髂矫形器是指用钢条或铝条根据人体形状组装而成的金属框架式骶髂矫形器。此类型矫形器具有更强的支撑和制动功能，常见的有模塑式骶髂矫形器（custom-molded plastic sacro-iliac orthosis，CMP-SIO）。

（1）结构：模塑式骶髂矫形器（图3-114），以高温热塑板材（聚乙烯）在阳模上抽真空成型制作而成或低温热塑板材（高分子聚酯）直接在人体表面成型制作而成的塑料骶髂矫形器。多为一体式，前开口，并以魔术贴搭扣固定。可配合会阴带，更好地固定矫形器的位置。

（2）作用：制动、支撑、稳定等作用。

（3）生物力学原理：与骶髂腰围的生物力学原理相同，但其制动、支撑、稳定骶髂关节或耻骨联合的能力更强。

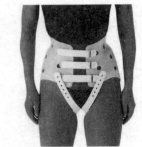

图3-114　模塑式骶髂矫形器

（4）制作要点：塑模时，应确保患者骨盆位置处于中立位，无倾斜、旋转。剪切线，上缘达髂骨上缘或稍高于其上缘；后下缘至骶髂关节下缘或其稍下方，前下缘至耻骨联合水平，并沿腹股沟褶走形，呈"M"形，应确保患者可屈髋90°。

（5）临床应用：各种骶髂关节损伤或耻骨联合分离，制动、支撑、稳定要求更高的患者。

（二）腰骶矫形器（lumbo-sacral orthosis，LSO）

腰骶椎矫形器是用于固定腰骶椎部分，利用多个"三点力作用系统"，限制腰椎的伸展、屈曲、侧屈及旋转运动，并通过增加腹内压，矫正腰椎前凸，减轻腰椎纵向负荷，提高脊柱稳定性。此外，还通过提供本体感觉反馈，提高躯体对腰背部肌肉的控制。主要用于治疗腰、骶椎部位的疾患。根据制作材料的性质，分为软性腰骶矫形器和硬性腰骶矫形器。

1.软性腰骶矫形器（flexible lumbo-sacral orthosis，F-LSO）

（1）结构：软性腰骶矫形器，亦称为软性围腰（Soft Corset，图3-115），由结实耐磨的弹性织物材料和非弹性的帆布或皮革材料制成。利用弹性织物制成的弹力腰围，相比于非弹性材料制作的腰围，穿戴更为舒适，但限制运动的功能较差。为了增强弹性腰围的控制能力，可以在腰围的后侧附加一块热塑板材。矫形器前上缘应平胸骨剑突水平，前下缘达于耻骨联合上方，后上缘应位于肩胛下角

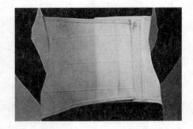

图3-115　软性腰围

以下，后下缘到达男性臀部最隆起部位，女性则应过臀皱褶处。有时为了增加固定效果，可在脊柱的两侧内置与腰部曲线相符的硬钢条或塑料支条，此类矫形器有轻便、透气性佳的特点，同时采用尼龙搭扣或者魔术贴粘接，方便患者自行调节矫形器的松紧程度。

（2）作用：制动、支撑、稳定及免荷作用。

（3）生物力学原理：利用内加金属条增强的布带或弹性材料束裹住躯干，给骨和软组织施加一定压力，提高腹腔内压，以减轻椎体和椎间盘的承重，缓解腰部肌肉的紧张。同时在矢状面和冠状面对腰椎进行有限的制动，通过感觉反馈作用，提高躯体对肌肉的控制，从而达到缓解疼痛的目的。

（4）制作要点：①一般首先选用成品，不合适时则需按身体的尺寸订制。根据需要，可在矫形器后侧附加腰垫或在棘突的两侧、躯干侧方、腹部增加与躯干曲线相符的支条，为了增加腹压可以附加增强的腹托。为了防止矫形器上移，可以附加会阴带。②测量部位根据需要固定的范围决定。需要固定胸椎时，需要测量腋窝、胸部最隆起位置、腰部最细的位置、臀部（髂前上棘和大转子之间）的围长、宽度和它们之间的垂直距离以及两侧髂前上棘背侧距离；固定腰椎时，只需测量胸部以下的位置。③记录患者的体型（胖、瘦、标准）和脊柱变形（胸椎后凸、腰椎前凸、侧凸）的情况。④先按照测量尺寸做成纸样，再按照纸样裁剪制作矫形器用的弹性或非弹性织物材料，然后用缝纫机制成矫形器的主体，可根据需要在缝合部位插入铝合金支条。⑤矫形器修剪线，固定胸椎用的矫形器，其上缘一般达到胸（乳房）的高度，下缘包住髂前上棘，腋下的位置不能妨碍上肢的活动；固定腰椎用的腰围，其上缘比肋骨下缘稍高，下缘到达髂前上棘。需要注意的是，矫形器下缘如果不包住髂前上棘，在坐位时可能会使矫形器上下窜动，造成不适。

（5）临床应用：①适应证：常用于腰椎间盘突出症、腰肌劳损、腰扭伤、椎体轻度滑脱等急性下腰痛患者的治疗；而对于慢性下腰痛患者的疗效尚存在争议。孕妇专用的弹性围腰能够减轻过大的腰椎前凸并能支撑隆起的腹部，以预防减轻怀孕引起的腰背痛和腹肌衰弱，同时保护胎儿使其处于良好的胎位。②禁忌证：禁用于患有严重呼吸障碍的患者。

2. **硬性腰骶矫形器**　硬性腰骶矫形器是指用钢条或铝条根据人体形状组装而成的金属框架式腰骶矫形器或模塑式腰骶矫形器。此类型矫形器具有更强的支持和制动功能，常见的为模塑式腰骶矫形器（custom-molded plastic lumbo-sacral orthosis，CMP-LSO）。

（1）结构：模塑式腰骶矫形器（图3-116），使用低温热塑板材在患者身上直接模塑制作而成，或是用高温热塑板材在石膏阳模上模塑制作而成，结构上分为前后两片，前块上缘位于剑突下2.5 cm，前下缘到达耻骨联合上方1.3 cm处并沿腹股沟褶走形，呈"M"形结构，以确保患者髋关节至少可屈曲90°坐下，后侧上缘到达肩胛下角，下缘到臀沟。两侧用带子连接，可以进行无极调节。矫形器在前侧腹部可开窗口，以缓解患者进食后胃部和腹部的不适感。

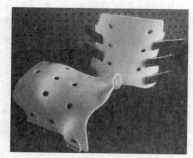

图3-116　模塑式腰骶矫形器

（2）作用：制动、支撑、稳定、保护作用，减少脊柱负荷。

（3）生物力学原理：通过与腰骶部全面接触，在矢状面、冠状面、水平面上维持脊柱的对线，控制腰骶部的运动。同时提高了腹压，减轻腰骶部的负荷。

（4）制作要点：

①首先要确定患者脊柱损伤平面，患者平躺于检查床上，膝关节和髋关节屈曲30°，以减少患者腰椎前凸的角度，从而使患者腰部适度紧张。

②根据患者脊柱损伤平面和患者腰围裁剪板材（腰围加10 cm以便板材在前方重叠）。

③在髂嵴水平的位置，放一条直径约为38 mm的棉绳于患者身下。

④将低温热塑板材加热到可以热塑成型。

⑤将患者抬离床面，并将烤软的低温热塑板材放在患者的背部，并置于棉绳之上。

⑥在前面重叠板材，确保板材紧贴于患者身上且没有任何的空隙和褶皱。

⑦将棉绳的两端往上拉，在髂嵴上方处交叉拉紧，并保持2分钟，待材料冷却定型。

⑧修剪矫形器边缘，注意外上侧的修剪线不能妨碍肩关节的活动，前下方要允许患者髋关节能够屈曲90°，后下方不能影响患者坐下。

⑨根据背部弯曲的轮廓截弯铝条并用铆钉固定在板材背侧面上，再根据患者腰围大小订3～4根带子于矫形器上。

（5）临床应用：

①适应证：适用于腰骶椎创伤性骨折和骨折术后的治疗，也适用于腰椎间盘突出症和腰椎间盘摘除术后、腰椎滑脱等疾患。

②禁忌证：禁用于皮肤不能忍受压力和对热敏感的患者，有严重呼吸障碍的患者慎用。

（三）胸腰骶矫形器

胸腰骶矫形器（thoratic-lumbo-sacral orthosis，TLSO）是指用于脊柱胸腰骶节段的脊柱矫形器，限制其活动范围，对脊柱起到支撑、保护的作用，并提高脊柱的稳定性。根据制作的材料性质不同，可分为软性胸腰骶矫形器和硬性胸腰骶矫形器。

1. 软性胸腰骶椎矫形器（flexible thoratic-lumbo-sacral orthosis，F-TLSO）

（1）结构：软性胸腰骶椎矫形器，又可称为高腰围（图3-117），上缘可达低位胸椎、下缘包住髂前上棘，一般采用弹性织物、帆布或是皮革材料制作而成，可通过增加符合人体生理曲线的金属支条或塑料支条来加强对脊柱的运动控制。有时亦可以于后背部增加一符合人体生理曲线的塑料模块，为

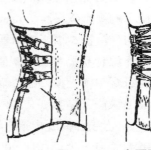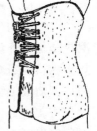

图3-117 高腰围

背部提供更好的支撑。临床上常见的有弹力护腰带、皮腰带、高腰帆布腰围。

（2）作用：与软性腰骶矫形器相似，但其控制脊柱节段更高。

（3）生物力学原理：

①运动控制：矫形器通过给躯体提供外力，并向骨和软组织施加一定压力，可控制

脊柱部分前屈、后伸侧屈运动。

②脊柱免荷作用：提高腹压，从而促进感觉运动功能，增强肌肉的稳定功能，并且减轻了下段胸椎和腰椎的负荷，减少腰椎前凸，达到缓解疼痛的目的。

（4）制作要点：此类型的矫形器多为预定制，但也可根据患者对其功能结构的具体要求，进行量身定制。量身定制时，应该对患者进行详细的评估，为矫形器的设计提供依据；对患者躯体结构尺寸的测量亦非常重要，关系到所设计的矫形器是否符合患者，因此，应仔细测量胸、腰、臀围及其身高等。

（5）临床应用：

①适应证：第1腰椎至第1骶椎（L1~S1）椎间盘突出症、下段胸椎或腰椎肌肉力量不平衡、下段胸椎或腰椎退行性病变、下段胸椎或腰椎骨软骨病、下段胸椎或腰椎关节突综合征、骶髂关节炎等。

②禁忌证：禁用于对脊柱制动、支撑要求较高的脊柱疾病患者，如胸腰椎不稳、骨折、术后等；患有严重呼吸疾病的患者应该慎用。

2. 硬性胸腰骶矫形器

（1）前十字过伸型胸腰骶矫形器（cruciform anterior spinal hyperextension thoraco-lumbo-sacral orthosis，CASH-TLSO）：

①结构：前十字脊柱过伸型胸腰骶矫形器（图3-118），胸部压力垫和耻骨压力垫由一个位于前正中线的支条连接在一起，支条可以折弯以便调节胸部压力垫和耻骨压力垫压力的大小，支条中点处附有一个水平杆，末端与侧垫相连，背部的压力垫与水平杆上的胸腰束带相连。这种矫形器容易穿脱，而且对胸骨和腋下位置的压力释放效果更理想。

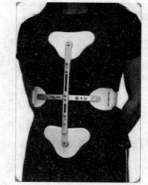

图3-118 前十字脊柱过伸型胸腰骶矫形器

②作用：限制脊柱前屈，促进后伸运动，有一定的支撑、保护作用。

③生物力学原理：A. 促进后伸运动：控制前屈运动，胸骨垫与耻骨上垫提供向后的两个作用力，背部胸腰垫提供向前的作用力，形成三点力作用系统，限制胸腰段脊柱前屈运动，促进胸腰椎过伸，增加腰椎前凸。B. 侧屈与旋转运动控制：由于缺少外侧支条，所以对侧屈运动的控制较弱；胸部压力垫、耻骨压力垫、背部的压力垫结合前支条和连接件可为躯体提供一定程度的反旋转力偶，但较弱，故此类型矫形器对胸腰椎旋转运动的限制较弱。

④制作要点：此矫形器是根据患者尺寸或样品制作组装而成，通常可以调节矫形器尺寸大小。

⑤临床应用：

A. 适应证：可限制第6胸椎至第1腰椎（T6~L1）位置的屈伸运动，但是对侧屈运动和旋转运动的控制能力较弱。适用于T6以下胸腰椎创伤性压缩性骨折、胸腰椎结核、青少年脊柱后凸畸形患者的治疗，预防类风湿性脊柱炎引起的驼背畸形。

B.禁忌证：禁用于胸腰椎不稳定骨折和骨质疏松引起的压缩性骨折。

（2）模塑式胸腰骶矫形器（custom-made plastazote thoraco-lumbo-sacral orthosis，CMP-TLSO）：

①结构：模塑式胸腰骶矫形器（图3-119），采用低温热塑板材一体成型，可根据需要包绕整个躯干和骨盆，板材在前方重叠约10 cm，后侧有2根铝制支条，用于增强矫形器在矢状面上的控制能力。其下端应有效地控制骨盆，又不影响髋关节的正常屈伸，两侧腹股沟处不影响患者下蹲，控制上端前侧达胸骨柄上缘，侧方上端达腋下，且不影响上肢自然下垂和前后摆动。

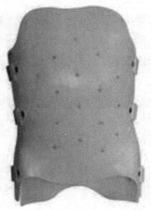

图3-119　模塑式

②作用：制动、支撑、保护作用，可对脊柱进行部分免荷。

③生物力学原理：主要通过全接触，为躯体提供各个方向的作用力，从而形成多个三点力作用系统及抗旋转力矩，进而实现对脊柱节段各个方向运动的控制，并且实现支撑、保护作用，具体如下：A.前屈运动控制：矫形器前部的上、下部提供2个向后的作用力，其后部中部提供向前的作用力，三者共同构成三点力作用系统，限制胸腰椎前屈运动。B.后伸运动控制：矫形器后部的上、下部提供2个向前的作用力，其前部中部提供向后的作用力，三者共同构成三点力作用系统，限制胸腰椎后伸运动。C.侧屈运动控制：矫形器两侧部分别提供2个三点力作用系统，分别控制胸腰椎的左、右侧屈运动。D.旋转运动控制：水平面上至少2个以上的抗旋转力矩，分别控制胸腰椎左右方向上的旋转运动。E.脊柱免荷作用：来自躯干前方、后方及两侧的压力和限制作用，尤其是对腹部施加的压力，有利于增大患者腹内压，从而减少脊柱及其肌肉、韧带的纵向负荷。

此外，矫形器通过感觉反馈，有利于改善躯体对肌肉的控制；而矫形器对患者心理上的提醒和暗示，有利于患者避免进行过大的活动，从而达到运动限制的作用。

④制作要点：

A.首先要确定患者脊柱损伤平面，患者平躺于检查床上，膝关节和髋关节屈曲30°，以减少患者腰椎前凸的角度，从而使患者腰部适度紧张。

B.根据患者脊柱损伤平面和患者胸围裁剪板材（胸围加10 cm以便板材在前方重叠）。

C.在髂嵴水平的位置，放一条直径约为38 mm的棉绳于患者身下。

D.将低温热塑板材加热到可以热塑成型。

E.将患者抬离床面，并将烤软的板材放在患者的背部，并置于棉绳之上。

F.在前面重叠板材，确保板材紧贴于患者身上且没有任何的空隙和褶皱。

G.将棉绳的两端往上拉，在髂嵴上方处交叉拉紧，并保持2分钟，待材料冷却定型。

H.修剪矫形器边缘，注意外上侧的修剪线不能妨碍肩关节的活动，前下方要允许患者髋关节能够屈曲90°，后下方不能影响患者坐下。

I.根据背部弯曲的轮廓截弯铝条并用铆钉固定在板材背侧面上，再根据患者胸围大小订 3～4 根带子于矫形器上。

⑤临床应用：

A. 适应证：脊柱术后的固定和支撑，限制节段间运动，减轻术后腰背痛，促进骨的愈合，也可用于脊柱不稳或者脊柱小关节紊乱、肌肉萎缩造成腰背痛的患者。

B. 禁忌证：禁用于有呼吸障碍的患者。

三、脊柱侧弯矫形器治疗

（一）概述

脊柱侧弯是危害青少年和儿童健康的常见病之一，依发病年龄可分为婴儿型、幼儿型和青少年型，后者以女童更多见。对于特发性脊柱侧弯根据侧弯角度或临床症状可采取非手术治疗和手术治疗两类治疗方法。手术治疗因疗程长、费用高并有较大的风险只用于侧弯严重者，如肺功能障碍、躯干明显不对称，通过保守治疗又不能控制畸形发展，侧弯的度数持续增加的脊柱侧弯患者。

1. 脊柱侧弯的定义　国际脊柱侧弯研究学会（International Scoliosis Research Society，SRS）对脊柱侧弯的定义：如果脊柱向左或向右偏离了枕骨结节到骶骨棘这条中轴线，应用 Cobb 法测量站立正位 X 线影像的脊柱侧方弯曲，如侧弯角度大于 10°，则定义为脊柱侧弯（图 3–120）。

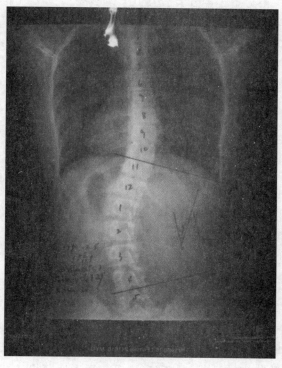

图 3–120　脊柱侧弯

在我国，儿童脊柱侧弯的发病率为 2%～3%，它不仅会因形体外观畸形、美观受损给儿童带来身体上和心理上的伤害，而且会引起心肺功能的障碍和严重的心理障碍。

    2. 脊柱侧弯的分类

    （1）非结构性脊柱侧弯：也称代偿性脊柱侧弯，因受伤、痉挛、骨盆不对称、腿长不一等原因形成的弯曲姿势。若导致侧弯的原因被除去，脊柱即可恢复正常。长期存在，发育过程中也可由非结构性的变成结构性侧弯。非结构性脊柱侧弯无内在变化，亦称功能性脊柱侧弯症，具有可逆性，查明原因可以矫正。常见的类型如下。

    ①姿势性脊柱侧弯：坐姿不正，习惯用一侧肩负重等原因所造成。如果及时纠正姿势，这种侧弯很快可以恢复正常。此类侧弯在卧床状态下都可消失。

    ②代偿性：肢体不等长，引起骨盆倾斜，继而发生腰椎的侧弯，实际是一种代偿性侧弯。患者坐立或当双下肢体等长后侧弯消失。

    ③疼痛性侧弯：椎间盘突出、椎间盘炎、骨样骨瘤等各种脊柱上的疾患引起椎旁肌痉挛导致脊柱侧弯，消除疾患后，侧弯即可消除。

    （2）结构性脊柱侧弯：主要指脊柱本身的骨骼、韧带、椎间盘及肌肉发生病变引起的弯曲。部分侧弯已经形成，主动无法矫正，是先天脊椎结构不良或后天创伤以致脊椎无法直立。通常需要手术矫正及术后矫形器治疗。常见类型有以下几种。

    ①先天性脊柱侧弯：骨骼发育异常所造成的，发病率并不少见，其原因尚不明确，可能与妊娠期第4~7周时受母体的内外环境变化刺激有关，生后即有畸形征象。常见畸形有先天性半椎体（不分节、半分节、分节）楔形椎、"蝴蝶"椎、不对称骨桥等（图3-121）。

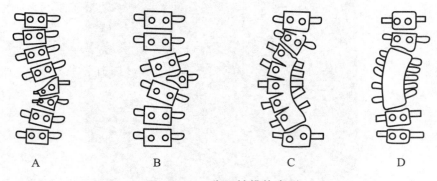

A   B   C   D

图3-121　先天性椎体变形

    ②神经源性侧弯：脑瘫、小儿麻痹症、脊髓空洞症型等神经源性疾病引起的脊柱侧弯。

    ③肌源性脊柱侧弯：肌营养不良、进行性肌萎缩等肌源性疾病引起的脊柱侧弯。

    ④间充质病变并发脊柱侧弯：先天性常见的有马方综合征（Marfan'syndrome）、莫尔基斯奥综合征（Morquios'syndrome）等，马方综合征是一种常染色体显性遗传的结缔组织疾患，常累及心脏、眼睛及骨骼肌肉系统，其骨科的主要临床表现为脊柱侧弯与胸廓畸形、硬膜膨出、关节韧带松弛、髋臼突出等。后天性获得的有类风湿所致脊柱炎或脊柱侧弯。治疗原则：观察、支具、手术。

⑤外伤合并脊柱侧弯：椎体压缩性骨折、胸部手术、烧伤等引起的脊柱侧弯。

⑥代谢障碍疾病合并侧弯：骨质疏松等。

⑦神经纤维瘤病合并脊柱侧弯：是一种较为常见的周围和中枢神经系统的遗传性疾病，它涉及人体的外胚层间充质组织，儿童及成年人均可发生。此类患者皮肤可见咖啡色斑。

（3）特发性脊柱侧弯：

①特发性脊柱侧弯中最常见的一种，约占脊柱侧弯的80%，其发病原因尚不了解，这类侧弯在青春期女性中比较常见。特发性脊柱侧弯的病因尚不十分清楚。目前有神经肌肉学说、脊柱结构学说、内分泌学说、姿势平衡学说及遗传因素等。特发性脊柱侧弯的定义是脊柱有侧弯及旋转畸形，而无任何先天性脊柱异常或有神经肌肉或骨骼疾病。根据其发病年龄又分婴儿型、少儿型及青少年型。

②特征弯曲通常有主弯曲和次弯曲之分，主弯曲常伴有结构性变化，称为原发性弯曲；次弯曲称为代偿性弯曲或继发性侧弯。

3. 脊柱侧弯患者的临床检查

（1）一般检查：

①问诊：包括患者年龄、性别、发现侧弯的时间、身体发育状况、家族是否有遗传史、有无过敏史等。

②望诊：于站立位，由背面观脊柱偏离正中直线的情况，如双肩是否水平、对称，有无隆起，枕骨粗隆垂线是否通过臀中沟，肤色状况，胸廓变形程度如乳房、胸廓厚度、呼吸扩张度等；从侧面及矢状面上观察脊柱，是否有颈椎前凸、胸椎后凸、腰椎前凸和骶椎后凸四个生理弯曲。

③触诊：椎旁肌是否痉挛、压痛，是否伴有放射痛，棘突及其间隙是否压痛，腰肌外侧触摸深部横突有无压痛，骶髂关节有无压痛、叩击痛；用力下压头顶或双肩时，脊柱是否疼痛或疼痛加重。

④动诊：检查C7至尾骨尖呈一直线，头竖直为脊柱的中立位，即0度。参照正常脊柱活动范围进行比较，正常情况下颈前屈35°～45°；后伸35°～45°；两侧弯曲各45°；两侧旋转各60°～80°。腰椎活动弧度：前屈90°；后伸30°；侧弯各20°～30°；侧旋各30°。同时检查脊柱侧弯的可恢复性及柔韧性，可采用牵引、侧屈或抗阻力试验。

⑤量诊：在前屈后伸时，测量C7至T12棘突间距，正常时前屈比后伸增加4～6 cm。于站立位，腰椎前屈时，两膝伸直，测量指尖与地面间距（图3-122），可作为整个脊柱关节功能的测试指标；可测量C7至S1在前屈时脊柱长度增加的程度，一般增加15 cm（图3-123），在测量时应注明测量时间，因为脊柱长度会因椎间盘受压长短，其厚度会有所变化。有研究表明，人体身高早晚变化成年人约为1%，儿童约为2%，老年人约为0.5%。脊柱棘突连线偏离轴中线（图3-124），弯腰测量驼峰的峰值（图3-125）、双肩对称性测量（图3-126）。

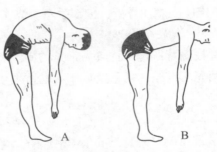

图 3-122　测量指尖与地面间距

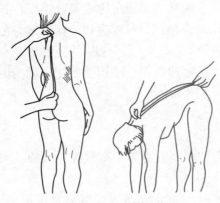

图 3-123　测量脊柱长度

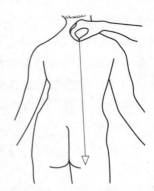

图 3-124　C7 棘突垂线判断身体的偏移

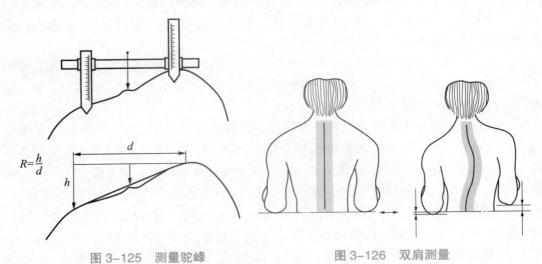

图 3-125　测量驼峰

图 3-126　双肩测量

（2）X 光片的检查：站立位全脊柱正、侧位影像。照 X 光片时必须强调站立位，不能卧位。若患者不能站立，宜采用坐位像，这样才能反映脊柱侧弯的真实情况。X 像需包括整个脊柱、仰卧位左右弯曲像。

①正位片脊柱侧弯角度的测量：

A. 端椎和顶椎判定：端椎具有如下特点。

a. 离躯干中轴线较近；

b. 椎体变形最小；

c. 椎体自身旋转最小；

d. 椎体自身倾斜角度最大。

顶椎具有如下特点。

a. 偏离中垂线较远；

b. 椎体变形最大；

c. 椎体自身旋转最大；

d. 椎体自身倾斜角度最小。

B. Cobb 角的测量：Cobb 角是衡量脊柱侧弯变形角度常用的度量方式。在 X 光片上测量 Cobb 角时，根据椎体变形特征确定出上下端椎，作上端椎椎体上端面的延长线、下端椎椎体下端面的延长线，再分别作这两条直线的垂线。这两条垂线相交成的夹角（锐角），即为该段脊柱侧弯的 Cobb 角（图 3-127）。

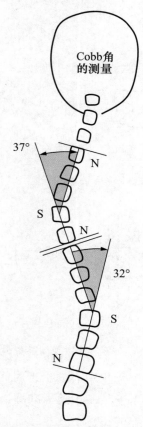

图 3-127 脊柱侧弯角度的测量——Cobb 角的测量

图中，N 表示端椎，S 表示顶椎。

②侧位片：观察脊柱的生理弯曲改变情况。

常见的病理改变有：脊柱矢状面上的生理弯曲，通常情况下有颈椎前凸、骶椎后凸，胸后凸：30°（20°～40°），顶点 T5～6，腰前凸：40°（30°～50°），顶点 L2。胸椎侧弯，会导致胸椎后凸变平，常伴有腰椎前凸增大；腰椎侧弯，常伴有腰椎前凸加大，可能会加大胸椎的后凸；胸腰侧弯，会使胸椎后凸部位变低（正常情况胸椎后凸的最高点是 Th5～6）。

③椎体旋转度测量（图 3-128）：Nash 和 Moe 根据正位 X 像上椎弓根的位置，将其分为 0～Ⅴ度。0 度：椎弓根对称；Ⅰ度：凸侧椎弓根移向中线，但未超出第一格，凹侧椎弓根变小；Ⅱ度：凸侧椎弓根已移至第二格，凹侧椎弓根消失；Ⅲ度：凸侧椎弓根移至中央，凹侧椎弓根消失；Ⅳ度：凸侧椎弓根越过中央，靠近凹侧。

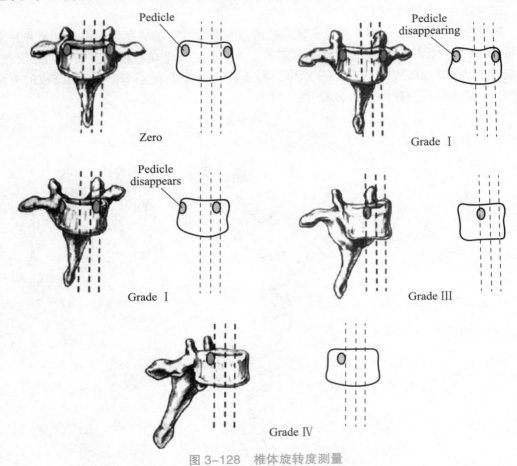

图 3-128 椎体旋转度测量

④骨龄的判断：临床根据每个骨化中心的出现时间、大小、形态、密度等与标准图谱加以比较，其骨骼成熟度相当于某一年龄标准图谱时，该年龄即为其骨龄。它是确定骨成熟的指标——盆缘骨骺线（图 3-129）。

髂骨嵴骨骺出现和融合（Risser，1936）判断方法：髂骨嵴骨骺出现于青春快速生长期，历经 12～36 个月，髂前上棘开始向髂后上棘延伸，最后与髂骨翼融合。根据 Risser 分级法：髂前上棘 - 髂后上棘（髂嵴全长）分四段为四级，髂骨骨骺与髂骨

手部 X 光片观察
腕骨发育情况

122

翼融合为第五级，意味着脊柱的生长发育结束，停止身高增长。在生理上出现成熟标志，如乳房发育、阴毛生长、月经初潮等。

⑤ Bending-Test：站立位侧弯 X 线片（图 3-130），仰卧位左右 Bending 像的测量，确定侧弯的柔软指数。柔软指数 =（侧弯角度 -Bending 角度）/ 侧弯角度 × 100%。

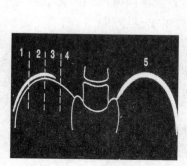
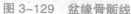

图 3-129　盆缘骨骺线

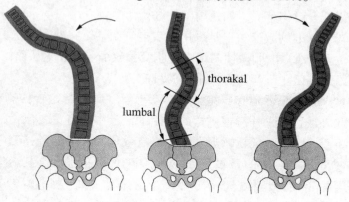

图 3-130　Bending-Test

⑥骨盆检查：骨盆是脊柱的基石，起着固定和支撑脊柱的稳定和平衡作用。维持脊柱平衡的许多肌肉均对称地附着于骨盆。骨盆位置如果有额状面内的不水平或矢状面内的倾斜，均可导致脊柱诸肌肉失衡和不稳，影响脊柱弯曲。

A. 骨盆（骶骨）侧向倾斜引起腰椎功能性侧弯。

B. 骨盆前倾导致腰椎前凸增大。

C. 骨盆后伸导致生理性的腰凸减小。

4. 脊柱侧弯的治疗　脊柱侧弯的治疗通常有手术治疗和非手术治疗。非手术治疗常用的有物理治疗，如电刺激疗法，改善气血循环；运动治疗，如体操疗法，对背部肌肉训练，增强肌力，改善脊柱柔韧性；矫形器治疗，起到牵引、矫正及固定作用。

矫形器治疗是通过设计不同的压垫，降低每一个非生理凸起，使软组织向对应凹陷部位移动，到达被动矫正的目的，并利用生长、呼吸运动，达到脊柱的主动矫正的目的。脊柱侧弯患儿，在每一个脊柱生长阶段，脊柱侧弯都有可能加重。如果没有外在矫形器的配合，患儿的每一次吸气都会作用于凸侧，加重侧弯，每一次吐气则使凹陷愈加严重。

治疗方法的选择：通常需要根据脊柱侧弯患者的具体情况，确定其治疗方法。其选择的主要影响因素有：患者年龄、患者侧弯的类型、侧弯角度、侧弯部位等。一般20° 以内的特发性脊柱侧弯，先进行观察，如果每年的加重超过 5°，则行非手术治疗。20°～40° 应立即进行非手术治疗，因为通常 90% 的患者发展加重。40°～50° 可视患者发育情况进行手术治疗和非手术治疗的选择。

（1）保守治疗：

①体操疗法：是矫正脊柱侧弯常用的方法之一，它的作用原理是有选择性地增加脊柱凸侧的肌肉（包括骶棘肌、腹肌、腰大肌与腰方肌等），牵引凹侧的挛缩的肌肉韧带等组织，调整脊柱两侧的肌力平衡，以达到矫正脊柱畸形的目的。体操还对增进健康、增强体质、促进正常发育、建立正常姿势、改善心肺功能都有一定的意义。

②牵引疗法：是使用合适的牵引设备对脊柱施以轴向牵伸拉力。可防止或减缓脊柱侧弯的进一步加重，或使侧弯得到一定程度的改善。也用作脊柱侧弯的术前准备，使脊柱侧弯凹侧挛缩的软组织得到松解，使手术达到最大限度的矫正，避免或减少产生脊髓神经损伤并发症。牵引的种类很多，如颈牵引、斜板牵引、颈 – 骨盆环牵引等，也可适当配合自体牵引，如使用单杠进行牵引。

　　③电刺激疗法：是采用体表电刺激器，将两组电极分别放置在侧弯凸侧的体表特定位置，通过电刺激使两组椎旁肌交替收缩与舒张，从而使侧弯的脊柱获得持续的矫正力，以达到防止侧弯加重或矫正的目的。

　　④矫形器治疗：是脊柱侧弯患者穿戴定制的脊柱侧弯矫形器进行脊柱侧弯的治疗，此方法在特发性脊柱侧弯的非手术治疗中占有重要位置，是目前脊柱侧弯康复治疗的重要手段。目前公认矫形器治疗可有效地控制早期脊柱侧弯的进展，特别是对轻型脊柱侧弯，可避免手术或减轻手术患者侧弯的严重程度。其治疗原理是通过改善脊柱骨骼、肌肉的生物力学状况，引导骨骼的发育，从而达到预防与矫正的目的。自 20 世纪以来，有关脊柱侧弯矫形器治疗和脊柱侧弯自然发展的对比研究的相关报道，普遍证实了脊柱侧弯矫形器对轻度至中度特发性脊柱侧弯的控制治疗作用，对侧弯 Cobb 角度小于 45°的特发性脊柱侧弯，矫形器具有明显的疗效。矫形器可以阻止或延缓侧弯的发展，矫正脊柱侧弯，使患者避免手术。对于侧弯角度较大，相对僵硬脊柱侧弯或先天性脊柱侧弯患者，通过矫形器治疗可改善脊柱侧弯的术前柔韧性，控制脊柱侧弯的发展，帮助选择手术时间，提高手术矫正度。

　　⑤心理治疗：对脊柱侧弯患者是十分必要的，让患者对脊柱畸形及康复手段充分理解，了解康复治疗的长期性、艰苦性，建立信心，持之以恒，积极参与并主动配合，才能使康复治疗获得满意效果。年龄较大、侧弯较严重的脊柱侧弯患者可能会逐渐产生心理精神的变化，主要表现为自卑、焦虑、抑郁，持续时间长会导致心理的紊乱，更应及时给予心理疏导及心理治疗。

　　⑥手法治疗：是指在脊椎及相应肌群上实施手法操作技术，以达到改善脊椎排列、调整肌肉张力、改善脊椎生物力学，从而矫正脊柱侧弯的目的。如国内的整骨推拿手法及国外的美式脊椎矫正术（chiropractic）等。美式脊椎矫正术是目前在美国广泛流行的一种自然疗法，以手法矫正为主，对脊柱的解剖学、力学结构进行针对性的矫正。

　　（2）手术治疗：角度大于 45°的脊柱侧弯通常采用手术治疗。

　　①成人疼痛性脊柱侧弯，是由于侧弯凹侧长期不正常负重，致早期发生严重的骨性关节炎，椎管狭窄或椎体侧方移位，刺激脊髓或神经根引起疼痛，应进行减压及矫正。

　　②儿童先天性脊柱侧弯，矫形器治疗无效或效果不明显，每年加重大于 5°的应尽早手术。

　　③术前术后矫形器的作用：对于侧弯较严重的患者，装配术前矫形器，不仅保护脊柱、控制侧弯的发展，等待适宜的手术时机，还可以改善肌肉的紧张与韧带的挛缩状态，减少术中、术后的神经症状。对于术后装配脊柱矫形器，不仅可以巩固手术效果，防止术后不良改变，还能避免不必要的椎体融合，保护脊柱的生理功能。

5.脊柱侧弯矫形器的治疗原则

（1）脊柱侧弯的生物力学改变：

①脊柱侧弯伴随椎体向凸侧旋转。

②脊柱侧弯导致椎体所受压力不同，导致椎体发育不对称，凹侧椎体受轴向压力大于凸侧，久而久之可使椎体发生楔形变。

③侧弯导致凹侧肋骨对脊柱的压力向凸侧肋骨的增加，从而使侧弯更加严重。注意凸侧肋骨的矫正，Cobb角度大于45°的侧弯矫正力较大。

（2）脊柱侧弯矫形器的矫治原则：脊柱侧弯矫形器设计是建立在生物力学原理的基础上，运用的是三点力系统，通过改变脊柱、骨盆、胸廓、肩胛带的力学和运动学的特性，达到矫正目的。如在额状面的矫正就是运用可以引起躯干节段运动的压力，作用于侧弯的顶点和端点相应体表部位，同时给予对侧凹陷部位以足够的空间，通过呼吸运动，使其得到伸展，从而实现躯干各节段的平衡运动，改善肌肉和软组织的作用。

①只有在骶骨水平的情况下加以矫正。

②腰椎侧弯的患者如导致骶骨倾斜可增加一侧腿的长度而达到矫正目的。

③身体有偏移的患者必须矫正。

④脊柱矢状面的生理弯曲是否正常对脊柱矫正非常重要，脊柱生理弯曲发生改变都会导致侧弯加重。

⑤应观察脊柱侧弯患者的呼吸运动，通常情况下呼吸运动时胸上部肋骨向前移动，胸下部肋骨向两侧移动。

⑥脊柱侧弯伴有椎体旋转的情况，必须在设计抗弯的矫正力的同时考虑椎体的抗旋矫正（图3-131）。也就是用三点矫正原则注意在三个面上加以矫正。在额状面顶椎上施以主要矫正力，并在对侧上端、下端施以反作用力，达到矫正侧弯的目的。

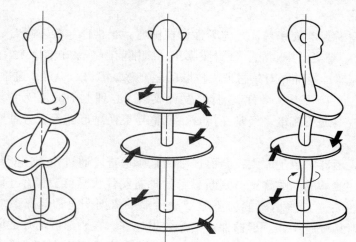

图3-131 脊柱侧弯矫形器的抗旋原则

⑦在额状面抗弯时使用三点矫正原则，应注意对侧弯较严重的尽可能寻找杠杆臂较长的反作用力（图3-132），否则很难达到矫正效果。

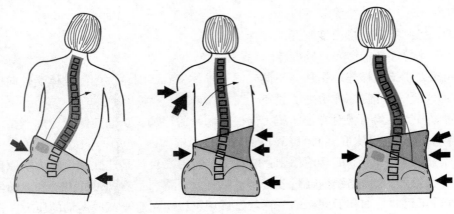

图 3-132　额状面三点矫正原则

⑧椎体抗旋是在水平面上通过压力和反压力减小驼背畸形，脊柱侧弯、抗旋作用还有牵引作用应同时进行。

⑨穿戴矫形器患者应同时配合侧弯体操、适当脊柱牵引等以改善肌肉的张力及脊柱的柔韧性。

（3）脊柱侧弯矫形器适应证：

① Cobb 角处于 20°～45° 的中度脊柱侧弯，骨骼发育处于未成熟阶段，脊柱侧弯还处在早期阶段。

②跨度长的侧弯，柔韧性好的腰段或胸腰段侧弯矫正效果佳。

③婴儿期和少儿期的特发性脊柱侧弯。

④脊柱侧弯严重者手术治疗前后使用，达到稳定脊柱的作用。

⑤成年脊柱侧弯或其他原因脊柱侧弯患者，可作为辅助治疗手段。

（4）禁忌证：

①脊柱侧弯矫形器的禁忌证　先天性脊柱侧弯：半椎体、椎体融合、肋骨融合、脊柱侧弯超过 45°、神经纤维瘤病、硬脊膜膨出、胸椎前凸、保守治疗无效的患者。

②脊柱侧弯矫形器的相对禁忌证　皮肤问题、感觉障碍、炎症、过敏、弯曲范围短、侧弯僵硬、背的后凸不够（平背）、骨骼发育成熟、心理上不能接受、客观环境上不允许、如居住地较偏远不能接受经常性检查、调整与更换矫形器者，各种原因不能长时间穿戴的患儿。

（5）脊柱矫形器的装配原则：全面仔细的临床检查。通过检查，能判断脊柱侧弯的类型、了解脊柱侧弯的严重程度、判断患者的骨骼发育状况、了解脊柱侧弯的可矫正性和生物力学特性等，这些情况能为矫形器设计提供依据。通常情况下，脊柱侧弯发现越早，脊柱侧弯角度越小，矫形器保守治疗效果越好。在矫形器治疗的同时，要求患者积极进行脊柱体操运动或电刺激等其他保守治疗，并要求家人密切配合，督促患者坚持正确穿戴，定期复查。

6. 脊柱侧弯矫形器的常用类型　脊柱侧弯矫形器按其形式可分为颈胸腰骶矫形器（CTLSO）、胸腰骶矫形器（TLSO）、腰骶矫形器（LSO）。不同形式的侧弯矫形器的选择，应根据脊柱侧弯患者的不同侧弯部位、侧弯类型可采用不同的力学系统。脊柱侧弯是脊柱的一种三维的畸形改变，必须进行三维矫正。

（1）密尔沃基矫形器：密尔沃基矫形器（Milwaukee）由 Blount 和 Moe（1945 年）发明，初期是一种具有脊柱牵引功能的矫形器形式，用于矫正脊柱后凸畸形或术后固定，后经材料、工艺及结构的改进，发展到目前具有良好的牵引矫正力和侧方矫正力的颈胸腰骶脊柱矫形器。早年应用下颌托，会导致牙齿畸形，现多用喉托（位于颌下一横指宽的喉咙处）。缺点：由于颈环或喉托结构限制了颈椎的活动，因而对患者的日常生活限制较多，外观差，患者会产生心理障碍（图 3-133）。

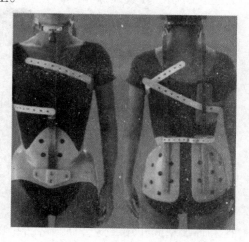

图 3-133　密尔沃基矫形器

①适应证：该矫形器适合于脊柱侧弯部位较高的患者，用于高位的脊柱侧弯（T6 以上）。

②结构特点：带腹压的骨盆托将两侧髂嵴与骨盆包住，防止矫形器下滑与旋转，后侧带子系好后留有 3～5 cm 的间隙，方便围长一定量的调整。枕骨托位置及角度可调，当患者用力伸直脊柱时能托住枕骨粗隆，达到脊柱牵引、矫正侧弯的功能，前托与下颌间有一横指的间隙。侧弯施压矫正区位置可调整到符合患者的侧弯状况及生物力学要求的状态，前、后面金属支条带有高度可调装置，适合生长期发育较快的患儿的高度调整，该矫形器具有较大的压力释放区域，不仅适用于潮热的气候条件，还不妨碍呼吸。针对颈椎的侧向偏移、胸颈段的侧向弯曲，可以通过安装肩部及腋下压垫，达到矫正侧弯的目的。

（2）美国波士顿脊柱侧弯矫形器：波士顿型脊柱侧弯矫形器（Boston brace）是波士顿的哈巴德大学儿童医院的霍尔（Hall）等人，综合以前各类脊柱侧弯矫形器的设计原理和力学矫正方法开发的一种半成品矫形器结构形式（图 3-134）。

①适应证：适用 Cobb 角小于 45°，顶椎在腰椎和下胸椎（T10 以下）的脊柱侧弯。

②结构特点：多数为半成品，从结构上观察，采用的是模塑成型的系列化预制产品，根据患者的躯干尺寸和侧弯部位，选择型号并剪切、修整预制侧弯矫形器的上下边缘，然后根据生物力学的矫正原理，在所需区域粘贴压力

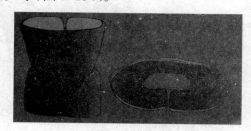

图 3-134　美国波士顿脊柱侧弯矫形器

矫正垫，可采用后开口，根据对强度的要求，在应用中可以安装支条。它通过额状面三点力系统矫正侧弯，利用斜位的压垫矫正椎体水平面的旋转，利用腹托减少腰椎前凸和提高腹内压，产生纵向牵引力。

（3）色努式脊柱侧弯矫形器：色努脊柱矫形器因法国矫形外科医生色努于 20 世纪

70 年代中期创制而得名。该矫形器利用三点力矫正原理，通过设置压垫和伸展空间，结合生长机制、呼吸训练和体疗等措施，发挥抗旋、伸展和主动矫正作用。主要针对脊柱侧突弯曲和旋转的三维压力区和较大的释放空间。通过压力区和与之相对应的释放空间引导患者的脊柱运动、呼吸运动和脊柱伸展，是一种被动加主动矫正式脊柱侧突矫形器（图 3-135）。

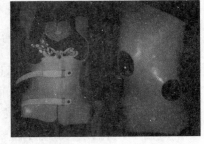

图 3-135　色努脊柱侧弯矫形器

①适应证：适用于 T7 以下，Cobb 角小于 45° 的脊柱侧弯患者。

②结构特点：此类矫形器是一种腋下式矫形器，使用塑料板材在石膏阳型上模塑成型。早期，矫形器用板材将肩部和盆部固定起来，可用金属杆连接，凹陷部位留出较大空间，后改用全塑料板材进行制作。20 世纪 80 年代末，相继取消腹部压垫、右侧锁骨支撑，并根据压力区和伸展空间作用，对脊柱侧弯凸起和凹陷部位划分区域，以使修型更为精准。矫形器通过一个或多个三点力体系，在凸起部位放置压垫，在凹陷部位设置伸展空间，辅以呼吸训练和体疗，使凹陷得到伸展，降低凸起，矫正侧弯、矫正脊柱和肋骨扭转，竖直身体。

（4）斯塔格纳拉 - 法国里昂矫形器（Stagnara brace Lyoner brace）：由法国里昂整形外科医生斯塔格纳拉（Stagnara）设计，也称里昂支具（Lyoner brace）。

①适应证：适用于 45° 以内的胸腰椎、中胸段发育期脊柱侧弯患者。

②结构特点：由前后两根合金支条和可调节的压垫连接件组成，具有可调整性和可修改性。这种矫形器通常在一种叫作科特雷尔的牵引架上取型，取型时采取最大矫正位，热塑成型（图 3-136）。

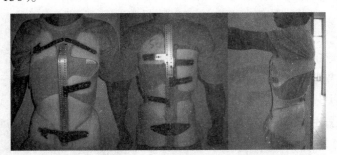

图 3-136　法国里昂矫形器

（5）CBW 脊柱侧弯矫形器（Cheneau-Boston-Wiesbaden corset）：是色努矫形器 - 波士顿脊柱侧弯矫形器改良的矫形器形式，综合两者的结构特点和矫正原理，采用后开口（图 3-137）。

①适应证：适用于胸椎侧弯最高椎不高于 T10 的胸腰段侧弯患者。

②结构特点：矫形器胸腰段具有波士顿脊柱侧弯矫形器类似的结构特点，胸椎弯曲侧弯运用的是色努矫形器的矫形结构，后侧开口，该矫形器开口面积较大，为提供足够的强度支撑，矫形器前部用支条加固。此矫形器个性化取型制作。

（6）OMC 型脊柱侧弯矫形器（osaka medical college brace）：是日本大阪医科大学

的矫形器技术人员设计开发的，基于波士顿脊柱侧弯矫形器，不同的是在胸椎侧弯凸侧的对侧所用的反作用力采用腋下胸椎压垫，利用搭扣带的牵引（图3-138）。

①适应证：该矫形器适用于脊柱侧弯最高椎不高于T7，用于体格较弱、脊柱侧弯柔软性较好且脊柱旋转度小的患者。

②结构特点：与波士顿脊柱侧弯矫形器类似的骨盆托部分，加以胸椎弯曲凹侧的腋下压垫组成，为提供可靠的反作用力，其间采用金属支条连接，通过搭扣带还可适当调节矫正力度。压垫和金属支条可以直接在试样时根据侧弯位置和高度需要来进行调节适配。骨盆托可按个体差异取型制作。

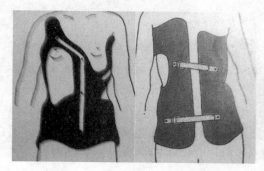

图 3-137　CBW 脊柱侧弯矫形器

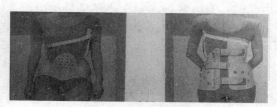

图 3-138　OMC 型脊柱侧弯矫形器

四、脊柱后凸矫形器治疗

（一）概述

1. 定义　脊柱后凸是由于肌肉韧带松弛、骨质软化，因久站久坐，在重力的作用下所致的骨骼畸形。脊柱后凸是常见的脊柱畸形。正常人胸椎生理性后凸小于50°，后凸顶点在T6～T8处，与腰前凸形成平衡的生理弧度，此时矢状面重力垂线经过第1颈椎（C1）、第1胸椎（T1）、第12胸椎（T12）和第1骶椎（S1），维持最佳生理曲线和身体平衡，保证人体能正常前视。先天性脊柱畸形、脊柱创伤、结核等多种疾病均可导致脊柱后凸角度增大。当后凸畸形大于60°时，畸形会继续加重和招致背部疼痛发生，一般需要进行矫正治疗。

2. 分类　分为非固定性畸形（如姿势性驼背），因肌肉力弱所致后凸或代偿腰前凸加大的胸后凸畸形；固定性畸形（如休门氏病），强直性脊柱炎（最多见），老年性骨质疏松所致后凸，先天性后方半椎体、结核或创伤等所致畸形。

早在80多年前由Scheuermann（1921年）描述了一种常见于青少年的胸椎或胸腰段的僵硬型脊柱后凸（驼背）畸形。这种特有畸形是以胸椎椎体为主要部位的骨骺环发育明显不规则造成的胸腰椎后凸畸形。后来有很多学者相继报道此病，并称之为Scheuermann病（休门氏病），又称少年性椎体骨软骨病或青年性驼背、休门氏病后凸畸形（Scheuermann's kyphosis）、幼年性脊柱后凸（juvenile kyphosis）、脊椎骨软骨炎（osteochondritis of spine）和脊柱软骨病等。其发生率占总人群的0.4%～8.3%，男性多于女性，具有家族遗传倾向。

3. 病因　目前有三种学说，具体来说：①椎体环状骨突缺血性坏死，不过研究认为，环状骨突的生长紊乱对椎体的生长或引起楔形变不具有影响作用。②有人推测是由于椎间盘形成结节突入椎体（Schmorl 结节）导致椎间高度降低，使椎体前柱压力增大和椎体的软骨内成骨紊乱，导致椎体前部高度降低而引起椎体楔形变。③还有人提出骨质疏松可能与 Scheuermann 病有关。但至今 Scheuermann 病的病因仍不明确。目前比较公认的为 Schmorl 的解释。

（二）脊柱后凸的临床表现

1. 脊柱后凸的一般表现

（1）后凸畸形：呈匀称的圆背畸形。由于本病在青少年期开始，当出现胸或胸腰段后凸时，家人常认为是由不良姿势所引起，以致成为延误诊断和治疗的常见原因，患者可出现明显的胸背部疼痛，可因站立及激烈的体力活动而加重。生长停止后本病亦停止发展，疼痛大多会自动消失，但当畸形严重时，患者亦可同时出现下腰部疼痛。

（2）腰椎前凸：除胸段后凸畸形外，患者还有不同程度的（代偿性）腰椎前凸，对胸段而言，头颈亦相对向前凸出。腰椎过度前凸实际上是患者对胸椎严重后凸弯曲代偿之故。

（3）其他症状：

①神经症状：严重后凸畸形可引起脊髓受压，严重者甚至可有下肢轻瘫。

②腰痛：当病变波及腰椎时，患者常有下腰痛，常见于男性运动员和山区人群，表明本病的发展与恶化是反复创伤和激烈运动的结果。临床检查时，最常见的是胸椎后凸，通常成弧形，俗称圆背畸形，如果在下胸椎和胸腰段后凸，则腰椎代偿性前凸加大。后凸畸形角度过大，俯身伸展试验不能矫正。

2. 脊柱后凸的影像学表现　采用 X 线摄片可以初步确诊，其诊断标准为：胸椎至少3 个相邻椎体的楔形变超过 5°，椎体终板不规则，胸椎后凸超过 45°。楔形角度的测量方法是：在患者站立侧位 X 线片上，沿每一个椎体的上下终板划直线，测量交角。胸椎后凸从 T1、T2 至 T12，其顶椎位于 T6 或者 T8；胸腰椎后凸从 T4、T5 到 L4、L5，其顶椎位于 T12、L1。但在常规的侧位 X 线片上通常观察不到上胸椎（T1～T5），如果从T5～T12 直线的交角大于 35° 即可以考虑后凸异常。此外，还应该拍摄高质量的胸部侧位 X 线片，约 30%～35% 的患者在前后位 X 线片上有明显的脊柱侧凸。令患者仰卧于垫枕上，拍过伸位侧位 X 线片，可以确定畸形的结构特性。

（三）脊柱后凸的治疗

1. 非手术治疗　非手术治疗是早期轻微畸形的主要治疗方法。

（1）青少年不足 50° 的脊柱后凸轻度增加且无进展的证据，可以 4～6 个月摄一次站立侧位 X 线片随访观察，直至生长停止。

（2）单纯的体育锻炼不足以矫正 Scheuermann 病的畸形，但适当的锻炼有助于保持脊柱的柔韧性。

（3）矫形器治疗：在骨骼发育成熟之前进行支具治疗亦可得到满意的疗效，即使对后凸已近 80° 者亦多有效。由于胸椎型 Scheuermann 病患者顶椎大多位于第 8 胸椎至第 11 胸椎（T8～T11）处，可选用具有三点支撑的矫形器，因其具有动力性三点矫正功能，可以增加胸椎的伸展幅度使腰椎前凸变浅；胸腰椎型病患者的顶椎大多在胸 9 或更低，可用改良的腋下胸腰骶矫正器。在支具治疗过程中，应自始至终进行姿势性伸展运动和腘绳肌的牵张运动。支具治疗至少应坚持至骨骼成熟后 2 年。在支具治疗的最后一年，仅需晚上佩戴支具即可。虽然支具治疗后患者的畸形可得到明显矫正，但随着时间的推移有 15%～30% 的效果可能会丧失。

①屈 – 伸 – 侧屈控制式胸腰骶矫形器（flexion–extension–lateral control thoraco-lumbo–sacral orthosis，F–E–L–TLSO）：

A. 结构：又称为奈特 – 泰勒式胸腰骶椎矫形器（Knight–Taylor TLSO，图 3–139），由左、右胸腰骶后侧支条和左、右两侧支条连接骨盆围带和腰围带构成。肩胛带作为腋下束带的附件固定于后侧支条上，腹托则固定在侧方支条上。

B. 作用：制动、支撑、保护作用，可一定程度上减少脊柱负荷。

C. 生物力学原理：由于骨盆围带和胸围带的末端与侧方支条连接在一起，因此，这种矫形器除了有一般胸腰骶矫形器的屈伸控制能力外，还可以限制脊柱的侧屈和旋转，具体如下：a. 前屈运动控制：矫形器前大部分上、下两端向躯体提供 2 个向后的作用力，而其后大部分中部提供向前的作用力，形成控制胸腰椎前屈运动的三点力作用系统（图 3–140a）。b. 后伸运动控制：腹托向腹部提供向后的作用力，矫形器背部部分上、下两端提供 2 个向前的作用力，三者构成三点力作用系统（图 3–140b），控制胸腰椎后伸运动。c. 侧屈运动控制：左、右侧支条结合其周围连接件，为躯体提供 2 个侧向的三点力作用系统（图 3–140c），控制胸腰椎左、右侧向屈曲运动。d. 脊柱免荷作用：腹托向腹部提供向后的作用力，可有助于提高腹内压，一定程度上减轻此部分胸腰节段的负荷。

D. 制作要点：此矫形器是根据患者尺寸或样品制作组装而成，通常可以调节矫形器尺寸大小，测量的部位参照泰勒型胸腰骶矫形器。

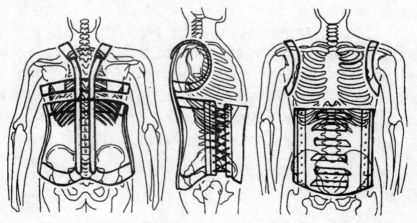

图 3–139 奈特 – 泰勒式（Knight–Taylor）胸腰骶椎矫形器

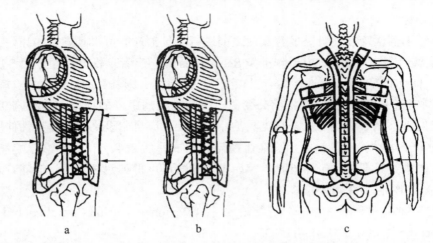

图 3-140　奈特－泰勒式（Knight-Taylor）胸腰骶椎矫形器生物力学原理图

a、b 和 c 分别为前屈、后伸和侧屈运动控制三点力作用系统胸腰骶椎矫形器

E. 临床应用：适应证：适用于脊柱前凸、脊柱后凸、脊柱侧弯、脊柱术后固定等对制动、支撑功能较高的患者。禁忌证：患有严重呼吸障碍的患者禁用。

②背姿矫正带：

A. 结构：背姿矫正带（图 3-141），通常由弹性好、透气好、强度高的编织材料制成，主要由前后背带、腰带和背部一个整体依托的矫正板构成。

B. 生物力学原理：利用腰部固定的力量和腋下束带向后牵拉的力量来预防和矫正胸腰椎因不当姿势所导致的轻微驼背。

C. 临床应用：适应证：主要用于青少年因姿势不当造成的轻微驼背，亦可用于因长期单一体位引起的肩背部肌肉韧带损伤、颈肩痛患者

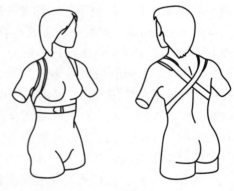

图 3-141　背姿矫正带

的治疗。禁忌证：不适用于先天性脊柱发育不良或脊柱本身病变引起的驼背。

2. 手术治疗　有人认为在发育时期支具不能控制的畸形，后凸超过 75°，直立外观畸形明显者应采用手术治疗。也有人指出，当成年时期脊柱后凸 60° 以上、经保守治疗后疼痛及身体外观不能接受的患者应考虑手术治疗。至于手术方法，目前包括以下几种：前路松解融合术和后路多节段器械矫正术。近年来，也有许多学者主张使用全椎弓根螺钉固定术。也有学者使用常规后路显露所需的融合节段置入椎弓根螺钉，并以后凸顶锥为中心做 7～8 个椎板间 V 形截骨，从头端向尾端双侧同时装棒以矫正畸形。

【案例分析】

1. 设计处方：色努脊柱侧弯矫形器

2. 生物力学设计：

（1）色努矫形器的主动矫正原理

依据临床检查和 X 线片的检查结果，在原发性侧弯最高椎的额状面上施以抗弯、矢状面抗旋的合力，同时在左前胸肋骨隆起处施以抗旋、在左腋下施以抗弯的反作用力。同样在继发性侧弯最高椎处施以抗弯、抗旋的合力，并在右侧小腹处施以抗旋、在右腿大转子上沿施以抗弯的反作用力。为确保抗旋效果，在左肩胛上角施以向前、右锁骨下向后、右臀大肌施以向前、左下腹部向后的两组抗旋的作用力。根据患儿侧弯的柔软性、侧弯角度及旋转度等因素综合考虑，调节力的大小，使这几组力相互作用、配合，以达到理想的矫治效果。

（2）色努矫形器的被动矫正原理

在脊柱非生理的凹陷区留有足够大的释放空间，矫形器的任何一处都不得与凹陷身体表面有接触，肩胛带也如此。足够大的释放空间所发挥的作用包括有利于侧弯的矫正、凹陷区域肺部呼吸和生长，以及有利于瞬时运动或体疗训练。穿戴脊柱侧弯矫形器后所从事的运动都有矫正作用，所有不利于患者的运动都是有害的，将加重侧弯发展。所有结合矫形器治疗而进行的运动都会对患者产生积极影响。

第五节　坐姿矫形器

案例导入

患儿，8 岁，男，脑性瘫痪，痉挛型四肢瘫。可以翻身或爬行移动，但是躯干部位稳定性差，在幼儿园排泄时需要在工作人员的保护或监控下进行。

思　考

根据实际情况，如何改善患儿自己完成排泄行为的可行性和安全性？

一、坐姿矫形器概述

坐姿矫形器属于姿势保持辅助器的范畴，是解决坐位问题的矫形器。姿势保持辅助器大致分为坐位保持辅助器（坐姿矫形器）、卧位保持辅助器、立位保持辅助器三种。首先，在疗育场所或是家庭中使用最频繁、种类最多的是坐位保持辅助器。其次，立位保持辅助器在疗育或教育场所也较多地被使用，市场上销售的成品也不少。然而，卧位保持辅助器通常是针对最重度的儿童使用的。

二、坐姿矫形器适配流程

坐姿矫形器适配性受使用者与坐姿矫形器之间的重力影响，所以需要考虑作用于人体与坐姿装置各个部位的压力、摩擦（接触面的舒适性）及重心平衡等因素，同时涉及身体支撑部位的面积、形状、角度。一旦失去这种平衡或结构的话，就会产生躯干侧倒，或是向前滑落，或是肌肉紧张等问题。为了保证良好的适配性，在平衡获得和压力分散方面需要预先考虑到。

（一）使用者与坐姿装置的关系（矢状面）

图 3-142 所示为矢状面内观察到的坐姿构成。如图所示的那样，髋关节、膝关节、踝关节分别处于 90° 为基本坐立姿势。对应使用者身体部位装置分别是背部支撑面、座面、小腿支撑面、足部支撑面。实际使用中，根据障碍的状况可以进行各个要素的组合设定，构成整体相位变化的各式各样的姿势。

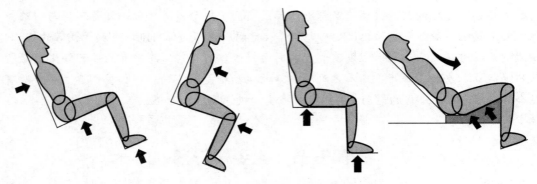

图 3-142　从矢状面观察姿势的构成

（1）背部支撑面的角度：躯干前倾姿势适用于头部过伸展困难体位且伴有紧张的场合，或是促进抗重力位的躯干控制的场合。利用躯干前方支撑（胸压垫）或膝支撑（膝压垫）防止向前倾倒是有必要的。

另外，躯干前倾姿势称为一般性活动姿势。针对呼吸有问题时，保障气道通畅，以及误饮、误咽时，都是有效的姿势。屈曲状态下脊柱后弯，更加利于促进脊柱的伸展。

当身体接近垂直位时，躯干的重心指向下方。座面比较容易获得来自上方的压力，使得腰部和大腿部位向前滑动变动困难（图 3-143）。相反的是，使用者为了求得躯干的控制感，更容易产生左右摇动。因此，考虑到座面的影响，对于比较轻度的障碍，

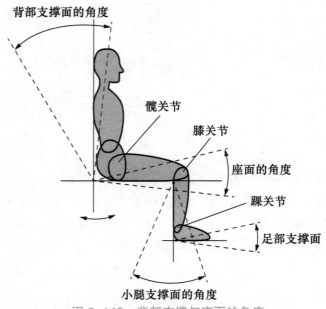

图 3-143　背部支撑与座面的角度

背部支撑面的固定角度通常会向后方稍稍倾斜一些。而对于重度障碍者，考虑到躯干左右支撑需要，可以将固定角度稍稍向后倾斜。也就是说，有时利用躯干后倾姿势将身体置于安静的姿势，或者只是将后背支撑面转换成躺椅方式来调整倾斜角度。一旦背部支撑面倾倒后，沿着背部支撑面身体很容易下滑，这时需要注意的是，在座面产生的受力与适配性的问题。

另外，对于有活动欲望的场合（醒来后想看见桌子上的东西，或是想活动一下上肢等），引起恢复反应，躯干直起动作，更加容易保持屈曲体位。重度脑瘫患儿，头部后伸有时会产生躯干或四肢的过度伸展，故需要注意头部的支撑。

针对重度障碍的情况，在座面和背部支撑面构成固定角度的基础上，增加可以调节两者整体倾斜角度的机构。将背部支撑面向后倾斜，获得躯干后倾姿势时，座面的角度一起上倾，所以座面就很难向前滑移。此时，身体产生的压力就可以分散在座面与背部支撑面上。同时，伸展位紧张出现困难的姿势下，可以从躯干前倾姿势调整为躯干后倾姿势，或是可以适合于介护时抱着的姿势，十分方便。针对身体每天微妙的变化，也会安装躺椅方式或倾斜方式的装置。

（2）座面：座面是支撑骨盆的重要部分，这一点需要特别注意的。坐立位，骨盆的基本位置受躯干、头部、大腿部位、小腿部位、足部的位置关系而影响。另外，为了防止从座面上向前方滑落，将向前滑落的力转变成来自斜下方的反作用力作为支撑力。这时座面符合人的身体形状十分重要。如图 3-144A 所示，反作用力的方向虽然很好，可是作用于骨盆向后弯曲的力使得骨盆很容易后倾，骨盆后方容易产生间隙，最终导致身体肌肉紧张或疼痛。如图 3-144B 所示，沿着臀部到大腿部位的边缘线，坐骨结节部位比较容易从正下方接触到。这样一来，即便骨盆仍有轻度后倾时，可以添加骨盆带等装置。

比起后背支撑面而言，座面支撑着更多的体重，所以务必考虑到座面的舒适性。在无其他附加条件的相同姿势下，为了较好分散压力，整体或是部分使用柔软材料（软性人造橡胶、低发泡性橡胶、凝胶材料等）支撑整体重量是非常有效的手段。活动时，如果整体较软的话，就会感觉不稳定，所以使用坚硬的心材（硬性人造橡胶、泡沫聚苯乙烯类等）包覆大部分的形状可以提高支撑性能，只是在接触面贴敷 1~2 cm 厚的柔软材料即可得到良好的效果（图 3-145）。

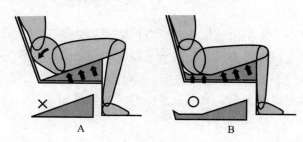

图 3-144　坐垫的目标形状

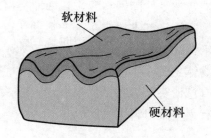

图 3-145　座面的材料和形状

（3）座面与小腿支撑面：座面与小腿支撑面会受到膝关节挛缩或是腘绳肌短缩等因素的影响。当膝关节挛缩或是腘绳肌短缩时，小腿支撑面通常会像轮椅那样支向前方，此时骨盆下方会被向前牵拉而引起骨盆后倾，所以需根据情况进行设置（图 3-146A）。

（4）小腿支撑面与足部支撑面：小腿支撑面与足部支撑面通常设定为直角位置。但是，当踝关节挛缩时，角度经常设置为踝关节挛缩的角度。同时，需要注意由于刺激足底诱发下肢紧张的问题，常常会使用加有软性垫子的足底支撑台面。另外，座面与足部支撑面间的高度调整也十分重要，可以改变大腿部位和座面间接触位置的适配情况。当撑上足部支撑面时紧张就得以解决，反之则几乎不可能（图 3-146B）。

（二）支撑部件（衬垫类）

胸部（躯干）支撑、骨盆支撑等衬垫，是垫放在骨盆带、胸部带与身体间缝隙内的，对于防止身体左右倾斜效果较好。衬垫的形状或尺寸虽然可以根据适配的情况来决定，但是尽可能地最小化（图 3-147）。

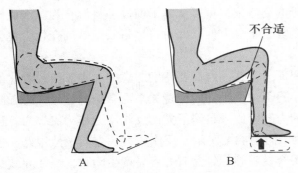

图 3-146　小腿支撑和足部支撑的调整

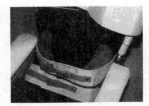

图 3-147　躯干支撑的方法

（三）头颈部的支撑

保持头颈部平衡的合适支撑是姿势保持的重要课题。特别是有重度障碍的患儿或成人，当头部控制不良、有呼吸问题时，为了能够容易呼吸、摄食或嗳气，以及两肩水平位置下控制头颈部，确保呼吸道没有问题，希望通过头颈部的支撑获得轻松呼吸的姿势。

另一方面，头部控制良好时，背部支撑面可以低一些，甚至可以考虑不加头颈部支撑。使用躺椅方式将背部支撑面倾倒时（包含头部控制有问题的情况），根据实际状况把背部支撑面增高，或是增加头颈部支撑。

头颈部支撑有头部的运动，也有逃避头部刺激的情况，所以可以使用如图 3-148 所示那样简单的物体先试一试。如果不能支撑，再考虑制作符合从枕骨粗隆到头部形状的物体（图 3-149）。如若有倒向一侧的倾向，重点支撑这一方向，同时去掉反方向的支撑，有意使头部容易倒向反方向，尝试获得更好的平衡。头部支撑一旦变为重度的状况，也有很多难以解决的问题。

（四）绑带类

为了确保安全、姿势不易走样、便于控制等，使用绑带维持坐姿矫形器的整体感是有效的。使用绑带不是单一物理性的固定，而是控制骨盆或胸廓后，使有问题的姿势难以产生。在保证效果的同时，尽可能地少使用绑带。

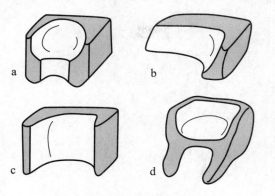

图 3-148　头部支撑的方法

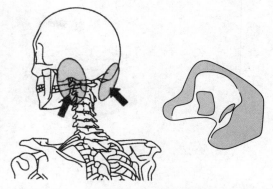

图 3-149　枕骨粗隆到颈部的支撑

（1）骨盆绑带：若在背部支撑面和座面交叉点（尺寸基准点）斜向约45°方向压住的话（图3-150），两个面几乎受到相等的力作用，骨盆能够被牢固地固定。对于伸展位容易出现紧张的情况，改用有弹性的骨盆绑带，对减轻疼痛和紧张时允许少许回弹是有效的。如若有骨盆后倾倾向，稍稍朝下方固定就会有效果。控制腹部的绑带对骨盆没有支撑作用，但常常因压迫产生难受感。固定大腿部的绑带常常容易造成大腿间的红痛等问题，所以尽可能地不使用（在这之前使用的原因，大多数是不用心里就不踏实的情况）。

（2）胸部绑带：加装胸部绑带，是为了胸部支撑更加牢固，有各种各样形状的绑带（图3-151）。另外，为了减轻接触面的不舒适感，在绑带的接触面上粘贴数毫米厚的橡胶垫子，可以获得较好的效果。

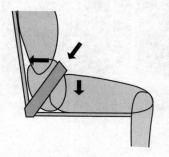

图 3-150　骨盆带的安装方向

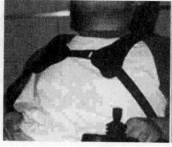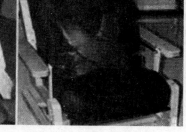

图 3-151　胸带与肩带的方法

（五）桌面（图3-152）

桌面主要用于放置常用物品，有时也作为将身体从前方支起的躯干前方支撑装置，有时将其调节到增加上肢支撑能力的高度，以便姿势的自我保持或促进上肢功能提高的装置，有时用其作为引导更加利于活动姿势的辅助产品。

另外，根据使用者情况，将桌面调节成便于使用者操作交流的设备或是笔记本电脑等合适的位置，也是十分有效的。甚至对于上肢摇晃或是紧张的场合，可以尝试安装把手（垂直把手、水平把手），也是非常有意义的。桌子、桌面、坐具使用状况可参考

图 3–153、图 3–154 所示。

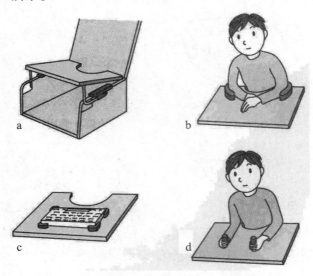

图 3–152　桌面部分的方法

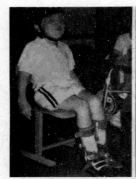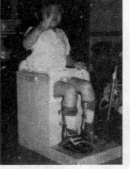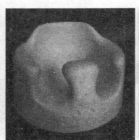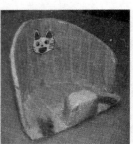

学习椅子使用时　　　箱型椅子使用时　　　　　　　成品　　　　　　　自制品

图 3–153　不同椅子座位姿势的比较　　　　图 3–154　一例骨盆带保持器具

（六）支撑的方法与支撑量

支撑的方法，从数量上看，由身体上部分的头部、胸部、骨盆 3 个骨骼区域，以及与其相连的颈椎、腰椎 2 个关节部分构成。

（1）支撑骨骼部位的制作：来自软组织的支撑常常防止不了姿势走样的情况较多，所以把颅骨、肋骨、脊柱、骨盆（坐骨）等骨骼部位作为支撑的基础，而不要局限于轮廓（皮肤表面）。

（2）姿势垮塌方向的对策：头部、胸廓、骨盆与脊柱相关联，所以姿势垮塌方向与脊柱结构、肌紧张状态、重力方向有关。也就是说，可以考虑为是脊柱的轴向倒塌因素，以及将骨盆和脊柱作为支点的前后或侧方、旋转方向垮塌因素。姿势的垮塌多数是这些因素的复合，分析评估垮塌方向或这些复合的状态，可以作为阻止的办法来决定支撑的方向。

（3）适当的支撑量：虽不能根据使用者的姿势保持能力来决定，但对于接近独立保持能力的使用者而言，微微地支撑即可。重度障碍引起独立姿势保持困难时，支撑量一般会很多。为了尽可能地获取身体平衡，组装姿势保持各个配件，希望能够将支撑总量较好地分散在各个部件上。支撑的量不管过少还是过多，都阻碍抗重力肌活动，这也是姿势垮塌的原因。

像这样的评价过程，可以将成品的坐姿保持装置、轮椅和靠垫材料的支撑配件（垫子）的组合，以及测量用的辅助椅子、实际使用模具包取型器（模拟装置）用于实际中，可以边进行身体状况的检查，边进行模拟操作姿势，将其作为处方装置的初步标准。同时，这种方法也可作为实践的方针。当遇到复杂的情况时，这种评价过程也非常花费时间。

三、坐姿矫形器临床应用

人们在日常生活场景中，通过轻松的学习环境来提高自身的适应能力。母体内的发育是正常发育的基础，生后的免疫系统发挥免疫功能，一边保护着生理的稳定，一边让人学习适应外部环境。于是，随着姿势运动控制的提高，人开始从保护性的环境脱离出，活跃地操作、感知、探索自身与外界，提高认知能力。这时，在维持自身平衡稳定的基础上，人逐渐可以协调使用眼睛、手、脚等。对于有障碍的患儿，这种良性循环不能发挥，很容易影响到生活上的障碍。

（一）从重力环境产生过度姿势中摆脱出来

瘫痪患儿一旦出现身体抽缩或是身体直挺情况时，总是被当作异常或是病态的姿势，于是常常简单地判断应付。可是，即便是我们正常人，这种现象也经常见到。例如，站在建筑物的脚手架上，或是坐进过山车里时，身体会不由自主地发硬。这绝不是他们天生就会的事情，只不过是身体姿势的适应方法产生的极端的偏颇。

要想把他们从这样的不好的姿势适应中挽救出来，直接的援助、引导或是间接环境的设定等手段都是有效的。不是绑起来也不是吊起来，而是从下方牢牢地接住，从侧面适度支撑，从而使身体整体感受到安全感。

（二）身体中心轴的学习

患有瘫痪的儿童通常容易保持同一姿势，将身体保持在弓形或是之字形的状态。于是，为了能够应对在限定运动中强有力的姿势变化或活动，结果是不仅没有处理好而且容易发生二次伤害。

对策：

（1）一边允许身体的非对称性，一边适当地坐在、站在、横卧在、依靠在重心线附近，提供容易应对任一方向不同幅度和速度下姿势变化或活动的状况（中心轴和伴有摇晃的身体）。

（2）可以学习身体控制，并且在运动过程中为了缓解紧张，考虑适度的支撑。

根据上述方法，再通过日常生活活动（activies of daily living，ADL）场景，在实际地看、听、接触、品味自我或外界过程中，作为一种形式参照物，逐渐可以感知到具有重要意义的原本实际状态。

（三）坐位姿势的保持

人主动地与外界联系时，在作业活动场景下通常选择坐立位。可是，当两侧坐骨部分（坐骨结节）功能性地支撑利用困难时，骨盆后倾以寻求骨盆后侧面的支撑，进而使得躯干部位压向背部支撑面，迫使全身僵直代偿稳定以获得平衡。针对这种情况，辅助骨盆稳定的箱体式椅子或符合臀部形状的模块式坐垫等的灵活使用，可以使得眼睛、手、足协调使用，与外部联系变得容易（图3-153）。即便是在床上使用现成的或是自制的骨盆带保持器具，同样也可以扩大活动范围（图3-154）。另外，利用防滑的垫子或毛巾等衬垫物也是有效的。但是，对于自己能够移乘的使用者而言，需要考虑到不妨碍其动作的设计。

（四）饮食姿势的保持

饮食在维持生命和得到满足等要素的生活质量（quality of life，QOL）方面占据着大部分，同时也与姿势肌肉紧张、觉醒、呼吸功能关联密切，给被照料者、照料者也极易带来麻烦。在姿势方面，对于患儿伴有重度瘫痪的情况，优先使用坐姿保持用的椅子获得稳定性和放松姿势。基本上把头部轻度屈曲，躯干功能对应地慢慢竖起，进而一旦促使躯干前倾位，就很容易引导出捕食、咀嚼、吞咽功能。挖槽式桌子或是衬垫的利用给躯干部位的稳定性也能带来辅助。另外，在自食练习阶段设置把手等辅助，对促使对称性姿势和上体部位的稳定具有良好效果。

病例A：5岁，女，脑性瘫痪，肌张力低下型。

腹部肌肉活动能力不足，坐位照料下上身下弯较重，并伴有感觉和认知方面的障碍，对于外界的刺激躲避性反应，常常舔手指。吃饭时也使用坐姿保持装置，屈曲上身，孩子的营养主要来自母亲抱在怀里使用奶瓶喂食。为此，孩子的父亲为其制作适合患儿的挖槽式小桌子，上面安装了肘衬垫、两手的把手、前腕固定带，孩子的上半身（包含头部）得到了稳定。同时，自我刺激行为被控制后，与外界的联系也变得较为容易，在一定的帮助下能够使用勺子获取食物。另外，诱发右手把持勺子和运送、放进口中的动作也变得较为轻松（图3-155）。

病例B：5岁，女，脑性瘫痪，痉挛型双瘫，肌张力低下型。

与病例A的5岁女患儿一样，腹部的肌肉活动能力不足，以自身力量无法保持坐位姿势，可以完成翻身、爬行动作。但是，日常生活活动处在需要全部辅助的水平，在幼儿园及特别照料学校中，白天大多数时间是坐在轮椅上，从头部开始的上身都是向前低垂。吃饭时也是反应性不足，照料人员只能采取将患儿头部抬起来，进而一边给予刺激一边进行全程照料。根据康复医师的处方制作一个站立台，在医院主要用于茶点前后的时间里，护理人员比较容易地进行照料。这个结果比较容易对抗重力保持伸展姿势，也能够促使孩子用手抓食物的经验（图3-156）。

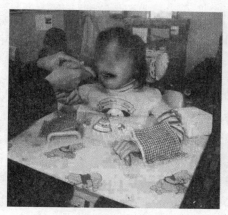

图 3-155 病例 A 吃饭的场景

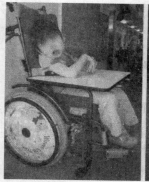

轮椅使用时

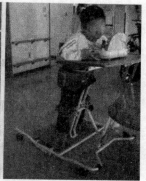

站立台使用时

图 3-156 病例 B 的场景

（五）排泄姿势的保持

排泄行为的自立，生理的成熟和社会的学习是基础，身心的放松（副交感神经作用）也很重要。同时，姿势上两脚稍稍分开，足部放在地面上，上身轻度前倾，使得骨盆带周围稳定、腹肌和横膈膜协调收缩、肛门部位松弛，这样才能顺利排泄。

针对肌张力低下或肌张力过强的患儿，多数需要坐便器进行姿势辅助。可是，对于具有一定姿势调整能力的患儿，使用小型坐便器，利用在坐便器上的侧身姿势和扶手的把持、厕所用座椅或前倾保持柜等设置，排泄自立就会变得容易些。

近些年，为了使重度肢体障碍患儿也能够保持排泄前倾姿势，坐姿矫形器（装置）的开发不断进步，陆续被设计制作出来（图 3-157）。

病例 C：8 岁，男，脑性瘫痪，痉挛型四肢瘫。

可以翻身或爬行移动，但是躯干部位稳定性差，在幼儿园排泄时需要在工作人员的保护或监控下进行。于是，为了促使上身部位保持前倾、防止后方摔倒，将身体前后位置放置 2 根圆柱球，使用橡胶带固定，结果是前倾姿势自身力量保持、可在监控下排泄（图 3-158）。

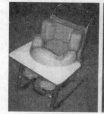

如厕椅子

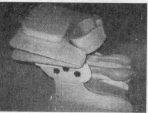

骑士如厕椅子

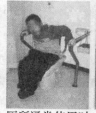

厕所通常使用时

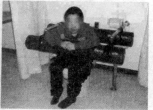

设置圆柱球

图 3-157 重度患者用排泄座位保持装置　　图 3-158 病例 C 的排泄场景

病例 D：11 岁，男，脑性瘫痪，痉挛型四肢瘫。

使用左手操纵电动轮椅，上肢有一定程度的功能，躯干部位的稳定性差，在家里使用小型便座作为便器时，上身部分直接被人保持着，应对较长的排泄动作。2 年前新建住房时，在厕所只安装了现成的前方扶手。安装位置不合适，重新调整位置后，在便器上的坐位姿势靠自身力量可以勉强保持，排泄可在监控下进行（图 3-159 ）。但是，对于躯干保持的辅助，仅使用斜挂在肩上的带子控制困难的话，建议加设侧方扶手以稳定骨盆带部位。

（六）更衣姿势的保持

更衣动作的自立与身体影像、身体形式的发育关系较深。同时，也与层次理解等认知方面、对人意识的社会性发育关系密切。进而对称性、非对称性姿势的混合和变换，手臂或腿脚的极端屈伸操作，伴有视觉的障碍，多数都需要帮助。

上衣穿脱时，由于使用椅子或桌子，提高躯干和下半身的稳定性，故能够简便地完成更衣动作。内衣穿脱时，利用房间的墙壁或屋角保持上身的平衡，或是坐在长凳上侧身抬脚，容易完成伸臂的姿势动作。

（七）入浴姿势的保持

沐浴不仅清洁身体而且促进血液循环和新陈代谢，同时，令人身心放松，还有开心的游戏场。可是，对于在浴室、浴缸内坐位姿势难以保持的儿童而言，就很难享受这种愉快的情境。

现在，市场上售卖的入浴姿势保持类用品用具种类很多。但是，在浴室使用的场合下，容易出现空间的问题。对于轻度辅助能够保持坐位的儿童，使用桶或筐类、游泳圈替代椅子，或是使用自制的座椅等。另外，在膝部下方放置压垫来提高稳定性也是有效的办法（图 3-160 ）。

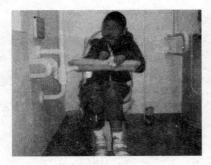
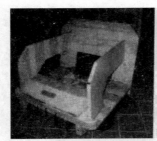
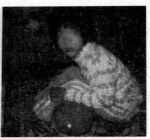

自制入浴座位保持椅子　　　滚筒类的使用

图 3-159　病例 D 的排泄场景　　　　　图 3-160　入浴姿势保持的方法

病例 E：10 岁，女，脑性瘫痪，痉挛型四肢瘫。

吃饭时右手抓握勺子，上肢具有能够勉强自己摄取食物的能力。但是，坐位平衡能力不熟练，所以包含沐浴在内的日常生活活动（ADL）全部需要帮助。

在浴室内使用自制的入浴用的座椅，配合浴缸使用时，为了不让座椅浮起来，在座椅面下方放置 3 个举重用的杠铃来解决浮起的问题。可是，随着生长发育，患儿进出浴缸和在浴室浴缸内姿势保持方面，监护人的照料越发变得困难，所以，可以考虑在浴室组合使用固定式升降机和上下分离式浴室运送装置（图 3-161 ）。

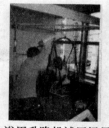
入浴用升降机试用场景

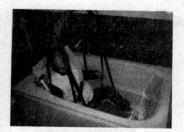
浴缸内分离座位姿势

图 3-161　病例 E 的使用场景

（八）学习姿势的保持

学校是掌握知识技术、公共道德等内容的培养场所。为了在学习任务中尽可能多地积累成功经验，桌子或椅子的高度可调节，使用合适摆放胳膊的学习椅子，安放保持骨盆带稳定的用具，在椅子座面上铺设防滑垫子（图 3-162）。另外，为了固定作业本类的东西，在桌面上铺设防滑垫子；为了文具不掉落，在桌角安装护栏；为了防止上身弯下去，且容易看见书上的字体，同时手臂也容易伸开，将桌面设置成倾斜的或者使用斜面台，即便是根据学习环境设定也能够策划学习姿势的稳定化。但是，也必须考虑到不要出现和其他孩子不协调的感觉。

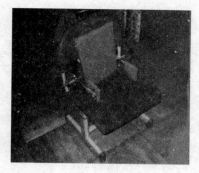
图 3-162　学习姿势保持的方法

（九）小结

人除了休息的时候，大多数都在作对抗重力的活动姿势。于是，对应活动度和活动内容，配合使用躯干的后倾、垂直、前倾位。通过这些，希望能够促进日常许多姿势和感觉运动刺激、环境适应等。

【案例分析】

为了促使上身部位保持前倾、防止后方摔倒，在身体前后位置放置 2 根圆柱球，使用橡胶带固定，结果是前倾姿势自身力量保持、可在监控下排泄（图 3-158）。

■ 第六节　矫形器以及其他辅助器具在临床康复中的应用

矫形器在临床以及康复领域中的应用十分广泛，在骨科、运动医学科、神经科、内分泌科、康复医学科等诸多康复临床科室有广泛应用，对患者的治疗、康复起着重要的作用，改善了治疗、康复效果，巩固了手术的效果，缩短了康复的时间。下面就矫形器以及其他常用辅助器具在临床康复中的应用作简单介绍。

案例导入 ◆

临床康复中，有很多人因为各种疾病、受伤而造成的功能障碍，有什么办法改善其功能障碍呢？比如，一个人由于骨折愈合不好导致的假关节、腿长不一致，有什么办法解决？

思　考

重度脑瘫儿童，没有办法保持良好的坐姿，请问如何才能够帮助到他（她）？

一、矫形器以及其他辅助器具在脑瘫康复中的应用

脑性瘫痪是一组持续存在的中枢性运动和姿势发育障碍、活动受限症候群，这种症候群是由发育中的胎儿或婴幼儿脑部非进行性损伤所致。脑性瘫痪的运动障碍常伴有感觉、知觉、认知、交流和行为障碍，以及癫痫和继发性肌肉、骨骼问题。患病率约为每1000活产儿中有2.0～3.5个。

二、临床分型

（一）痉挛型四肢瘫（spastic quadriplegia）

以锥体系受损为主，包括皮质运动区损伤。牵张反射亢进是本型的特征。四肢肌张力增高，上肢背伸、内收、内旋，拇指内收，躯干前屈，下肢内收、内旋、交叉、膝关节屈曲、剪刀步、尖足、足内外翻，拱背坐，腱反射亢进、踝阵挛、折刀征和锥体束征等。

（二）痉挛型双瘫（spastic diplegia）

症状同痉挛型四肢瘫，主要表现为双下肢痉挛及功能障碍重于双上肢。

（三）痉挛型偏瘫（spastic hemiplegia）

症状同痉挛型四肢瘫，表现在一侧肢体。

（四）不随意运动型（dyskinetic）

以锥体外系受损为主，主要包括舞蹈性手足徐动（chroeo-athetosis）和肌张力障碍（dystonic）。该型最明显特征是非对称性姿势，头部和四肢出现不随意运动，即进行某种动作时常夹杂许多多余动作，四肢、头部不停地晃动，难以自我控制。该型肌张力可高可低，可随年龄改变。腱反射正常、锥体外系征TLR（＋）、ATNR（＋）。静止时肌张力低下，随意运动时增强，对刺激敏感，表情奇特，挤眉弄眼，颈部不稳定，构音与发音障碍，流涎、摄食困难，婴儿期多表现为肌张力低下。

（五）共济失调型（ataxia）

以小脑受损为主，还包括锥体系、锥体外系损伤。其主要特点是由于运动感觉和平衡感觉障碍造成不协调运动。为获得平衡，两脚左右分离较远，步态蹒跚，方向性差。

运动笨拙、不协调，可有意向性震颤及眼球震颤，平衡障碍、站立时重心在足跟部、基底宽、醉汉步态、身体僵硬。肌张力可偏低、运动速度慢、头部活动少、分离动作差。闭目难立征（＋）、指鼻试验（＋）、腱反射正常。

（六）混合型（mixed types）

具有两型以上的特点。

三、临床分级

目前多采用粗大运动功能分级系统（gross motor function classification system，GMFCS）。GMFCS 是根据脑瘫儿童运动功能受限随年龄变化的规律所设计的一套分级系统，完整的 GMFCS 分级系统将脑瘫患儿分为 5 个年龄组（0～2 岁、2～4 岁、4～6 岁、6～12 岁、12～18 岁），每个年龄组根据患儿运动功能从高至低分为 5 个级别（Ⅰ级、Ⅱ级、Ⅲ级、Ⅳ级、Ⅴ级），如图 3-163 所示。

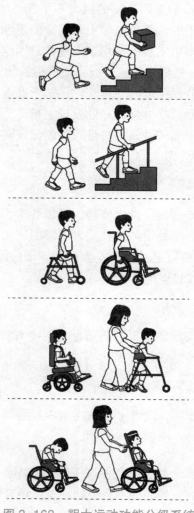

图 3-163 粗大运动功能分级系统

Ⅰ级：步行不受限制；只是严格要求时，可以发现粗大运动能力有些受限。

Ⅱ级：不需要使用任何辅助器具可以步行；户外步行限制在社区范围以内。

Ⅲ级：应用移动辅助器具可以步行；户外步行限制在社区以内。

Ⅳ级：自行移动受限；户外活动需要运送或在社区内使用动力性移动器具。

Ⅴ级：即使使用了辅助技术，自行移动也严重受限。

四、脑瘫儿矫形器及辅助器具治疗的目的

（一）预防畸形、矫正畸形

通过力的作用（如常用的三点力原理）预防、矫正肢体的畸形或防止畸形加重。在儿童生长发育阶段，由于各肌群的肌力、肌张力不平衡或姿势异常引起的身体重力的不平衡，进而很容易再引起继发性的骨与关节的畸形。骨关节畸形可分两类：非固定性的和固定的。非固定性的骨关节畸形可以应用手法被动矫正，然后再应用矫形器保持骨关节于功能位。固定的骨关节畸形是因长期的肌力不平衡，姿势异常得不到矫正，肌肉、关节周围软组织挛缩或发育中的骨关节变形引起的。固定性畸形不能应用手法矫正，矫形器仅具有维持现状、控制畸形发展的作用。因此，对固定性骨关节畸形，装配矫形器前，首先是确认固定性畸形，然后采取一些技术使矫形器能适应这种固定性畸形。

儿童生长发育时期骨关节存在较大的可塑性，矫形器对骨关节固定畸形具有一些矫正作用，但是脑瘫儿的矫形器治疗应强调早期发现、预防为主的原则。预防畸形的关键首先是要有预见。预防关节畸形的最好方法是对可能出现畸形的关节经常进行被动的手法矫正。

（二）支撑、保持功能

人体不论为了保持躺、坐，还是站立姿势，都需要考虑两方面的稳定因素：稳定的内在因素和稳定的外在因素。当稳定的内在因素不够时，可以用矫形器作为外在因素通过限制异常运动来保持关节的稳定，加大支撑面积，增加躺、坐、站立姿势的稳定性，也提供了步行中支撑期的支撑稳定性。

（三）抑制肌肉反射性痉挛

通过足底的全面承重，抑制原始反射；通过对高张力肌肉的持续性牵引，控制关节运动，可以减少肌肉的反射性痉挛。

（四）促进运动功能发育

通过对瘫痪肢体的辅助作用，改善坐、站立和步行能力，促进运动发育。

（五）保护功能

如步行不稳的患儿戴用安全帽，避免撞伤头部；使用各种安全带，适当限制肢体活动的范围，减少手足徐动型脑瘫患儿的不自主运动，以免自伤等。

（六）改善整体活动能力

通过矫形器及辅助器具的使用，可以提高患儿的生活自理能力，培养患儿自强自立的精神，塑造坚强的性格等。

五、脑瘫儿矫形器以及辅助器具治疗前的临床全面评估要点

脑瘫儿的矫形器以及辅助器具治疗是综合性治疗的一部分。脑瘫儿的临床症状十分复杂，其功能障碍、活动能力限制、残余的活动能力的判断是个复杂的工作，特别是脑瘫儿在发育时期，通过综合性康复治疗后（包括矫形器治疗），预测可能改善的功能水平更是相当困难的工作。这一切工作的基础是对脑瘫儿信息的全面收集和仔细的临床评定和分析。

一般脑瘫儿的信息收集和临床检查的主要内容应包括：年龄、性别；明确的诊断、病因、临床表现；运动功能障碍；运动功能障碍部位分类；粗大运动功能分类（GMFCS）；关节被动、主动运动范围；肌力、肌张力；坐、站立时的平衡能力；步态分析等情况。凡是合并有骨－关节畸形的应拍骨－关节的 X 光片。另外，也应注意了解患儿的智力、行为特性、交流能力和可能合并的症状，如有无癫痫发作，有无吞咽困难。此外，还应注意了解可能影响综合性康复计划的环境因素，如辅助器具的应用情况、家庭经济支持情况、患儿可能得到的康复医疗资源和服务情况、当地能给予患儿的教育等情况。

六、脑瘫儿矫形器治疗方法

根据脑瘫儿对于矫形器的需要，参照粗大运动功能分级方法可以将脑瘫儿分为三类：站立前脑瘫儿、站立脑瘫儿、步行脑瘫儿。

（一）站立前脑瘫儿

站立前脑瘫儿的全部时间不是躺着就是坐着。这是一类活动严重受限的患儿：常见于痉挛性四肢瘫、双侧瘫；多见于 6 岁之前的粗大运动功能分级（GMFCS）Ⅳ级、Ⅴ级的脑瘫儿和 2 岁以前的粗大运动功能分级（GMFCS）Ⅲ级的脑瘫儿。

站立前的脑瘫儿由于活动严重受限，容易形成严重的继发性的躯干、肢体畸形，应认真注意早期预防。因此，对于站立前脑瘫儿应用矫形器的主要目的是：应用器械的外力保持患儿合适的卧位姿势（不论是仰卧位还是俯卧位），预防肢体与躯干的畸形；保持合适的坐位、站位姿势，扩大患儿的可视范围，便于认知和交流能力的发育；防止脊柱的畸形；防止食物的逆流。另外，由于能稳定地坐、站，还有助于发挥双上肢和头部的运动功能，促进其运动功能的发育。站立前脑瘫儿常见的继发畸形和矫形器的处理原则如下：

1. 脊柱侧突 早期的粗大运动功能分级Ⅳ级、Ⅴ级的脑瘫儿肢体运动功能水平很低，是由于脊柱两侧的肌肉张力不平衡、软组织挛缩引起脊柱侧突、后突畸形，特别是当坐位时躯干的重量又加重了这些畸形。严重的脊柱侧突、后突会引起肺部呼吸量减少，继

发肺部感染。模塑的硬性塑料胸腰骶矫形器或坐姿保持器（图 3-164）可以用于减轻脊柱侧突的加重，改进坐位的稳定性和舒适性，也有助于改进呼吸功能和解放上肢。

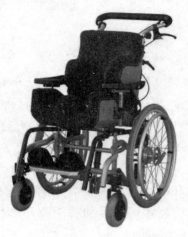

图 3-164　坐姿保持器

　　塑料胸腰骶矫形器、坐姿保持器取石膏阴型中应注意：不宜过度矫正畸形；注意避免躯干前倾，消除躯干重力对于脊柱侧突畸形的纵向作用；不影响呼吸。

　　2. 髋关节半脱位　由于脑瘫儿严重的髋关节内收肌痉挛，长期不能站立，髋臼发育不良，容易形成髋关节半脱位，甚至全脱位，需要治疗，更需要预防。

　　对于站立前的脑瘫儿，为了预防和治疗髋关节半脱位，可以选用带有双侧髋关节铰链、大腿围带的胸腰骶矫形器。这是一种模塑的塑料胸腰骶矫形器，前后两部分可以分开。其双侧髋关节铰链带有手控锁，可以将双侧髋关节控制在屈髋、外展位。这样既能对抗髋内收肌的高肌张力，又能将股骨头更多地放入髋臼中，促进髋臼的发育。这种髋铰链可以将髋关节锁在屈曲 90° 位，以增加躯干的支撑面积，能够较好地控制躯干的姿势。另外，这种髋关节铰链锁还可以将髋关节锁在髋关节的伸直位，因此对脑瘫儿的卧位和站立位都有用。

　　对一些卧床的脑瘫儿也可以应用床上的楔形垫子，将其放在双大腿之间或在坐垫上、坐姿保持器上放置塑料海绵楔形块，使双侧髋关节处于外展位。

　　3. 下肢畸形　站立前脑瘫儿大量时间处于坐位，因此经常引起双侧髋关节、膝关节、踝关节肌肉、软组织的挛缩，引起屈髋、屈膝、马蹄畸形。由于髋、膝、踝关节周围有相当多的肌肉跨越了两个关节，因此为了预防、矫正下肢畸形，矫形器的处方需要考虑控制相关的两个关节。如为了预防或矫正小腿三头肌的挛缩，不但需要将踝关节控制在功能位，而且需要将膝关节控制在伸膝位。另外，矫形器处方中应当考虑到某些生物力学方面的影响。如小腿三头肌痉挛，站立位不但能引起痉挛性马蹄畸形，而且可能引起平足，甚至形成摇椅足。为了预防继发的摇椅足，矫形器处方中应要求托起足弓，矫正足跟外翻畸形。

　　4. 上肢畸形　上肢畸形的处理原则与下肢畸形的处理原则是一样的。不过正常人手部的功能非常复杂、非常灵活，因此上肢畸形的预防、矫正和功能恢复都是相当困难的。

脑瘫儿的上肢矫形器的应用还不是很多，它更需要治疗师、矫形器技师、脑瘫儿家长的密切合作。目前脑瘫儿的上肢矫形器主要用于将痉挛的肌肉固定在可能的伸长位。常使用的是保护性的低温塑料的腕手矫形器（WHOs）或肘腕手矫形器（EWHOs）。

（二）站立脑瘫儿的矫形器治疗

站立脑瘫儿多见于粗大运动功能分级2岁以前的Ⅱ级者、2岁以后的Ⅲ级者、4岁以后的Ⅳ级者。这类脑瘫儿具有一定的肌肉控制能力和平衡能力，应用（或不应用）矫形器可以独立站立。站立位的好处是：可以帮助脑瘫儿进一步扩大视觉范围；可以促进全身的代谢功能；促进骨骼生长，增加骨的密度；可以扩大双手取物的范围；可以不需要仰视就能与正常人进行交流，从而提高自尊心，提高活动能力等。因此，针对站立脑瘫儿的矫形器处方的主要目的是利用站立辅助器具帮助脑瘫儿站立。站立辅助器具多利用胸带、臀托、膝部托或带、足托的二个三点力系统控制髋关节、膝关节于伸直位。当髋关节肌肉力量较好时可以不用胸带。当脑瘫儿合并有踝足部固定性畸形时,应当采取适应性措施（包括使用楔形板或塑料的硬踝 AFO），使足底能全面接触、均匀承重，改变异常的下肢对线。

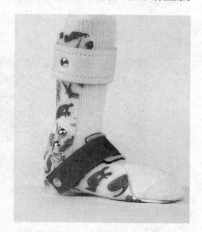

图 3-165　踝足矫形器

有一些脑瘫儿（2岁之前的Ⅱ级，2岁之后的Ⅲ级）可以扶着一些物体站立，对这类脑瘫儿应用塑料的硬踝 AFO 进行站立训练，通过改变硬踝 AFO（图3-165）后跟高度或鞋后跟的高度，可以调整下肢的承重对线，提供站立的稳定基础，有利于脑瘫儿膝关节周围肌肉的发育和增强。

另外，Burtner 等人（1999年）、Wilson 等人（1997年）的研究工作表明：为了不会由于使用硬踝 AFO，固定了踝关节，失去了自身肌肉通过踝关节运动调节静态平衡的能力，也为了便于脑瘫儿从坐位站起来，AFO 的踝部应保持少量的背屈活动范围。在脑瘫儿的训练中首先应当是训练稳定的站立能力。有了稳定的独立站立能力以后，再开始进行步行训练。

（三）步行脑瘫儿的矫形器治疗

步行脑瘫儿的特点是能够独立地步行（包括应用矫形器和助行器具）。这类脑瘫儿多见于粗大运动功能分级2～4岁的Ⅰ级、Ⅱ级、Ⅲ级者和4岁以后的Ⅳ级患者。据统计，大约有 2/3 的脑瘫儿可以恢复到可以步行的水平。

步行脑瘫儿矫形器治疗的主要目的是：改善步行功能；预防和矫正下肢畸形。

影响脑瘫儿步行功能的因素很多，可能引起下肢畸形的因素也很多。因此，在制定矫形器处方之前，需要全面地收集临床处方中需要的有关信息，应特别注意步态的分析和检查。脑瘫儿的步态分析工作是一个相当复杂的系统工作，但又是一个非常重要的工作。步态分析中，首先应当注意检查脊柱与双下肢髋、膝、踝、足部所有关节的运动功能障碍、畸形，然后将其与患儿步行中矢状面、冠状面、水平面上出现的异常步态相联系，进行异常步态原因分析，再根据异常步态原因分析结果，制订全面康复治疗计划（包括矫形器的处方）。

步行脑瘫儿临床康复常用的矫形器有矫形鞋垫（又称足矫形器，图3-166）和踝足矫形器。矫形鞋垫主要用于可以矫正的轻度足内翻或轻度足外翻，并且在矢状面内没有畸形，如僵硬性尖足。如果脑瘫儿有轻度痉挛性尖足，跟腱没有挛缩，可以被动回复到中立位，也可以考虑本体感受鞋垫（图3-167）。市面上有很多机构将矫形鞋垫滥用，用于严重足内翻、外翻甚至僵硬性尖足的脑瘫儿，这种现象值得警惕（图3-168）。踝足矫形器包括包踝式矫形器SMO（图3-169）和动态踝足矫形器DAFO（图3-170），主要用于中度、重度踝关节内翻、外翻、尖足（结构性与非结构性）、蹲伏步态（图3-171）、膝关节过伸等。

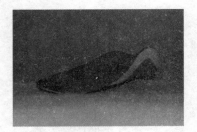

图3-166　矫形鞋垫

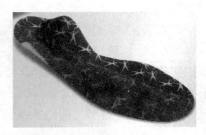

图3-167　本体感受矫形鞋垫

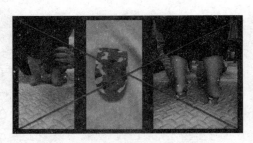

图3-168　矫形鞋垫应用错误案例

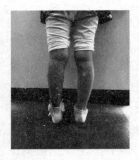

图3-169　包踝式矫形器SMO

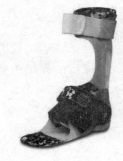

图3-170　DAFO

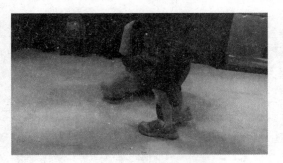

图3-171　地面反作用力矫形器

第七节　矫形器在骨科临床康复中的应用

骨科又称矫形外科，是医学的一个专业学科，专门研究骨骼肌肉系统的解剖、生理与病理，运用药物、手术及物理方法保持和发展这一系统的正常形态与功能，以及治疗这一系统的伤病。

骨科在医学里又是内涵十分广泛的一个学科，骨科专业领域又细分很多亚专业，比如小儿骨科、创伤骨科、骨肿瘤、脊柱外科、手外科、矫形骨科、关节外科、足踝外科等。

矫形器对骨骼肌肉系统功能的恢复与重建起到重要的作用，早期的矫形器主要用于骨科临床，比如骨折之后的管状石膏、夹板等可以看成是矫形器，其功能同矫形器的功能一致。本节就矫形器在骨科临床康复中常见的应用作简单介绍。

一、小儿骨科

小儿骨科常见的病种有各种肢体的畸形，比如膝内翻、膝外翻（图 3-172A、B）、扁平足、股骨头无菌性坏死（图 3-173）、发育性髋关节发育不良（developmental dysplasia of the hip，DDH，见图 3-174）、斜颈（图 3-175）等。以上这些，如果没有达到手术指征，均可以用矫形器进行辅助治疗，并且会有良好的效果。发育性髋关节发育不良，及时发现，及时矫形器治疗，可以起到较好效果。矫形器治疗的原则是使髋关节处于屈曲外展位，刺激髋臼的发育。一般来说，出生后 3 个月内及时治疗，成功率可达 90% 以上。

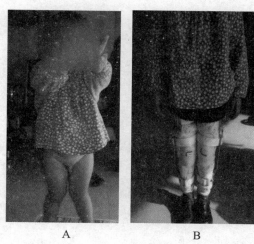

A　　　　　　　B

图 3-172　膝外翻穿戴矫形器之前 / 后

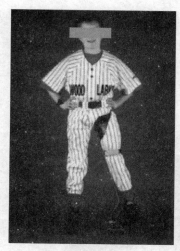

图 3-173　股骨头无菌性坏死用免荷矫形器

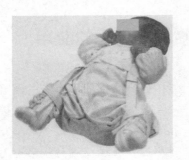

图 3-174　用于 DDH 的 Pavlik 吊带

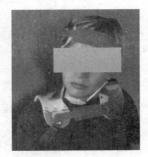

图 3-175　斜颈矫形器

二、关节外科

骨关节炎是一种退行性病变，是由增龄、肥胖、劳损、创伤、关节先天性异常、关节畸形等诸多因素引起的关节软骨退化损伤、关节边缘和软骨下骨反应性增生，又称骨关节病、退行性关节炎、老年性关节炎、增生性关节炎等。临床表现为缓慢发展的关节疼痛、压痛、僵硬、关节肿胀、活动受限和关节畸形等。主要症状为关节疼痛，常发生于晨间，活动后疼痛反而减轻，但如活动过多，疼痛又可加重。另一症状是关节僵硬，常出现在早晨起床时或白天关节长时间保持一定体位后。检查受累关节可见关节肿胀、压痛，活动时有摩擦感或"咔嗒"声，病情严重者可有肌肉萎缩及关节畸形。

骨关节炎，特别是膝关节骨关节炎，在中老年人群中的患病率较高，65 岁以上人群患病率超过 50%，严重影响着中老年人的生活质量。随着中国人口的逐渐老龄化，这一问题也越来越突出。流行病学调查研究表明，膝关节骨关节炎的发病率逐年增长，给社会造成了巨大的经济负担和社会压力。

膝关节骨关节炎早期 X 线片可见膝关节间隙不均匀（图 3-176），膝关节内外侧磨损不均匀，可以通过矫形器，三点受力，使膝关节间隙均匀分布（图 3-177、图 3-178），减轻疼痛，延迟乃至避免手术。

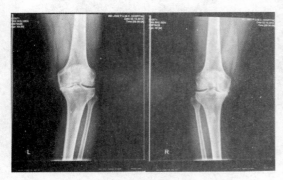

图 3-176　膝关节骨关节炎 X 线片影像

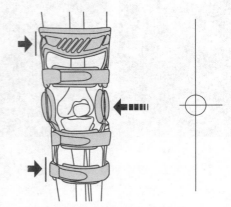

图 3-177　膝关节骨关节炎三点力矫正示意

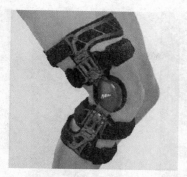

图 3-178　膝关节骨关节炎矫形器

三、脊柱外科

脊柱外科是骨科的重要部分，各种脊柱的退行病变、畸形、创伤、肿瘤等的诊治都是脊柱外科的范围。矫形器应用于脊柱外科的多个方面，可以用于术后固定、保护（图 3-179、图 3-180），压缩性骨折后的减压（图 3-181、图 3-182），以及脊柱畸形（图 3-183～图 3-185）的矫正。

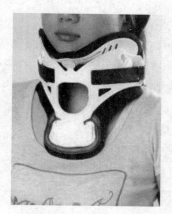

图 3-179　颈部矫形器

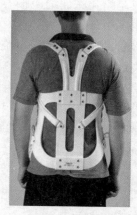

图 3-180　胸腰骶椎固定矫形器

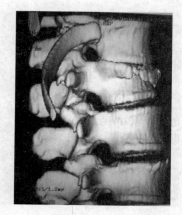

图 3-181　腰椎压缩性骨折三维重建

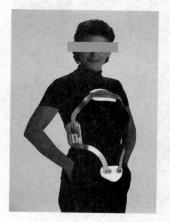

图 3-182　椎体压缩性骨折用过伸矫形器

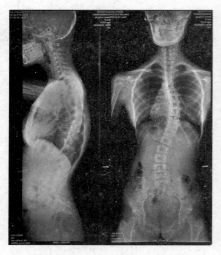
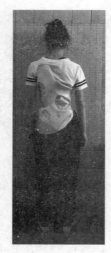
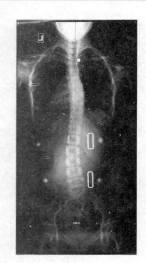

图 3-183　矫正前 X 线影像　　图 3-184　脊柱侧弯矫形器　　图 3-185　矫正后 X 线影像

四、严重骨髓炎后遗症及骨缺损

骨髓炎是指化脓性细菌感染骨髓、骨皮质和骨膜而引起的炎症性疾病，多数由血源性引起，也多由外伤或手术感染引起，多由疖痈或其他病灶的化脓菌毒进入血液而达骨组织。四肢骨两端最易受侵。临床上常见有反复发作，严重影响身心健康和劳动能力。急性骨髓炎起病时高热、局部疼痛，转为慢性骨髓炎时会有溃破、流脓、有死骨或空洞形成。重症患者常危及生命，有时不得不采取截肢的应急办法，致患者终身残疾。骨髓炎是一种骨的感染和破坏，可由需氧或厌氧菌、分枝杆菌及真菌引起。骨髓炎好发于长骨，儿童最常见部位为血供良好的长骨，如胫骨或股骨的干骺端。

骨髓炎如果没有得到有效治疗，严重时会导致骨缺损、肢体缩短、关节强直（图 3-186）等严重后遗症，影响患者的站立、行走能力。通过矫形假肢（图 3-187）的安装与适配，可以恢复其承重能力，实现患者的站立与行走功能，极大改善严重骨髓炎后遗症患者的活动能力。

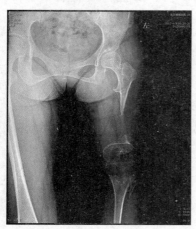
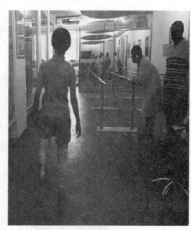

图 3-186　严重骨髓炎后遗症 X 线影像　　图 3-187　严重骨髓炎后遗症患者穿戴矫形假肢

【案例分析】

　　一个人由于骨折愈合不好导致的假关节，腿长不一致，无法独自站立行走。假关节部位没有承重能力，可以在坐骨部位承重，以恢复下肢的承重功能，可以通过足底补高的方法，对腿长不一致进行补偿，以避免骨盆不水平导致继发性脊柱侧弯。

头盔和保护帽

脑外伤头盔扫描

矫形头盔雕刻

学习检测

　　1.一位运动员因外伤，导致小腿骨折，小腿骨折部位为胫骨下三分之一，近踝关节处，目前处于手术后1周，医嘱需配置矫形器。请为此患者设计矫形器方案。

　　2.制作头盔（包括保护和矫形头盔）的材料有哪些？

　　3.矫形头盔为什么不建议使用石膏取形这种传统手法进行制作？

　　4.某患者桡神经麻痹，可配制何种上肢矫形器？

　　5.腕关节的功能位是什么？

第四章
步行辅具与轮椅 ——————————————————————

学习目标

1. 熟悉老年人常见手杖、助行器、轮椅等移动辅助器具的种类、结构特点、适应证。

2. 掌握老年人常见手杖、助行器、轮椅等移动辅助器具的使用和维修保养方法。

　　无论是居家生活还是户外环境活动，移动性对于人的重要性不言而喻。对于功能障碍者来说，通过提供适合的工具、器械、设备可以辅助其站立或行走、自由的户内户外活动、驾车等。这些工具、器械、设备统称为移动类辅助器具，常见的有手杖、助行器、轮椅等。

　　本书所称的移动不仅是自身的移动，还包括通过外在器具辅助下的移动或运输；不仅是传统意义上的通过改变姿势或位置的运动，抑或从一个地方到另一个地方的转移，而且还要考虑运动时的频率和独立程度；不仅是居家的活动，还延伸至社区之外的公共环境。

　　本项目重点阐述在评估功能障碍者的移动障碍和潜能的基础上，为其选择适合其个人需求和环境要求的移动辅助器具，并指导其正确地使用和保养获得的辅助器具。

■ 第一节 步行辅具

案例导入 ◆

　　冯爷爷，77岁，脑出血恢复期，右中枢性面瘫、右偏瘫、日常生活部分依赖，右上肢无自主运动，右下肢可共同屈、伸，右上肢屈肌张力增高，右下肢踝跖屈肌群肌张力增高，右侧肢体感觉障碍，需密切监视下才敢步行，划圈步态，步行稳定性较差。

　思　考 ....

　　1.冯爷爷需要使用哪种步行辅具？
　　2.应该如何适配步行辅具？
　　3.如何进行步态训练？

一、步行辅具的种类与特点

（一）手杖

　　用单侧手扶持，分为单脚手杖、多脚手杖、助站手杖和带坐手杖等。适用于有一定平衡能力，一侧手握力好、上肢支撑力强，步态不稳、轻度肢体功能障碍者和体弱者。

　　1.单脚手杖　单脚手杖有一个支脚和一个手柄，用单侧手支撑而不支撑前臂，高度可调节。手杖杆类型包括直杆和弯杆（图4-1），材料分为木质、金属、高分子材料等，可带光源（图4-2）。适用于下肢功能轻度障碍但上肢支撑能力较强者、平衡能力欠佳者、体弱者。该类型手杖与地面仅有一个接触点，虽使用轻巧，但由于提供的支撑与平衡作用较少，所以多适用于较慢的步伐。要求手有一定握力，有一定平衡能力。

　　2.助站手杖　助站手杖有一个支脚和两个手柄，用单侧手支撑而不支撑前臂，使用者可利用中间扶手从坐位到站位（图4-3）。适用于下肢功能轻度障碍者、坐位转立位困难者。

　　3.三脚手杖　三脚手杖有三个支脚和一个手柄，用单侧手支撑而不支撑前臂。支撑面积较单脚手杖大，较单脚手杖稳定（图4-4）。手杖杆类型分为直杆和弯杆。更适用于平衡能力欠佳而使用单脚手杖不安全者、体弱者。该类型手杖与地面有三个接触点，由于底面积较大，能提供比一般手杖较好的支撑力与稳定性，尤适用于不平路面。

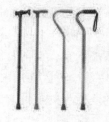

图4-1 单脚手杖

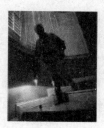

图4-2

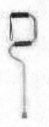

图4-3 助站手杖

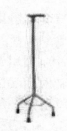

图4-4 三脚手杖

4.多脚手杖　多脚手杖有四个及其以上个支脚和一个手柄（图4-5），用单侧手支撑而不支撑前臂。支撑面积较单脚手杖大，较单脚手杖稳定。手杖杆类型分为直杆和弯杆，支撑脚可分为大四脚和小四脚。更适用于平衡能力欠佳而使用单脚手杖不安全者、臂力较弱或上肢患有震颤麻痹者。该类型手杖与地面有四个接触点，对于偏瘫的脑卒中患者在刚开始康复的时候，可以提供不错的稳定性。但因四点可以构成很多个平面，在路面不平时，反而容易造成摇晃不稳的现象，所以建议四脚拐最好在室内使用。四脚手杖使用多半是暂时性的，当患者步伐愈来愈稳且可以走向室外时，可以改用一般手杖。

5.带座(座椅)手杖　带座(座椅)手杖有一个或多个支脚及一个可折叠座位的器具，可单侧用辅助行走（图4-6）。用单侧手支撑的座椅手杖，方便使用者在行走中休息。结合手杖及椅子的功能，用手杖走累时，可改成椅子来坐着休息，但因椅面小，底盘又不够稳，需小心使用，在坐下休息时易采用手柄在前方的骑坐。要求使用时坐姿平衡感较好。

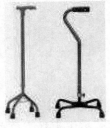

图4-5　多脚手杖

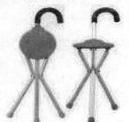

图4-6　带座(椅座)手杖

（二）肘拐与前臂支撑肘拐

1.肘拐　肘拐，又叫臂杖、臂拐、前臂拐杖、欧式拐、洛氏拐等，是含有一个或多个支脚、一个手柄和非水平的前臂支撑架或臂套的步行辅助器具（图4-7）。利用前臂和手共同支撑，分散腕关节压力，不对身体局部产生压迫。臂托通过对前臂的包容，使肘拐与手自成一体，支撑更加稳固、挥动更加自如。可单侧手或双侧手同时使用，双肘拐同时使用可减轻下肢承重，提高行走的稳定性。上下两端均可调节，上端调节以适应前臂长度，下端调节改变肘拐的高度。适用于下肢功能中、轻度障碍者，适用于双侧下肢无力或不协调、双上肢无使用手杖的足够力量的情况，肘关节伸展力弱，可减轻患肢负重的40%～50%。要求手有一定握力，前臂具有一定的支撑能力。

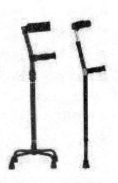

图4-7　肘拐

2.前臂支撑肘拐　前臂支撑肘拐，有一个或多个支脚、一个手柄和水平的前臂支撑架或臂套的器具，利用前臂支撑，辅助行走。由高度可调的垂直套管、带手柄的前臂水平管、前臂垫和前臂固定带组成，手柄角度可以调整，有直柄和弯柄两种（图4-8、图4-9）。适用于下肢功能中度障碍，单侧或双侧下肢无力且手、腕不能承重，而前臂能支撑辅助行走的患者，适用于患风湿性关节炎或手部无力而无法握住手杖者。使用时，用户将手从托槽上方穿过，握住把手，前臂水平支撑在托槽上，此时的承重点为前臂（图4-10）。调节手柄时要使托槽前沿到手柄之间有足够的距离，以免使手腕特别是尺骨茎突受压；同时要注意托槽不能太向后，以免压迫尺神经。在使用过程中注意不能将前臂支撑拐放在离身体前方太远处，否则会引起立位不平衡。尝试在无监护下行走之前要确认用户已具有充分的平衡和协调能力，因为前臂支撑拐系紧于前臂，遇到危险时不能迅速扔掉，会妨碍手的防护性伸出。

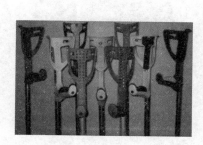
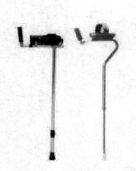
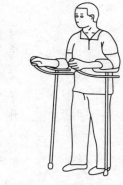

图4-8　卓越型肘拐前臂支撑部分　　　图4-9　前臂支撑肘拐　　图4-10　前臂支撑拐的使用

（三）腋拐

腋拐有一个支脚、一个手柄和靠近上身及腋下部位有一个腋托。高度可根据使用者的身高进行调整（图4-11）。使用时腋托紧靠躯干侧面，利用手柄支撑身体，可单侧或双侧手同时使用。即使双下肢都不能负重者，也能借助双腋拐提高身体平衡性、侧向稳定性，达到行走的目的。双拐同时使用可减轻下肢承重，获得最大支撑力，提高行走的稳定性。腋拐支撑可靠稳定但笨重，材料有木制、铝制和钢制。适用范围：辅助下肢功能严重障碍者、支撑能力较差者。为了保证使用腋拐后能步行，上肢和躯干必须要有一定程度的肌力。如单侧下肢无力而不能部分或完全负重的情况，双下肢功能不全、不能用左、右腿交替迈步的情况。可减轻下肢负重的70%～80%。使用者要有足够的握力，使用中的着力点是腕关节，腋托主要作用是把握方向。

（四）框式助行器

框式助行器由框架、支脚杆、支脚和手柄组成，有手柄和多个支脚，没有前臂支撑和轮子。可折叠，高度可调，支脚使用防滑橡胶塞头。支撑面积大、稳定性能好、价格低廉。适用于下肢功能中重度障碍、平衡能力欠佳者。单侧下肢无力或截肢，需要比单臂操作助行器更大支持，如骨关节炎或股骨骨折愈合后；全身或双下肢肌力降低或协调性差，需要独立、稳定站立者，如多发性硬化症或帕金森病；需要广泛支持，以帮助活动和建立自信心，如用于长期卧床或患病的老年人。

1.普通框式助行器　普通框式助行器（图4-12）为框架结构，4个支脚，包括固定式和折叠式两种，具有很高的稳定性能。使用时需要提起助行器前移，因此适用于上肢具有提握功能的下肢功能障碍者。主要用于上肢功能健全，下肢平衡能力较差的步行困难者。

2. 交叉步进框式助行器 交叉步进框式助行器（图4-13）为框架结构，助行器两边装有铰链，可单侧交替推进助行器前移，行进的速度比普通框式助行器快，稳定性稍差。用于上肢肌力稍差，有一定平衡能力者。

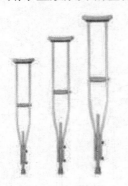

图4-11 腋拐

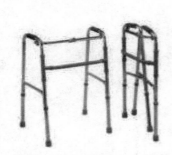

图4-12 普通框式助行器

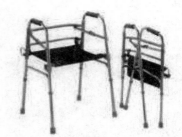

图4-13 交叉步进框式助行器

3. 助起框式助行器 助起框式助行器（图4-14）呈阶梯形，有助起扶手和支撑扶手。站起困难者，可借助助起扶手实现从坐位到站位。

（五）轮式助行器

轮式助行器是装有轮子和手柄的助行器具，包括两轮式助行器、三轮式助行器和四轮式助行器，装有椅座、储物

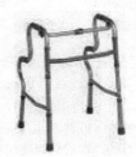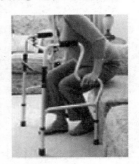

图4-14 助起框式助行器

筐等辅助装置。使用时，推动助行器前移。适用于老年人，辅助双下肢功能轻度障碍或平衡能力稍差者，双手支撑辅助步行，能保持连续步态。

1. 两轮式助行器 两轮式助行器（图4-15）在普通框式助行器前面两个支撑腿装有轮子或万向轮，后面的支脚垫具有一定的摩擦力和防滑性能。使用时，具有很好的方向性，较易推进，推动或提起助行器的后支脚前移。可用于上肢肌力差，提起助行器行走困难者。前轮为固定轮的方向性好，前轮为万向轮的转弯灵活。

2. 三轮式助行器 三轮式助行器（图4-16）装有手闸，前轮为万向轮，转弯和移动灵活，较其他轮式助行器稳定性能差。

3. 四轮式助行器 四轮式助行器（图4-17）较三轮式助行器稳定，移动更加灵活，行进速度较快，一般装有制动装置和休息座椅。适合室外使用，其稳定性能较低，具有较好平衡能力者才能使用。

4. 四轮式助行推车 四轮式助行推车（图4-18）可用于老年人、功能障碍者辅助行走和方便购物。

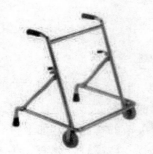 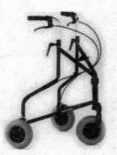 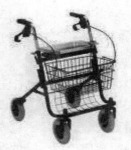 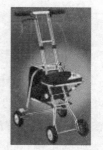

图 4-15　两轮式　　图 4-16　三轮式　　图 4-17　四轮式　　图 4-18　四轮式推车
　　　　助行器　　　　　　助行器　　　　　　助行器

（六）座式助行器

座式助行器是有多个轮子和一个行走时支撑身体的座位或吊带的器具，也可以带前臂支撑架（图 4-19），包括助行自行车。它可辅助双下肢功能中重度障碍且平衡能力差者，双手支撑辅助站立和步行，并可以随时坐下休息。

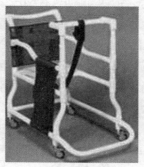 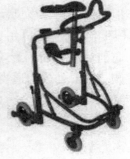

图 4-19　座式助行器

（七）台式助行器

台式助行器有轮子和（或）支脚、支撑平台或前臂支撑托架，靠双臂或与上身一起向前推进。高度到胸部，使用时将前臂平放于支撑架上，利用助行器带动身体前移，手闸可以用来控制移动速度，辅助站立和步行。其支撑面积大、稳定性能好、易于推动。辅助双下肢功能中重度障碍及上肢功能轻度障碍且平衡能力差者。

（1）普通台式助行器（图 4-20）带有轮子、制动器和前臂支撑架。

（2）臂托平台式助行器（图 4-21）装有臂托和手制动装置，使用者利用前臂支撑操作助行器前移。

（3）吊带平台式助行器（图 4-22）附有裆吊带，重症者可借助其托起身体。

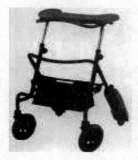 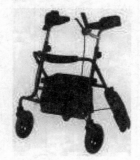 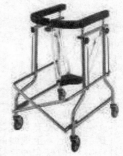

图 4-20　普通台式助行器　　图 4-21　臂托平台式助行器　　图 4-22　吊带平台式台式助行器

二、步行辅具的选择

（一）步行辅具的尺寸测量

选配合适尺寸的步行辅具是保障患者安全、最大限度发挥其功能的关键。具体如下：

1. 手杖的尺寸　长度合适的手杖，可以让用户行走起来更舒服、更安全，也让用户的手臂、肩膀、背部得到充分锻炼。手杖太长，会增加承重时肘关节的弯曲，增加上臂三头肌的负担；也会使手腕向外溜，降低握力；还会使肩膀向上提，造成脊柱侧弯。手杖太短，肘关节要完全伸直，往前时躯干要跟着往前屈，不但加重腰部肌肉的负担，也增加上下楼梯的困难。

对直立无困难的用户，手杖正确长度的测定为：让用户穿着平底鞋站直，两手自然下垂，取立正姿势，肘关节应当有 20°～30° 左右的屈曲，测量出手腕部皮肤横纹至地面的距离，该尺寸就是用户使用手杖的理想长度；或者测量股骨大转子至地面的高度（图 4-23）。用户用手杖着地的时候，肘关节应保持 20°～30° 屈曲，以使手臂能自由向前活动，而不影响身体重心的改变。实际测量的时候，可以由手掌量到第 5 趾骨外侧 15 cm 处最为适当。对于直立有困难的用户则应仰卧测量，也可参考公式：手杖长度 =0.72× 身高。

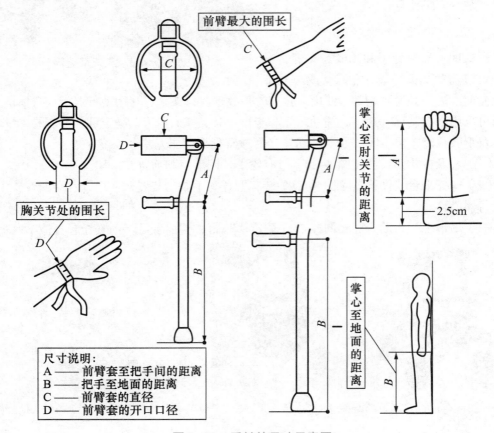

尺寸说明：
A——前臂套至把手间的距离
B——把手至地面的距离
C——前臂套的直径
D——前臂套的开口口径

图 4-23　手杖的尺寸示意图

2. 前臂拐的尺寸　前臂拐长度是肘关节下 2.5 cm 处至第 5 趾外 15 cm 处的距离，即图 4-24 中的 A—B 的距离。两边的手握柄的高度要能使肘关节弯曲 20° 至 30°。

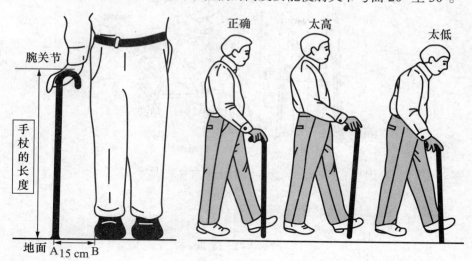

图 4-24　前臂拐的尺寸示意图

3. 腋拐的尺寸　确定腋拐长度（A）可选择为站立位，从腋下 5 cm 处量至第 5 趾外 15 cm 的长度；腋托（腋托一般包有海绵）顶部与腋窝的距离应有 5 cm 或三横指，过高会压迫臂丛的血管和神经，过低则不能抵住侧胸壁，失去稳定肩部作用，而且导致走路姿势不佳。腋托至把手的高度（B）为：伸腕握住把手时，肘关节呈 30° 屈曲，腋下至掌心或股骨大转子的高度（图 4-25）。

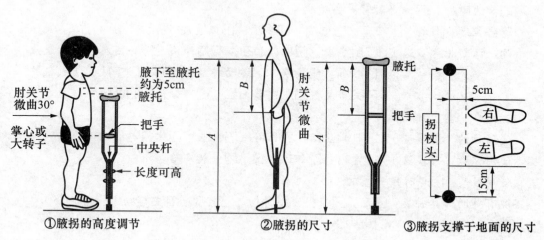

图 4-25　腋拐的尺寸示意图

4. 助行器的尺寸　助行器高度的调节：使用助行器首先要根据自己身高和自身状况进行高度调节。身体直立，以肘关节屈曲 20°～30° 的状态手持助行器，使助行器的高度与身体大转子（关节突起部位）保持水平位置。助行器的高度是通过腿部的伸缩杆来进行调节的（图 4-26）。

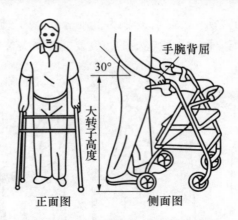

图 4-26　助行器高度的调节示意图

（二）步行辅助器具的评估报告

单臂操作步行辅具

用户功能及需求评估

1. 用户的功能障碍评估

障碍类别：

□视觉障碍　□听觉功（机）能障碍　□平衡机能障碍

□声音或语言功（机）能障碍

□肢体障碍：□上肢（手）　□下肢（脚）　□躯干　□四肢

□智力障碍　□重要器官失去功能

障碍程度：□无　□轻度　□中度　□重度　□极重度

临床诊断（可多选）：□脑卒中　□脊髓损伤　□脑外伤　□脊髓灰质炎后遗症

□心肺功能疾病　□运动神经元疾病　□下肢骨折或截肢

□关节炎　□肌肉萎缩症　□部分足　□其他

2. 用户的需求评估

使用目的（可多选）：□日常生活　□医疗　□就业　□休闲与运动

使用环境（可多选）：□室内　□邻近小区　□一般马路

使用性质：□暂时性　□永久性

现有辅助器具种类：□无　□腋拐　□肘拐　□前臂平台支撑拐　□单脚拐

□四脚拐

目前使用辅具：□无　□有：　　年　月　日

目前使用辅具来源：□自购　□民政系统补助　□教育残联系统补助

□社保系统补助　□捐赠　□租赁　□其他

目前辅具使用情形：□已损坏不能修复，需更新

□规格或功能不符用户现在的需求，需更换

□适合继续使用，但需要另行购置一部在不同场所使用

□部分零件损坏或需要调整，可进行修复或调整
□符合使用者现在的使用需求

用户的身体功能检查测量

对用户进行身体功能检查测量，请填写记录结果，完成表4-1。

表4-1　单臂操作步行辅助器具检查测量表

身体尺寸测量	身高：_____cm　体重：_____kg 腋拐长度（站立，由腋下5cm量至小趾外15cm处）：_____cm 肘拐长度（站立，由肘下2.5cm量至小趾外15cm处）：_____cm 前臂支撑拐、单脚拐、三脚拐、四脚拐（站立，由肘关节量至小趾外15cm处）：_____cm		
站立平衡能力	站起	□不用手即可站起　□用手协助站起　□没有协助无法站起	
	站起前的尝试次数	□一次即站起　□超过一次才站起　□没有协助无法站起	
	站起后5秒内平衡	□无须辅助器具或其他支撑仍稳固 □需辅助器具或其他支撑才稳固 □不稳（脚步移动、躯干摇晃）	
	站立平衡	□窄底面无须支撑 □宽底面（足跟内侧距离＞10cm）需辅助器具或其他支撑 □不稳	
张力异常	头、径　□无　□低张　□高张	躯干　□无　□低张　□高张	
	左上肢　□无　□低张　□高张	右上肢　□无　□低张　□高张	
	左下肢　□无　□低张　□高张	右下肢　□无　□低张　□高张	
上肢关节活动度异常		左	右
	肩关节	□无　□受限	□无　□受限
	肘关节	□无　□受限	□无　□受限
	腕关节	□无　□受限	□无　□受限
躯干与上肢肌力		左	右
	肩屈曲	□5　□4　□3　□2　□1　□0	□5　□4　□3　□2　□1　□0
	肩下压	□5　□4　□3　□2　□1　□0	□5　□4　□3　□2　□1　□0
	肘伸肌	□5　□4　□3　□2　□1　□0	□5　□4　□3　□2　□1　□0
	腕伸肌	□5　□4　□3　□2　□1　□0	□5　□4　□3　□2　□1　□0
	指屈肌	□5　□4　□3　□2　□1　□0	□5　□4　□3　□2　□1　□0

单臂操作步行辅助器具选用建议

1. 类型：□腋拐　□肘拐　□前臂平台支撑拐　□单脚拐　□四脚拐
2. 是否需要接受操作训练：□不需要　□需要
3. 是否需要安排跟踪回访时间：□不需要　□需要：　　年　月　日
4. 其他建议事项：_____

单臂操作步行辅助器具后续跟踪回访记录

1. 辅助器具采购结果是否符合原处方辅助器具：
□完全符合
□功能、形式与原处方符合，部分规格及零配件略有出入，但大致符合
□功能、形式或规格与原处方有显著差异，不符合原处方精神

☐其他：＿＿＿＿＿＿＿＿＿＿＿＿＿＿＿＿＿

2. 修改、调整与使用训练：

☐无须修改及调整

☐经修改调整后以符合使用需求

☐建议配合使用训练以期能安全操作

双臂操作步行辅具

用户功能及需求评估

1. 用户的功能障碍评估

障碍类别：

☐视觉障碍　☐听觉功（机）能障碍　☐平衡功（机）能障碍

☐声音或语言功（机）能障碍

☐肢体障碍：☐上肢（手）　☐下肢（脚）　☐躯干　☐四肢

　　　　　　☐智力障碍　☐重要器官失去功能

障碍程度：☐无　☐轻度　☐中度　☐重度　☐极重度

临床诊断（可多选）：☐脑卒中　☐脊髓损伤　☐脑外伤　☐脊髓灰质炎后遗症

　　　　　　　　　　☐心肺功能疾病

　　　　　　　　　　☐运动神经元疾病　☐下肢骨折或截肢　☐关节炎

　　　　　　　　　　☐肌肉萎缩症　☐部分足　☐其他

2. 用户的需求评估

使用目的（可多选）：☐日常生活　☐医疗　☐就业　☐休闲与运动

使用环境（可多选）：☐室内　☐邻近小区　☐一般马路

使用性质：☐暂时性　☐永久性

现有辅助器具种类：☐无　☐普通框式助行器　☐助起框式助行器　☐交替框式助

　　　　　　　　　行器　☐两轮式助行器　☐三轮式助行器　☐四轮式助行器

　　　　　　　　　☐座式助行器　☐台式助行器　☐其他

目前使用辅具：☐无　☐有：　　年　　月　　日

目前使用辅具来源：☐自购　☐民政系统补助　☐教育残联系统补助　☐社保系统

　　　　　　　　　补助　☐捐赠　☐租赁　☐其他

目前辅具使用情形：☐已损坏不能修复，需更新

　　　　　　　　　☐规格或功能不符用户现在的需求，需更换

　　　　　　　　　☐适合继续使用，但需要另行购置一部在不同场所使用

　　　　　　　　　☐部分零件损坏或需要调整，可进行修复或调整

　　　　　　　　　☐符合使用者现在的使用需求

用户的身体功能检查测量

表 4-2 双臂操作步行辅助器具检查测量表

身体尺寸测量	身高：_____cm　　体重：_____kg 助行器高度（站立，肘弯曲20°，由手掌量至第5脚趾外15cm处）：_____cm		
站立平衡能力	站起	☐不用手即可站起　☐用手协助站起　☐没有协助无法站起	
	站起前的尝试次数	☐一次即站起　☐超过一次才站起　☐没有协助无法站起	
	站起后5秒内平衡	☐无须辅具或其他支撑仍稳固 ☐需辅具或其他支撑才稳固 ☐不稳（脚步移动、躯干摇晃）	
	站立平衡	☐窄底面无须支撑 ☐宽底面（脚跟内侧距离＞10cm）需辅具或其他支撑 ☐不稳	
张力异常	头、颈　☐无　☐低张　☐高张　　躯干　☐无　☐低张　☐高张 左上肢　☐无　☐低张　☐高张　　右上肢　☐无　☐低张　☐高张 左下肢　☐无　☐低张　☐高张　　右下肢　☐无　☐低张　☐高张		

上肢关节活动度异常		左	右
	肩关节	☐无　☐受限	☐无　☐受限
	肘关节	☐无　☐受限	☐无　☐受限
	腕关节	☐无　☐受限	☐无　☐受限

躯干与上肢肌力		左	右
	肩屈曲	☐5　☐4　☐3　☐2　☐1　☐0	☐5　☐4　☐3　☐2　☐1　☐0
	肩下压	☐5　☐4　☐3　☐2　☐1　☐0	☐5　☐4　☐3　☐2　☐1　☐0
	肘伸肌	☐5　☐4　☐3　☐2　☐1　☐0	☐5　☐4　☐3　☐2　☐1　☐0
	腕伸肌	☐5　☐4　☐3　☐2　☐1　☐0	☐5　☐4　☐3　☐2　☐1　☐0
	指屈肌	☐5　☐4　☐3　☐2　☐1　☐0	☐5　☐4　☐3　☐2　☐1　☐0

双臂操作步行辅助器具选用建议

1. 类型：☐普通框式助行器　☐助起框式助行器　☐交替框式助行器
　　　　☐两轮式助行器　☐三轮式助行器　☐四轮式助行器　☐座式助行器
　　　　☐台式助行器

2. 助行器配件：☐不需要

　　　　☐需要：☐置物篮　☐桌面　☐杯架　☐手杖架　☐椅座　☐加用前　☐加用前臂承重板　☐前臂板加固带　☐前臂板加垂手握把　☐躯干支撑板　☐躯干俯靠板　☐腿外展带　☐悬吊式座椅

3. 是否需要接受操作训练：☐不需要　☐需要

4. 是否需要安排跟踪回访时间：☐不需要　☐需要：　　年　月　日

5. 其他建议事项：_____

双臂操作步行辅助器具后续跟踪回访记录

1. 辅助器具采购结果是否符合原处方辅助器具：

☐完全符合

☐功能、形式与原处方符合，部分规格及零配件略有出入，但大致符合

□功能、形式或规格与原处方有显著差异，不符合原处方精神

□其他：_____

2.修改、调整与使用训练：

□无须修改及调整

□经修改调整后以符合使用需求

□建议配合使用训练以期能安全操作

三、步行辅具的使用

（一）手杖的使用

1.手杖三点步行　手杖先往前移一步，患侧脚迈出一步，最后是健侧脚向前移（图4-27）。一般而言，用户比较容易适应这种步态。该步行模式又可分为三种类型：

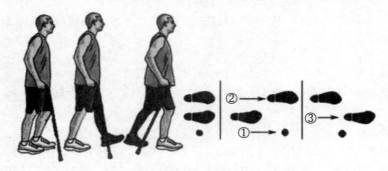

图4-27　手杖的使用方法——三点步

（1）手杖三点步行后型：健足迈出的步幅较小，健足落地后足尖在患足尖之后。步行稳定性好，恢复早期患者常用此种步行方式。

（2）手杖三点步行并列型：健足落地后足尖与患足尖在一条横线上。

（3）手杖三点步行前型：健足迈出的步幅较大，健足落地后足尖超过患足尖。此种步行稳定性最差。

2.手杖两点步行　同时伸出手杖和患足并支撑体重，再迈出健足，手杖与患足作为一点，健侧足作为一点，交替支撑体重的步行方式。

3.利用单只手杖和楼梯扶手上下楼梯　开始时健手扶楼梯扶手，手杖放患侧下肢，利用单只手杖和楼梯扶手上楼梯（图4-28）。

（1）利用单只手杖和楼梯扶手上楼梯：健手先向前向上移动，健侧下肢迈上一级楼梯，将手杖上移，最后迈上患侧下肢。

（2）利用单只手杖和楼梯扶手下楼梯：健手先向前向下移，手杖下移，患侧下肢下移，健侧下肢下移。

（二）腋拐的使用

当握力、前臂力较弱时，可以使用腋拐或前臂拐。前臂拐的使用方法与腋拐的基本相同，它们可以单用，也可以双用，单用时，步行方法同手杖，双用步行时可以使用四

点步、三点步、二点步、摆至步、摆过步等。

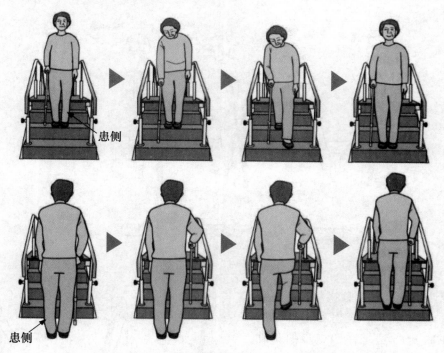

图 4-28 手杖的使用方法——上下楼梯

四点步方法：左拐—右脚—右拐—左腿，即先伸出左腋，然后迈出右腿，再伸出右腋，最后迈出左腿（图 4-29）。此方法稳定性好，练习难度小，步行速度较慢，适用于双下肢运动功能障碍患者。

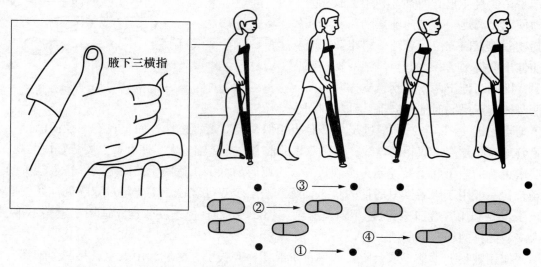

图 4-29 腋拐的使用方法——四点步示意图

三点步方法：先将肌力较差的一侧脚和两侧腋拐同时伸出，再将对侧足（肌力较好的一侧）伸出（图 4-30）。此方法步行速度快，稳定性良好，适用于单侧下肢运动功能障碍患者。

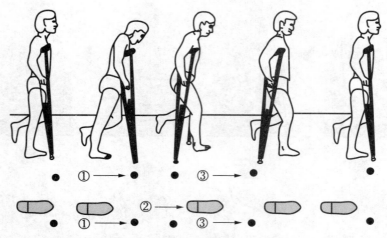

图 4-30　腋拐的使用方法——三点步示意图

两点步方法：一侧腋拐和对侧足同时伸出，再将余下的腋拐和足再伸出（图 4-31）。此方法是在四点步的基础上练习的，其稳定性不如四点步，步行环境与摆过步相同。

摆过步与摆至步：①摆过步：行进时，双侧拐同时向前方伸出，患者支撑把手，使身体重心前移，利用上肢支撑力使双足离地，下肢向前摆动，双足在拐杖着地点前方位置着地，再将双拐向前伸出取得平衡；②摆至步：双拐—双足，即同时伸出两支腋拐，支撑并向前摆身体使双足同时拖地向前，到达腋拐

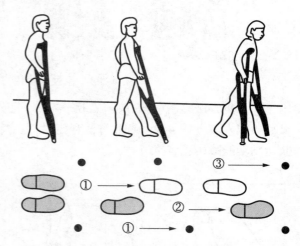

图 4-31　腋拐的使用方法——两点步示意图

落地点附近（图 4-32）。摆过步与摆至步相似，但双足不拖地，而是在空中摆向前，双足着地点必须超过双拐的连线，落在双拐的前方，故步幅较大、速度快、姿势轻快美观，要求患者的躯干和上肢控制力必须较好，否则容易跌倒，适用于路面宽阔、行人较少的场合，一般用于患者恢复后期的步态训练。摆至步双足着地点不能超过双拐的连线，摆至步主要利用背阔肌来完成，步行稳定，具有实用性，但速度较慢，适用于道路不平、人多、拥挤的场合下使用。

使用腋拐上下楼梯或台阶：如果台阶或楼梯有扶手，尽量利用扶手。将两个腋拐合在一起，用远离楼梯扶手一侧的手握住，另一手扶住楼梯扶手，身体尽量靠近扶手，上下没有扶手的楼梯时，两手各持一腋拐，如同行走时一样。①上楼梯 / 台阶：准备上楼时，移动身体靠近最底层的一级楼梯，两手各持一腋拐，同时支撑，将正常腿向前跨上一级

楼梯，体重保持支撑在正常腿上，再移动双拐和患腿上到同一级楼梯，不断重复，一级一级上楼梯，不要太急；②下楼梯/台阶：移动身体靠近待下楼梯的边缘，两手各持一腋拐，将双拐移至下一级楼梯上，同时患腿跟上，双手支撑稳定后，重心下移，再移动正常腿下一级楼梯，不断重复，一级一级下楼梯，不要太急（图4-33）。上楼梯/台阶时，如果有人协助，请人站在患者身后保护。下楼梯/台阶时，如果有人协助，请人站在患者前面保护。

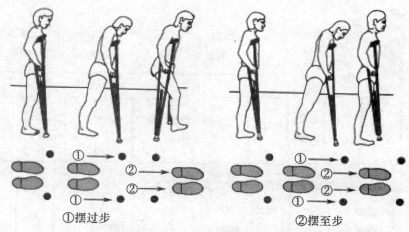

①摆过步　　　　　　　　②摆至步

图4-32　腋拐的使用方法——摆过步与摆至步示意图

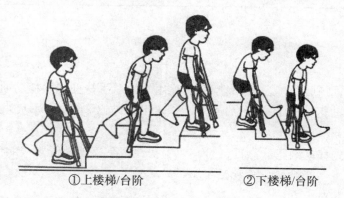

①上楼梯/台阶　　　　　②下楼梯/台阶

图4-33　腋拐的使用方法——上/下楼梯或台阶示意图

（三）助行器的使用

正确姿势：

①行走前先穿好鞋；

②身体站直站稳，双目视前；

③将助行器置于面前，人站框中，左右两边包围保护；

④两手握住助行器的扶手；

⑤将助行器高度调整为：双臂自然下垂时，双肘可以稍弯曲，手柄恰在手腕高度，这样行走时可以降低肩背部负重受力，减少劳损。

使用助行器行走（三点步）：

①助行器置于面前，站立框中，左右两边包围；

②双手持扶手向前移动助行器约一步距离，将助行器四个脚放置地上摆稳；

③双手支撑握住扶手，患腿向前摆动，重心前移；

④稳定后移动正常腿向前一步，可适当落在患腿前方；

⑤重复这些步骤，向前行走（移动：助行器—患腿—健腿），见图 4-34 所示。

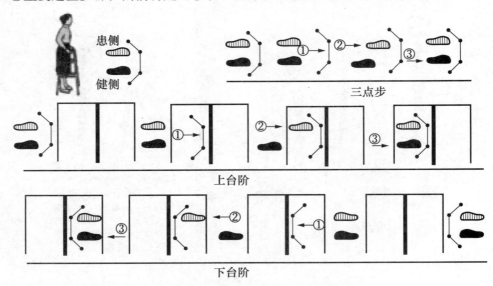

图 4-34　使用助行器行走和上 / 下台阶示意图

使用助行器上 / 下台阶：

①上台阶：行走到台阶边，尽可能靠近，站稳后，双手扶住把手移动助行器：助行器—患腿—健腿，即助行器先上一级台阶，再移动患腿上一级台阶（不负重），最后移动健腿上一级台阶；

②下台阶：先移动助行器靠近台阶，双手扶住把手移动助行器：助行器—患腿—健腿，即助行器先下一级台阶，再移动患腿向下，最后健腿下来。

使用助行器坐下 / 起身站立：

①移步到待坐椅子前，扶住助行器，背对椅子；

②后移健腿，使腿后方碰到椅子；

③患腿略滑向前伸；

④双手向后扶住椅子扶手，重心后移；

⑤慢慢弯曲健腿，坐到椅子上；

⑥反过来做可以起身站立（图 4-35）。

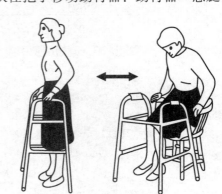

图 4-35　使用助行器坐下 / 起身站立示意图

【案例分析】

拐杖是步行的重要辅助器具，可减轻患侧的负荷，有效提高步行的稳定性，改善步态，达到提高自理能力的目的。冯爷爷步行时体重支撑能力尚可，主要解决步行不稳的问题，早期可使用四脚手杖配合步行训练，在室内使用，逐渐过渡到单脚手杖。手杖使用左手握持，高度与大转子平齐。康复训练时，应注重执手杖 3 点步行与上下楼步行的使用方法。

■ 第二节　轮椅

案例导入 ◆

小李，男性，26 岁。三年前因车祸导致第 10 胸椎（T10）节段完全性脊髓损伤，生活在一个小镇上。他学习电脑技术以后自己非常想做淘宝生意。他与妻子一起参加了评估。很久以前他收到了一辆捐赠的骨科专用轮椅。该轮椅已经生锈且椅座衬垫破烂。每天坐轮椅的时间并不长，很多时间躺在床上，需要靠妻子经常查看是否出现臀部压疮。轮椅前小脚轮又小又单薄，后轮胎非常细且已磨损，轮椅坐着不舒适且推行困难。然而，他现在想自己独立地去批发市场进货，距离大约是 1.5 千米，多是水泥路面。如果依靠妻子帮助，妻子就无法外出工作，家庭经济十分困难。

思　考

小李适合选择一个怎样的轮椅？小李需要哪些特殊的轮椅功能与配件？为适应新的轮椅，小李应该进行哪些准备？

轮椅是为行走或移动困难者提供轮式移动和座椅支撑的设备。这里的用户指使用轮椅的人或者步行能力受限但可从轮椅使用中大大受益的人。借助轮椅能摆脱卧床，保持坐位，改善循环系统功能，用小量的上下肢活动来驱动轮椅，最大限度地恢复或代偿运动功能，提高独立性，扩大生活范围，参加各种社会生活以及娱乐活动，达到调节生活、改善生活质量的效果。轮椅给用户提供了移动能力，确保其更好的健康状态和生活质量，并帮助他们在社区里过上一种积极而充实的生活。因此，轮椅不仅是老年人、残疾人的一种辅助器具，还是他们行使权利和实现包容和平等参与的一种手段。

一、轮椅的分类

国际标准组织发布的《康复辅助器具分类与术语（ISO 9999：2016）》中指出，轮椅车产品主要分为手动轮椅车（manual wheelchairs）和动力轮椅车（powered wheelchairs）两类（在动力轮椅车中，机动轮椅车非常少见，在不引起歧义和误解的情况下本书用电动轮椅车代替动力轮椅），轮椅车产品还包括轮椅车附件（wheelchair accessories）。

我国发布的《康复辅助器具分类和术语（GB/T 16432—2016）》国家标准，它等同采用了国际标准组织的《康复辅助器具分类与术语（ISO 9999：2011）》内容。此外，我国也有专门的轮椅车术语标准，主要是《康复辅助器具分类与术语（轮椅车第26部分术语，GB/T 18029.26—2014）》发布的标准，该标准等同采用了国际标准 ISO 7176-26：2007。虽然 GB/T 18029.26 标准也给出了不同轮椅车的术语和定义，但是它不对轮椅车进行分类，轮椅车的分类仍以 GB/T 16432—2014 的内容为准。考虑到我国国家标准等同采用国际标准的惯例做法，本书对轮椅的分类依据采用最新版的 ISO 9999：2016 标准。

（一）手动轮椅的分类

按照 ISO 9999：2016 的分类，手动轮椅车可分为：

1. 双手圈驱动轮椅（bimanual handrim-drive wheelchairs） 由乘坐者双手推动轮子或与轮子相连的手圈进行驱动和操纵的轮椅车，通常是后轮驱动（图4-36），有时也可以前轮驱动。

2. 双手摆杆驱动轮椅（bimanual lever-drive wheelchairs） 图4-37为双手摆杆驱动轮椅车。

3. 单手驱动轮椅（single-side manual drive wheelchairs） 乘坐者仅用一只手驱动的轮椅车，包括单手摆杆驱动和单手轮驱动的轮椅车等。单手摆杆驱动轮椅车是在双手摆杆驱动轮椅车的结构基础上减去一个摆杆机构。单手轮驱动的轮椅车是两个手圈安装在轮椅车的一侧，分别控制轮椅车的两个轮子，如图4-38所示。

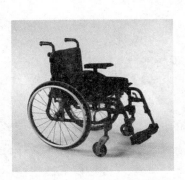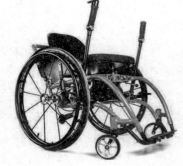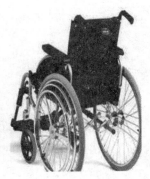

图4-36　双手圈驱动轮椅车　　图4-37　双手摆杆驱动轮椅车　　图4-38　单手轮驱动轮椅车

4. 手圈动力辅助轮椅（handrim-activated power-assisted wheelchairs） 乘坐者用手推动轮子的手圈驱动，一个或两个电动机构辅助旋转一个或两个轮子的轮椅车，如图4-39所示。该类型轮椅车通过附加的系统为手动轮椅提供动力，包括分别安装在轮毂上的两个驱动单元、控制器、带背光彩色显示屏的控制单元、电池组驱动单元、充电器。

5. 脚驱动轮椅（foot-propelled wheelchairs） 乘坐者仅用脚驱动的轮椅车，如图4-40所示。

6. 手推把驱动轮椅（push wheelchairs） 由护理者双手推动轮椅手柄进行推进和操纵的轮椅车，如图4-41所示。

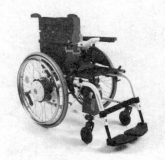 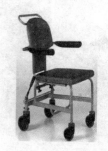 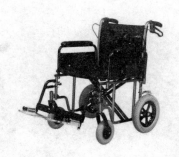

图 4-39　手圈动力辅助轮椅车　图 4-40　脚驱动轮椅车　图 4-41　手推把驱动轮椅车

7.手推把动力辅助轮椅（power-assisted push wheelchairs）护理者双手推动轮椅车手柄进行推进和操纵，同时一个或两个电动机构辅助转动一个或两个轮子的轮椅车，如图 4-42 所示。

（二）电动轮椅的分类

按照 ISO9999：2016 分类，电动轮椅车可分为：

1.手动转向电动轮椅（electrically powered wheelchairs with manual direct steering）无辅助动力，通过机械方式改变枢轴轮的方位来控制方向（转向）的电动轮椅车，包括电动代步车等，如图 4-43 所示。

2.动力转向电动轮椅（electrically powered wheelchairs with electronic steering）由辅助动力控制方向（转向）的电动轮椅车，如图 4-44 所示。

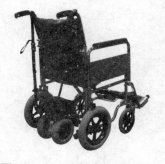 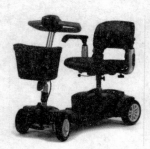 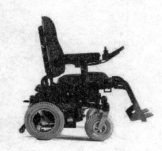

图 4-42　手推把动力辅助轮椅车　　图 4-43　电动代步车　　图 4-44　动力转向电动轮椅车

3.机动轮椅车（combustion powered wheelchairs）内燃机提供动力的轮椅车，如图 4-45 所示。

4.护理者操控电动轮椅车（assistant-controlled electrically powered wheelchairs）由电力驱动，护理者操纵的轮椅车，如图 4-46 所示。

5.爬楼梯电动轮椅（stair-climbing powered wheelchairs）由乘坐者操纵的安全爬上、爬下楼梯动力轮椅车，如图 4-47 所示。

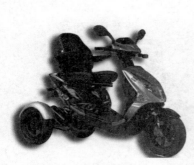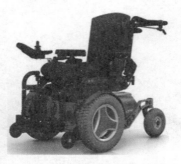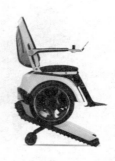

图 4-45　机动三轮车　　图 4-46　护理者操控电动轮椅车　图 4-47　爬楼梯电动轮椅车

二、轮椅的结构

（一）手动轮椅的常用部件及其特点

普通手动轮椅一般由轮椅架、车轮、制动装置及坐姿支撑系统（椅座、坐垫、靠背等）组成，还包括抗倾覆装置、手推把等，如图 4-48 所示。

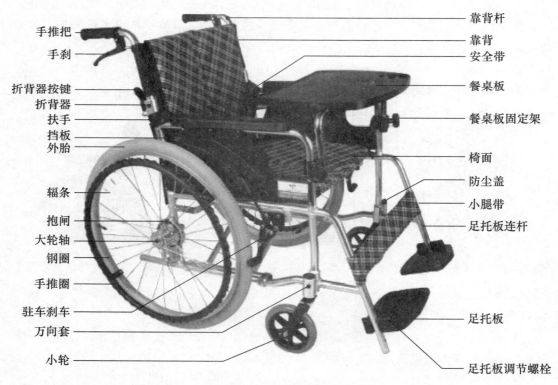

图 4-48　手动轮椅车组件

1. 手动轮椅车架　车架是轮椅的核心结构，多为薄壁钢管、铝合金管制成，表面镀铬、烤漆或喷塑处理，高档轮椅车架采用钛合金材料或碳纤材料以减轻轮椅重量，轮椅车架材料的特性对比见表 4-3。

表 4-3 轮椅车架材料的特性对比

车架材料	优点	缺点
中碳钢	在没有高技术焊接设备的条件下，易于修理和焊接，强度质量比中等	相对较重
不锈钢	耐腐蚀性强	强度质量比较其他钢材差
铬钢	高强度质量比，高性能钢	价格比中碳钢高
铝合金	强度质量比高	价格比中碳钢高
钛合金	强度质量比非常高，高耐腐蚀性能	价格非常高
复合材料	强度质量比高，能做成非常规形状	表面容易形成缺口

轮椅车架可分为盒式和悬臂式。盒式车架（图 4-49a）非常坚固，通过坐垫、轮子及与轮子相连的其他装置所形成的减震系统来减震，多用于护理程度较高的人群使用的轮椅设计；悬臂式车架（图 4-49b）需要增加弹性等方法减震，为了减小轮椅的体积，尽可能减少使用的管数，结构简单紧凑、焊接点少，手动操作性好，常用于活跃型轮椅用户的轮椅设计。

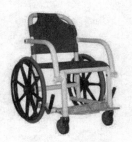 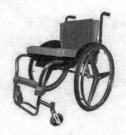

a. 盒式车架 b. 悬臂式车架

图 4-49 手动轮椅车架

轮椅车架亦可分折叠式和固定式。固定式车架结构简单，强度和刚度好；折叠式车架折起后体积小、便于携带。固定式车架与折叠式车架的对比如表 4-4 所示。

表 4-4 固定车架与折叠轮椅车架的对比

车架类型	优点	缺点
固定车架	车架上附加零件较少，因此在相同的重量时强度更高； 通常比同类的折叠式轮椅车更轻； 可移动零件较少； 能满足轮椅车篮球运动的规定要求； 座位与靠背的角度通常可调节	为了将轮椅车装在汽车上，需要可拆式快卸后轮； 在不平坦的路面上可能感觉颠簸； 不能折叠成较小的包装体积在汽车或飞机上贮藏
折叠式车架	可以折叠成较小的体积在汽车或飞机上贮藏； 在不平坦的路面可使四轮着地； 不需拆除任何零件即可折叠、贮藏	移动、可调节和可拆卸的零件较多； 可能不能满足使用者运动或休闲活动的要求； 座位与靠背的角度通常不可调节； 当轮椅车折叠时或有柔性变化时会降低侧向稳定性

可折叠车架有不同的折叠方式，包括交叉支柱折叠、平行支柱折叠、向前折叠等。

（1）交叉支柱折叠：分单交叉（图 4-50a）和双交叉（图 4-50b），车架结构像"X"形，应加入锁定装置以减少倾斜可能出现的问题。

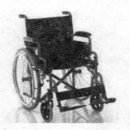 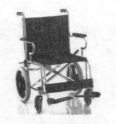

a.单交叉折叠　　　　　b.双交叉折叠

图 4-50　交叉折叠车架

（2）平行支柱折叠：轮椅展开时轮椅的整体结构显得很坚固，还可使轮椅局部折叠，如图 4-51 所示。

（3）向前折叠：把轮椅的前端和轮椅的靠背用铰链连接起来，折叠靠背的折叠轴在椅座上方，折叠轮椅前端的折叠轴在椅座下方，如图 4-52 所示。

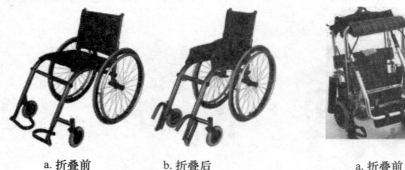 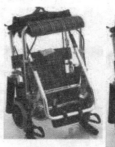 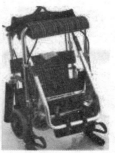

a.折叠前　　　　b.折叠后　　　　　　a.折叠前　　　　b.折叠后

图 4-51　平行支柱折叠车架　　　　图 4-52　向前折叠车架

配置轮椅车架时应考虑以下问题：轮椅达到什么特殊要求？乘坐者的脑力和体力状况怎样？可利用的资源如何？有什么样的相关配件可用？

2. 手动轮椅车轮　车轮包括一对大车轮和一对小脚轮。

大轮通常安装于轮椅车左右车架的后方大轮轴套上，是轮椅的主要承重部位，主要作用是驱动轮椅车，其位置靠前轮椅容易推动，位置靠后轮椅后方的稳定性好。确定后轮位置的原则是尽可能地使用户具有最佳的推动轨迹，同时能根据用户的技巧和能力保证他们的安全平衡性。大轮尺寸一般为 51 cm、56 cm、61 cm、66 cm。16 寸及以下的大轮没有手圈，乘坐者自身无法驱动轮椅车，由护理者驱动；20 寸及以上的后轮带手圈，乘坐者自身可以驱动轮椅车，如图 4-53 所示。手圈带动大车轮推进轮椅车，其直径一般比大车轮小 5 cm，有时在表面加橡皮增加摩擦力，或增加带有突起的推动把手以便于操作，如图 4-54 所示。把手的大小影响推动效率，小的把手需要大的力量启动，但容易保持速度；大的把手启动力小，但速度不容易保持。水平推动把手用于 C5 脊柱损伤，肱二头肌健全，靠屈肘力推动时；垂直推动把手用于类风湿性关节炎，肩手关节活动受限时；加粗把手用于手指运动严重受限而不易握拳者（图 4-55）。

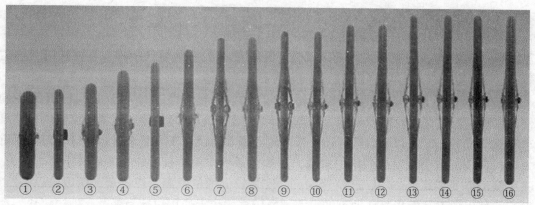

① ② ③ ④ ⑤ ⑥ ⑦ ⑧ ⑨ ⑩ ⑪ ⑫ ⑬ ⑭ ⑮ ⑯

12　12寸　3　14寸　45　16寸　6　18寸　78　20寸　9101112　22寸　13141516　24寸

图 4-53　轮椅大轮

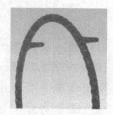

图 4-54　手轮圈把手突起增加摩擦力

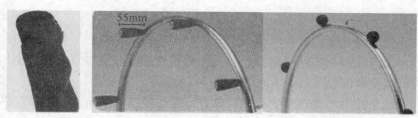

图 4-55　手轮圈水平推动把手与垂直推动把手

　　小脚轮为万向轮，安装于前下方两侧小脚轮支架上，主要起到导向和一定的支撑作用。脚轮尺寸一般为 4 寸、5 寸、6 寸、7 寸，如图 4-56 所示，小脚轮直径越小转向越灵活，转弯半径小，易于快速转弯，但易陷入道路坑洞或裂缝，减震性较差，适合于室内使用；小脚轮直径越大则稳定性和越障能力越好，驾驶平稳，降低滚动阻力，在不平路面滚动舒畅，但转动灵活性相对较差，适合室外使用。

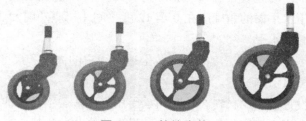

图 4-56　轮椅脚轮

轮椅车轮轮胎包括非充气式轮胎、充气式轮胎、半充气式轮胎和无内胎充气轮胎。

非充气式轮胎又分全泡沫轮胎和硬实心轮胎，实心轮胎易推动，保养简单，但减震性差，在不平路面振动大；充气式轮胎有减震作用，在室外不平路面行驶平稳、舒适，缺点是易破损，需定期检查充气；半充气式轮胎采用硬橡胶或硬塑料结构，性能接近充气式轮胎；无内胎充气轮胎同汽车轮胎，安全可靠。

3. 制动装置 驻车制动器可避免轮子的滚动，将轮椅锁住无法转动，但并不避免轮椅的滑动，只是保持轮椅处于静止状态，不用作轮椅行驶时的停车装置。常见凹口式刹车和肘节式刹车，通常考虑施行和松开车轮的锁紧力及刹车力量来进行选择，对与手臂力量或移动范围受到限制的用户来说，延长锁紧机构手柄长度能有效地减小所需锁力。驻车制动器安装在高、中、低位置均可，安装较低的位置离用户较远，所以难以触及，但可减少用户手和拇指受伤的可能；安装在较高的位置让用户容易触及，但当用户转动轮胎（有时转动轮胎会得到较大的驱动力）而不是通过手推圈驱动轮椅时可能伤及其手和拇指，且会妨碍轮椅的移动。当用户在离开或进入轮椅时必须确保可靠的双侧制动轮椅。

行驶制动器多采用装在把手上的线闸，使行驶中的轮椅停止或减速，用于护理者防止轮椅的向后滑动或减速。

防倾倒杆在轮椅过度后倾时此杆先着地，可防止轮椅向后方倾倒，此外当需要抬起脚轮时可踏下防倾倒杆，如图 4-57 所示。

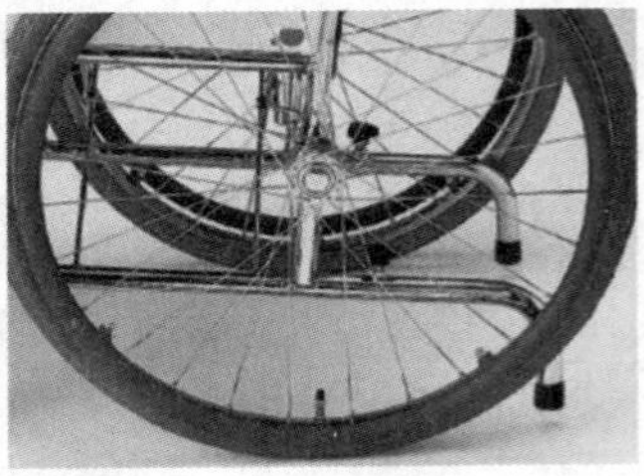

图 4-57　防倾倒杆

4. 椅座和坐垫 和移动功能一样，所有的轮椅都提供坐姿和体位支撑功能。好的体位支撑对所有用户来说都是十分重要的，特别是对那些脊椎不稳定或可能发生继发性畸形的用户。身体和轮椅的所有接触面提供坐姿和姿势支持功能，轮椅的这些部件可以共同帮助用户保持舒适的、功能性的体位，并提供减压功能。

轮椅椅座常采用悬吊椅座和实心椅座两种。悬吊椅座由帆布或乙烯基塑料等软性材料制成，长期受力作用下易变形；实心椅座不是柔性的，一般由木材、金属板或塑料制成。使用劣质或不合格的材料制成的悬吊椅座通常会很快地被拉伸、松弛直到断裂，这就意味着用户坐在一个不稳定且没有减压的椅座上，其结果往往会导致用户发生压疮，或者因为不舒适而停止使用轮椅。这时，应为悬吊椅座设计减压垫，其底部轮廓曲面与悬吊面贴合，可通过从前向后切割坐垫的两侧、底部和边缘边框，与悬吊曲面相吻合。

根据世界卫生组织服务指南，轮椅椅座有以下要求。

（1）椅座要有平滑的连续表面，以免割伤或夹伤用户的皮肤。

（2）椅座相对于水平面的角度应在 0 至 12 度之间（椅座的前面要高于后面）。

（3）椅座左右必须水平等高。

（4）椅座的高度、深度和宽度等尺寸范围适合用户的体形和尺寸范围，应该根据用户的实际身体尺寸测量值来选择。

（5）悬吊椅座设计使用的材料在长时间承受用户体重后不会拉伸。

（6）悬吊椅座和实心椅座应使用分别为其设计或修改的坐垫。

坐垫能够增加受压部位的承重面积以降低局部压强，使压力分配均匀，减少患者皮肤擦伤和压疮的机会；并且给用户提供足够的承托，使乘坐舒适，有利于保持稳定的坐姿。不合适的减压坐垫很可能导致压疮、严重伤害或早期死亡。对许多用户而言，舒适的坐垫可以延长他们使用轮椅的时间。轮椅坐垫的三个要素是舒适、减压和姿势支持，一般要求坐垫软硬适中，有良好的均压性、透气性、散热性、吸湿性，便于清洁等。根据使用材料和内部填充物有以下几种坐垫类型供选择使用。

（1）泡沫塑料垫：有一定均压作用，价格便宜，但透气、散热、吸湿性较差，常需配合透气透水性好的垫套。

（2）成型泡沫塑料坐垫：用计算机数控磨床根据用户的身体尺寸，将高密度聚氨酯海绵胚打磨成马鞍形坐垫，舒适性好，有效地控制用户脊柱变形。

（3）凝胶垫：有非常好的均压作用，但透气、吸湿性差，最好配合羊皮垫使用。

（4）纤维垫：柔软易滑移，有一定的透气性、散热性、散湿性，与泡沫塑料垫配合使用效果更好。

（5）充气垫：具有很好的均压性、透气性及散热性能，有助于稳定坐姿，长时间使用可改善或矫正不正确的坐姿；破损后能修补，有污渍时还可以擦洗。

（6）充水垫：均压性好，可降低皮肤组织的温度而减少形成压疮的机会，但易破损。

（7）羊皮垫：有良好的透气性、吸湿性、散热性及舒适性，可防止汗液浸渍皮肤，适于制作各种衬垫。

（8）高弹性太空棉垫：有一定的透气性、散热性、散湿性，常与塑料海绵垫配合使用。
根据世界卫生组织轮椅服务指南，建议轮椅坐垫应满足如下要求。

（1）坐垫应该能从轮椅上拆卸。

（2）坐垫可以方便地使用诸如肥皂和水等基本材料进行清洁。

（3）坐垫的尺寸应适配于椅座。

（4）要清晰地说明正确使用和放置坐垫的方法（哪面朝上，哪面朝前）。

（5）减压坐垫应减少压疮发生高风险区域的压力（常见于坐骨结节和骶骨）。

（6）减压坐垫应减少用户皮肤和坐垫之间的湿气。

（7）减压坐垫及其表面材料不应产生大的压力，过大的压力会降低坐垫表面的减压效果。

（8）减压垫在使用地区的任何天气情况下都可保持其减压特性。

（9）使用户可以获取使用和保养坐垫的方法、期望寿命、更换期以及使用中的特殊风险等信息。

5. 靠背　不同高度的靠背，适合不同脊柱支撑与平衡能力的用户，靠背的高度还影响着推进轮椅的能力。坐位平衡能力较差的用户需要更高的靠背，以获得比其他人更好的支撑。而对另一些活跃型用户来说，一个高的靠背可能会降低他们推进轮椅的能力。

低靠背上缘位于用户肩胛骨下 2～3cm，一般轮椅都为低靠背，躯干活动范围大，要求有一定的躯干平衡和控制能力；一般靠背不可倾斜，椅座和靠背角度应在 80°～100° 之间，靠背应能维持脊椎的自然弯曲，背的中部应能比下部骨盆处得到更好的支撑，从而得到更好的休息。高靠背上缘超过肩部，可附加颈托、头托，一般为可倾斜式，可调节角度，减少臀部压力，还可把靠背放平，如图 4-58 所示。

靠背亦有软垫式和硬板式两种，相比于软垫式支撑，硬板式支撑能提供更好的脊柱支持力，如图 4-59 所示。对于脊柱变形的患者，靠背可调节绑带设计，可以为其提供个性化的支撑方案，如图 4-60 所示。

6. 其他支撑部件　用户使用扶手仅作为临时的支撑，在休息时提供对其用户手臂的支撑，而在其他姿势比如推进时，用户的手臂应保持活动自由；扶手亦可以帮助用户进行上下轮椅的转移，并非用来稳定身体的侧向支撑装置。扶手一般高出椅面 22.5～25 cm，高度通常可调，在前臂手托下安装角度调节器，使患肢得到多种位置的放置，还可架上搭板，供读书、就餐。扶手可分为长扶手和短扶手，短扶手呈台阶状，前方比后方矮，便于轮椅接近桌子，短扶手亦称书桌型扶手，反向安装时，可作为用户站立时的支撑扶手。扶手亦可分固定式扶手和可拆卸式扶手、可上翻式扶手，可拆卸式、可上翻式扶手便于用户从侧面进出轮椅，以靠近桌子以及与床、汽车等之间的转移，如图 4-61 所示。

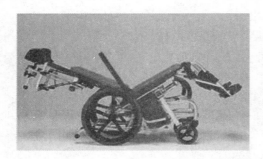

图 4-58

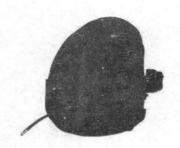

图 4-59　硬质靠背

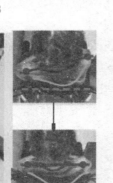

图 4-60　靠背可调节绑带设计

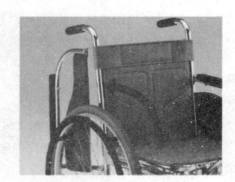

图 4-61　可上翻式扶手

脚托（蹬）分固定式、开合可卸式、膝部角度可调式，如图 4-62 所示。开合可卸式脚托可向两侧分开或卸下，便于接近床沿；膝部角度可调式脚托与高靠背轮椅配套使用，便于用户取半卧位。脚踏板的角度可根据脚踝的屈曲或伸展调节，脚后跟的环状物可防止脚滑出，还可增加脚带或者 H 形固定物防止小腿后滑。足踝带将踝部固定在脚托上防止踝部脱离脚踏板；足跟环固定在脚踏板后方，防止足后跟滑脱；脚缓冲器防止足尖受到外界物品的冲撞。注意脚踏板的高度，经过正确的调节可以减少座椅上的压力，使用户处于一种健康的坐姿；若脚踏板过高，则造成屈髋角度过大，易引起压疮；脚踏板需要足够的长度和宽度来支撑足部，但同时，不会给折叠或转向造成困难。

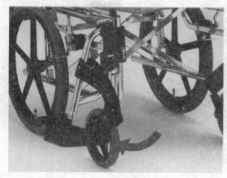

a. 膝部角度可调式　　　　　　　　b. 开合可卸式

图 4-62　脚托的形式

（二）电动轮椅的基本结构

电动轮椅基本上可分为底座传动系统、电动控制系统、人机界面和座椅及姿势变换机构四大部分。电动轮椅车组件如图 4-63 所示。

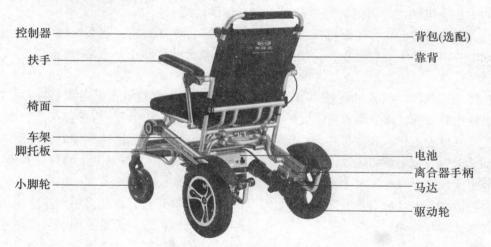

控制器		背包(选配)
扶手		靠背
椅面		
车架		
脚托板		电池
		离合器手柄
		马达
小脚轮		驱动轮

图 4-63　电动轮椅车组件

1. 底座传动系统

（1）主动轮位置：不同位置的驱动方式对于回转半径和循迹性有很大影响。

前轮驱动：驾驶时四轮着地，驱动轮在前侧，回转半径较小，直线前进循迹性差，但转弯非常精确灵敏，适合室内狭小空间穿梭，如图 4-64a 所示。

中轮驱动：通常驾驶时有前、中、后排 5～6 个轮着地，驱动轮在动力底座中间，回转半径最小，直线前进或后退的循迹性尚佳，转弯精确灵敏度尚可，如图 4-64b 所示。

后轮驱动：驾驶时四轮着地，驱动轮在后侧，回转半径较大，直线前进循迹性佳，但转弯不精确灵敏，特别适合户外行驶，如图 4-64c 所示。

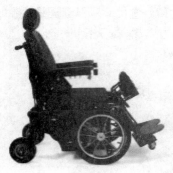
a. 前轮驱动

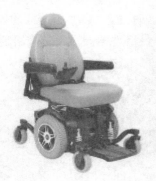
b. 中轮驱动

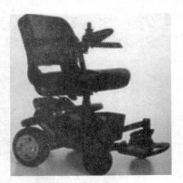
c. 后轮驱动

图 4-64　不同驱动方式的电动轮椅车

（2）传动方式：电动轮椅车的传动方式有滚筒传动、皮带传动、链传动、齿轮传动、电传动。

滚筒传动：优点是结构简单，制造容易；运转平稳、过载可以打滑（可防止设备中重要零部件的损坏）；能无级改变传动比。缺点是运转中有滑动；传动效率低；结构尺寸较大；作用在轴和轴承上的载荷大，只宜用于传递动力较小的场合。

皮带传动：用一条皮带使轮轴上的一个滑轮与电动机的转子连接在一起，通过选择滑轮的大小，可获得合适的转速和动力。优点是结构简单；传动平稳无噪声；能缓冲、吸振；过载时带将会在带轮上打滑，可防止薄弱零部件损坏，起到安全保护作用；适用于两轴中心距离较大的传动场合。缺点是不能保证精确的传动比，如果滑轮变湿，皮带驱动器易打滑。可用有齿的皮带和形似齿轮的滑轮减少打滑。

链传动：电动机与轮轴通过一条驱动链条来连接，在电动机和轮轴两端都有链轮，链轮齿数比的改变可调节动力与速度。优点是中心相距较远的情况下可传递运动和动力；能在不良环境中工作；较皮带传动能保证准确的平均传动比；传递功率较大，且作用在轴和轴承上的力较小；传递效率较高，一般可达 0.95～0.97。缺点是链条的铰链磨损后，使得节距变大造成脱落现象（掉链子）；安装和维修要求较高。

齿轮传动：电动机直接安装在轮子上，驱动器不打滑，具有强动力和高速特性。优点是能保证瞬时传动比恒定，平稳性较高，传递运动准确可靠；传递的功率和速度范围较大；结构紧凑、工作可靠，可实现较大的传动比；传动效率高；使用寿命长。缺点是齿轮的制造、安装要求较高；不能远距离传动。

电传动：电传动是将电动机直接安装在驱动轮上，把电能转换成机械能，去驱动轮椅前进。优点是电机的效率高，运转比较经济；电能的传输和分配比较方便；电能容易控制；驱动器不打滑，具有强动力和高速特性。

如果电机安装在驱动轮上，或中间仅用齿轮箱连接，这样的系统称为直接驱动系统。而电机与驱动轮之间用皮带、链轮等连接，这样的系统称为带传动系统。与固定车架的手动轮椅一样，直接驱动系统没有柔性或缓冲，驱动轮直接反应电机的动作。而带传动在电机的动作和轮子的反应之间有一个微小的滞后。依靠用户的身体平衡，就会发现带传动轮椅乘坐更舒服。但是，如果带传动系统调节不好或传动带受潮，即会发生滑动，从而使驱动轮的反应不总是与用户的要求一致。用户必须对照直接驱动系统与传动带驱动系统的优缺点（表4-5），然后按自己的需要和使用环境做出最佳选择，许多用户仍选择维修较少的直接驱动的电动轮椅。

表4-5 直接驱动和带传动比较

	优点	缺点
直接驱动	1. 对保养要求较低 2. 无零件暴露在外，因此不会产生因灰尘引起的零件磨损	1. 操作时噪音较大 2. 如无合适的润滑，齿轮箱会磨损
带传动	1. 传动带能很容易地调换 2. 在行驶时一般噪音较小 3. 行驶较平衡	1. 如果一根传动带断了，轮椅会在原地打转 2. 传动带受潮时会打滑，从而降低控制效果 3. 一般保养要求较高 4. 如果温度有变化，可能需要调节 5. 起动时传动带噪音较大

2. 电动控制系统

（1）电动控制系统的组成：电动控制系统包括输入装置、电流分配器及显示器。输入装置将用户的动作转换成电子信号，并传送至电流分配器，以作为其分配电量的依据。电流分配器根据输入装置传来的信号，直接进行不同电机、电动液压缸或者灯泡等电器间的电流分配。

（2）控制方式：电动控制系统的控制方式分为比例式输入与非比例式输入两种。比例式输入：依摇杆离中心点距离比例，决定速度大小；依摇杆推离中心点方位，决定行进方向。非比例式输入：一旦启动，只能照着默认的速度与方向执行，无法进行微调。例如，对于缺乏精细运动控制力的用户，可采用有4个位置的开关和不产生连续速度改变的控制杆。特殊情况：对于因颤抖而很难控制自己行动的用户，在带微处理器的控制器软件设计中，通过忽略小且快速的运动而提取幅度大且较缓慢的运动来有效地消除颤抖带来的影响。缺点是系统将会变得反应迟缓，对障碍物的快速反应能力降低。

（3）主要转弯方式：主要转弯方式有差速转向和动力转向。差速转向用摇杆指挥控制器驱动并分别调节两个马达的转速，转弯时利用左右两轮的差速以转向，类似手动轮椅转向。动力转向在驾驶者的控制下，借助电动机驱动力来实现车轮转向。所以，动力转向系统又称为转向动力放大装置。

3. 人机界面 人机界面是用户操控轮椅的界面，尽可能利用用户最有效率的身体部位控制电动轮椅车。

（1）指控电动轮椅车：传统操纵杆式，使用手或者前臂，特殊情况下可以进行改装。

（2）下颌或舌部控制电动轮椅车：操纵杆对着用户头部安装，用面颊、下颌部移动操纵杆；舌控开关由四肢麻痹的操纵者用舌、唇、牙齿操纵。

（3）呼吸控制的电动轮椅车：使用空气动力开关侦测轻吸气、重吸气、轻呼气、重呼气4种控制指令，来控制相应的继电器。继电器控制电机运动，两对气动开关分别对正负呼吸压力发生反应，从而推动轮椅前进或后退。

4. 座椅及姿势变换机构

（1）平面固定型电动轮椅车：座面与靠背为平面设计，座靠背夹角固定（图4-65a）。

（2）可后仰型电动轮椅车：靠背与座面角度可改变，由接近90°的坐姿，增加至接近仰卧姿势的180°，适合休息、减压、执行照护工作使用，后躺时腿托一般有同步上抬功能，并配合低滑动的座椅系统以减少用户的下滑（图4-65b）。

（3）可倾斜型电动轮椅车：座椅各项角度及尺寸参数维持不变，但整个座椅系统可在空间中向后倾仰（图4-65c）。其适合休息、减压、下坡时姿势维持，并具有稳定坐姿，避免用户前滑的作用。

（4）可站立型电动轮椅车：可使用户由坐姿撑起为站立姿势，具有增加下肢承重，减缓骨质疏松的发生；增加用户的自尊与人际互动关系；增加触及的高度，方便取物；减少与环境的距离等优点（图4-65d）。但对于下肢关节挛缩、下肢人工关节置换术后、下肢关节不稳定、严重下肢骨质疏松症、严重异常反射、严重直立性低血压者禁忌使用。

（5）高度可变型电动轮椅车：座椅角度不变，可使用户升降到不同高度，不改变坐姿的情况下，满足对不同使用高度的要求（图4-65e）。

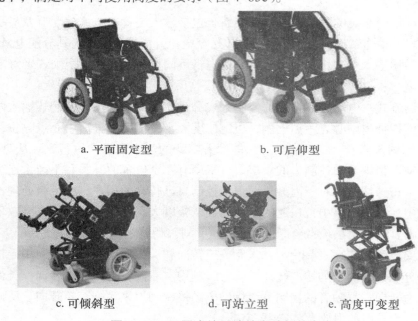

a. 平面固定型　　　　　　　　　　b. 可后仰型

c. 可倾斜型　　　　　d. 可站立型　　　　e. 高度可变型

图 4-65　不同座椅系统的电动轮椅车

三、轮椅服务

在步行能力受限者的康复过程中，提供一辆适用的轮椅十分重要。轮椅如何正确配置以尽可能地满足用户在身体、功能和环境方面的需求，需要有一种针对用户个体需求的方法，比较有效的是通过轮椅服务促进轮椅供应。轮椅服务为评估用户个体需求、协助选择适用轮椅、培训用户和护理人员等方面提供了一个框架，同时提供配套的支持，并推介到其他适当的服务当中。

（一）轮椅服务的策略

轮椅服务的开展需要周密的资源规划和管理，可以采用以下一些策略来启动或者进一步发展轮椅服务。

1. 提供与轮椅配套的服务 有不同的轮椅供应方法可以满足用户生活圈的需求，不管选择什么样的方法或体系，重要的是提供基本的轮椅服务。目前对轮椅用户个性化评定、适配和培训等方面重要性的认识正在不断加强。在世界上资源有限的一些地区大力倡导普及型轮椅的过程中，已经通过不同的服务模式建立起一套轮椅服务体系。这些轮椅服务模式包括：基于中央或基于社区的服务、"扎营"式的流动服务、轮椅捐赠。在某些国家，用户群体见多识广，而且服务提供者具备必要的知识和技术支撑，轮椅服务正在与现有的康复服务逐步整合。共同的目标就是确保用户通过选择最适用的轮椅，来获取熟练的辅助技术服务。

2. 利用现有的专业人员 经过特殊培训后，许多卫生和康复方面的专业人员应能承担起基本轮椅服务的职责。例如，社区保健工作者、社区康复工作者、护士、物理治疗师、作业治疗师、矫形器师和假肢师，他们可以通过培训来完成轮椅服务的临床应用。经过特殊培训后，熟练的工艺师以及机械、矫形器、假肢方面的制作师也能够承担技术任务。

3. 在社区水平满足用户的需要 通过本地区轮椅服务中心支持的社区组织的网络工作（如康复和保健项目），在社区就可以获得轮椅供应中某些方面的服务。轮椅服务的专业人员能够为社区项目的人员提供基础服务的培训。这种服务体系可以最大限度地适应那些需要简单轮椅的用户，并且无须另外的改制、体位支持或者压疮护理。对于有着更为复杂需求的用户来说，就要更为专业的人员来提供，如可以通过轮椅服务中心的外展服务机构来提供；如果这类外展服务无法开展，这些用户就需要自己去轮椅服务中心，但是，如果他们已经拥有了一辆适用的轮椅，那么给予他们支持的将是社区工作者，关于两级轮椅服务方法的描述见表4-6。

表4-6 两级轮椅服务

项目	特征	主要功能
轮椅服务中心	①以中心为基础 ②设施（尽可能地共享现有的卫生或康复服务）：临床和用户培训设施、车间设置 ③员工：致力于轮椅服务中心的工作，接受过能够满足各种用户需求的专业培训	①对所有用户提供轮椅服务 ②社区外展：连接社区轮椅服务和推介网络； ③培训、支持和监督社区轮椅服务和相关人员 ④推介资源方面的教育 ⑤连接教育、就业和其他主要发展部门
社区轮椅服务点	①以中心为基础，从事在社区能够开展的轮椅服务 ②设施（与其他社区的卫生与康复项目共享）：享有临床，用户的培训设施，以及基本的车间设置 ③员工：社区保健和康复工作人员，接受过的培训包括基本的轮椅发放服务、监督及如何获得轮椅服务中心员工的支持	①用户的轮椅服务要求只是基本的轮椅供应，而不需要个性化修改或者额外的身体支撑部件 ②鉴别那些有着复杂需要的用户，并推荐其去轮椅服务中心 ③为有复杂需求的社区用户在适当的地方提供随访、维护及维修支持 ④无障碍支持，包括用户生活环境的改造，如扩宽人口及坡道

4. 将轮椅服务整合到现有的卫生或康复服务中 轮椅服务中心或部门可以建立在现有的康复服务机构内。类似的服务机构已经有可能让用户就保健或康复方面的需要获得相应的服务，非常适合将轮椅服务整合进去，如假肢矫形服务机构以及脊髓损伤中心。轮椅服务可以扮演双重角色，直接为用户供应轮椅，同时通过与社区层面的项目和组织

合作，支持社区的基本服务。

（二）轮椅服务步骤

轮椅服务通常按照一定的步骤实施，世界卫生组织（WHO）把轮椅服务归纳为如下八个关键步骤，见表4-7。

表4-7　轮椅服务的关键步骤

步骤	概要	
（1）推介和预约	推介系统取决于国内现有的服务。用户可以自行推介，或者通过政府或非政府组织的健康和康复工作者网络提供推介，还可以通过来自社区、地区或地方水平的志愿者提供推介。如果还有人没有接受任何的社会或健康护理服务，或没有上学、工作或参与社区活动，那么推介服务就要积极地去鉴定潜在的用户	
（2）评定	每一个用户需要进行个性化的评定，重点考虑他的生活方式、职业、家庭环境和身体状况	
（3）处方（选择）	利用评定的结果信息，与用户、家庭成员或护理人员一起开具一张轮椅的处方。处方详细说明选用轮椅的类型、尺寸、特征和改制之处。同时也详细说明了用户在高效使用和维修轮椅方面的培训要求	
（4）资金提供与订货	确定资金来源，并从服务方或供货商处完成订货或订购	
（5）生产准备	受过培训的人员准备初期适配的轮椅（试样）。这取决于产品和服务设施，包括装配、可能的改制、由制造厂商提供的产品或者由服务车间生产的产品	
（6）适配	用户试用轮椅，进行最终的调整，保证轮椅正确装配和制造。如果需要改制或体位支持部件，就要进行附加的适配	
（7）用户培训	指导用户和照料者如何安全、高效地使用和维护轮椅	
（8）随访、维修和修理	随访预约可以作为调查轮椅的适配性，提供后续培训和支持的一次机会。随访的时机取决于用户的需求以及其他可获得的服务。这项服务也提供社区不能解决的技术问题的维护和修理。尽可能地在社区层面进行随访是切实可行的。如果发现一辆轮椅不再适用，那么就需要从步骤（1）开始提供一辆新的轮椅	

1. 推介与预约　推介和预约的目标是保证用户公平地获得轮椅服务，增强服务的效率和生产力，减少等待的时间。推介系统属于用户获得服务的途径，可以通过"自我推介"，用户直接与服务方接触；或者通"推介网络"，用户由其他组织进行推介。预约系统是指为用户安排就诊时间的方法，包括评定、处方、适配、基本培训和随访。最常用的方法是在服务日志上列出用户填写的预约时间。预约系统的作用在于减少等待时间，提高工

作效率。

世界卫生组织手动轮椅服务中关于推介与预约系统良好的实践经验有以下几点：

（1）当用户被推介给服务点时，需要建立档案，安排预约时间或将用户列入等待名单。

（2）服务方为推介网络的专业人员提供培训，以增进他们对轮椅服务的意识，并演示如何开展推介服务。

（3）当推介用户时，服务方分发一张推介网络机构的表格，让用户完成填写。

（4）服务方采用清晰的标准来区分预约的优先次序，这对那些有等待名单的地方尤为重要。高优先级的用户包括那些疾病晚期患者，有生命危险的二次并发症的患者，如压疮。

（5）服务方制定目标，衡量推介数量、推介预约的间隔、等待名单的缩减。

（6）服务方应有筛检程序，以减少不适宜的推介安排。

2. 评定　评定的目标是准确地评估每一用户的个体需求，以便有效地开出最合适的轮椅处方。每位用户需要个性化评定，由具有合适技能的人来完成。评定应具有整体性，考虑用户的生活方式、生活环境和身体条件。如果可能，用户及其家庭成员完全参与评定过程是十分重要的。根据需求的复杂程度，完成一个评定大约需要 2 小时。轮椅服务中了解每位用户独特的需求是十分重要的，在评定过程中需要充分考虑这些因素，它们将会在性能特点、耐用性和其他特征的基础上影响轮椅的选择。这些需求可分为以下几类。

身体的需要——用户的健康状况、体位和功能需求。一些用户比其他用户有着更复杂的生理需求。畸形体位、皮肤触感下降和有着肌肉骨骼问题的用户（比如强直患者）需要具有相应技能和知识的专业人员进行评定，这些用户往往需要更频繁的随访和支持。

环境的需要——用户生活的地方和用户需要使用轮椅的地方。

生活方式的需要——用户需要在轮椅上完成的事情会改变他们的生活方式。

世界卫生组织手动轮椅服务中关于评定的良好实践经验有以下几点。

（1）在一个隐私的、安静的和清洁的空间内进行评定，可以在轮椅服务点的专用房间内，或在保健或社区机构中，或者在用户的家里。

（2）由受过训练的专业人员进行评定，评定时应考虑文化、年龄和性别，以增加可信度和可接受性。

（3）评定设备要准备好，包括检查床（方形底座带垫子的桌子）、量尺、测量角度的设备（量角器）、足垫板和无菌设施。

（4）评定时要考虑用户的身体条件；使用轮椅的家庭、学校、工作和其他环境情况，生活方式；身材和年龄。

（5）评定结果清楚地记录在评定单上，以便将来参考。

（6）在因缺乏合适产品或技术人员而不能满足用户需求的地方，评定服务还包括：介绍用户到其他合适的服务点，那里的工作人员和设备可满足该用户的需求；寻访更有经验的专业人员；记录用户的需求，建立一个未能满足的需求图表，来指导未来服务的发展。

3. 处方（选择）　一个良好处方的目的是符合用户的需要，如通过评估来确定，提供最合适的轮椅。轮椅需要不同的型号和尺寸以及不同功能选择上具有可用性。处方（选择）说明了用最匹配的轮椅满足用户需求的方法，一张完整的处方全面描述了每个用户需要并选择的轮椅。

世界卫生组织手动轮椅服务中关于良好的处方（或选择）实践经验有以下几点。

（1）可能的情况下，为用户提供机会去体验轮椅样车、坐垫和体位支持部件，这可以帮助用户和专业人员一起选择轮椅和一些必需的性能。

（2）按照性能的重要性进行排序，有助于从有限的可利用的轮椅中做出最佳选择。

（3）在评定单或专用处方单中记录下每一个轮椅处方。处方的详细记录如下：轮椅的类型和尺寸；所有需要的附加部件（比如减压坐垫）；所有需要改进和定制的部件；在用户带着新轮椅离开服务点之前，用户需要知道和掌握的信息或技能。

（4）在每次洽谈之后，轮椅服务的工作人员立即花一定时间写下评定和处方中的注意事项。

（5）服务方告诉用户轮椅准备好的大致时间（取决于投入的资金，参看后面内容），处方中应尽可能地安排为用户进行轮椅适配。

4. 资金与订货　在资金和订货方面，最佳目标是尽早地为用户订购或获取已选好的轮椅。资金提供是根据处方尽可能准确地预测推荐产品的成本。对大多数服务点而言，在正式提交订单之前，应保证资金来源已确定。这一点应该由管理人员掌控，而不是由临床或技术人员来决定。在库存中没有符合处方要求的轮椅时，需要从外部供应商或轮椅服务车间获取的产品中进行订购，该处通常存放了不同尺寸和型号的轮椅。

世界卫生组织手动轮椅服务中关于良好的订货实践有以下几点。

（1）如果不能立刻提供轮椅时，服务点应通知用户何时进行轮椅适配。

（2）服务点保证轮椅和部件的库存，确保更快地供应。

（3）服务点鼓励供货商提交明了的订单和手续。

（4）服务点能够与供应商在发货时间上协调，目标是减少延误。

（5）服务点确保在收到用户处方后的 2 个工作日内完成订货，并按时提供经费。

（6）服务点能够适当地监督供货商的延宕。

（7）服务点能够提供有关供货质量方面的信息反馈。

5. 生产准备　生产准备的目标是适配工作，准备合适的轮椅样车，包括改进或定制体位支撑部件。

世界卫生组织手动轮椅服务中关于生产准备中良好的实践经验有以下几点。

（1）为用户准备的每辆轮椅都要贴上标签，标明用户的名字和序列号或条形码。

（2）轮椅的改进（永久性改变轮椅的框架或部件）只能由具备一定专业知识和技能的人员来完成，因为任何这样的改动都可能会造成结构和功能上的连带问题。

（3）定制的座椅系统或个性化的体位支持部件的生产和安装，应该由具备一定专业知识和技能的人员完成。该工作应通过与评定人员的紧密合作来完成。

（4）在用户试用之前，所有移动设备需要作质量和安全方面的检查。

6. 适配　适配的目标是确保所选的轮椅完成正确装配，并使最终的调整能够保证最好的适配性。适配是决定性的一个步骤。适配时，用户同临床和技术人员一起保证轮椅能够如预期正确安装和支撑用户。适配过程可能要花费 30 分钟到 2 小时甚至更多，这取决于轮椅的复杂程度。在适配过程中，用户与专业服务的人员一起检查轮椅的尺寸是否正确；在适配过程中是否按用户需求进行了正确的调整；任何改进或体位支撑部件是否已被正确装配；轮椅是否满足用户移动和体位支撑的需求，并能降低用户继发性畸形或并发症的风险。

世界卫生组织手动轮椅服务中关于良好的适配实践有以下几点。

（1）所有用户通过已受训人员对轮椅进行个性化的适配。

（2）只要有可能，适配也应由评定用户的同一个工作人员来完成。

（3）轮椅的适配（包括所有的坐姿和体位支撑部件）是评估用户能否稳固地坐在轮椅中。当适配合理时，进而评估用户能否自主推动轮椅或由其他人推动。

（4）如果轮椅适配不合理，可做进一步的调整，如果达不到合理的适配要求，有必要更换设备或重新进行评定。除非适配合理，否则不能向用户提供该轮椅。

（5）对于有更复杂需求的用户提供的适配次数就不止一次，比如对体位畸形者。

7. 用户、家庭成员和照顾者的培训　培训的目标是确保为全体用户提供安全、高效使用轮椅所需的相关信息与训练。用户培训的主要内容包括：如何上下轮椅；如何操作轮椅；基本的轮椅移动；坐在轮椅中如何保持健康，例如预防压疮；如何保养轮椅和坐垫，如果条件允许，可拆卸和重新安装轮椅；当遇到问题时，与谁联系。

世界卫生组织手动轮椅服务中关于良好的用户培训实践有以下几点。

（1）与用户一起完善培训清单，包括用户所需的按优先级顺序排列的各项技能。由培训人员使用清单来教会用户每一个技能，并作相应的示范，由用户进行核对。

（2）只要有可能，同类培训人员（具备很高的轮椅技能以及受过为其他用户进行教学和技术支持培训的热心用户）在临床专业人员指导下提供基本的用户培训。

（3）轮椅服务要紧密联系社区中的用户群体，通过提供同类培训来加强服务中的各项培训内容。

（4）书面和视听材料，包括使用当地语言编写的小册子或海报，用于帮助用户的培训。

8. 随访、维护和修理　随访、维护和修理的目标是保证功能良好，使舒适性和稳定性方面均达到最佳状态，并确保设备能够得到适当的维护，保持一种良好的使用状态。随访应包括以下内容：用户的轮椅运行情况如何；用户在使用轮椅过程中有何问题；轮椅是否合适，特别是要检查轮椅是否为用户提供了良好的体位支撑功能；用户的使用技能如何，是否有进一步培训的需要；轮椅的状况如何，是否需要进行调整和修理；用户是否有能力维护轮椅，是否需要进一步的培训。随访的频率取决于用户的个人需要，有些用户所需的随访次数应该比其他用户多。一般来说，随访安排在配置轮椅六个月之后，基本的轮椅修理工作通常由当地的自行车或汽车修理车间完成。

世界卫生组织手动轮椅服务中关于良好的随访实践有以下几点。

（1）只要有可能，轮椅服务团队的全体成员都应参与随访任务，包括临床、技术和培训人员。

（2）随访的频率是取决于用户的个人需要。

（3）安排随访任务时，要按照以下分类方式作为用户的优先级别：儿童（处于成长期，需求变化很快）；用户处于发生压疮的风险中；有体位支撑功能改进或添加附件需求的轮椅用户；在服务过程中接受基础训练有困难的用户（家庭成员/护理人员）。

（4）服务点利用随访任务来获取用户的反馈信息，有助于评估所提供服务的质量。

（5）尽可能地在社区层面进行随访。

轮椅服务方把用户看作是顾客，采用"以顾客为中心"的原则。这意味着：用户知晓在轮椅服务过程中用于提供轮椅的相关信息，确保用户的权利和义务；在轮椅供应的所有步骤中，用户都应作为服务团队的成员积极参与；服务方积极收集用户对服务的意见以及如何改进服务的反馈信息，对所有用户一律平等，不论性别、年龄、种族、宗教信仰或社会地位。服务方拥有在其临床、技术和培训部门中接受过培训的专业人员，具备当地的一系列轮椅方面的有效知识，可以供应一种型号以上的轮椅，在评定的基础上供用户选择，与用户密切合作，并向他们提供咨询、评定、处方、适配、培训和随访。服务方有指定的服务管理者或合作者，在适当的地方设置网络推介，与其他康复和卫生服务点很好地结合。轮椅来源是本地的还是国际的供应商，取决于它们的适用性和可获得性。服务方进行质量控制来保证每一辆轮椅在用户试用之前通过安全检测，同时在离开车间或康复中心之前，每位用户的轮椅已得到安全和正确的适配。维修服务可为用户提供持续的技术支持。服务方确定本地需求，通过正规的监控和评估来测定满足需求的效果。在为用户提供服务时，服务方发扬临床和技术人员之间的团队精神。

四、轮椅尺寸及功能特性选择

（一）轮椅尺寸选择

基于用户实际身体尺寸的测量数据，同时评估用户的关节活动度尤其是髋、膝关节和肩、肘关节的屈曲伸展状况，以及考虑用户维持坐姿平衡的能力，最终确定所需轮椅的尺寸和特性。

1.轮椅座宽的确定　在用户坐姿状态下，测量两臀间或两股之间的距离（图4-66），再加5 cm即坐下以后两边各有2.5 cm的空隙。座位太窄，上下轮椅比较困难，臀部及大腿组织受到压迫；座位太宽则不易坐稳，操纵轮椅不方便，双上肢易疲劳，进出大门也有困难。

通常，为了便于出入，轮椅的宽度应尽可能地窄，前提是乘坐者不感觉髋部或大腿部受到挤压。增加座位宽度就意味着增加轮椅的总宽度。如果用户想要自己的轮椅有较好的静态稳定性，则应选择较宽的轮椅。

2.轮椅座深（长）的确定　在用户坐姿状态下，测量后臀部至小腿腓肠肌之间的距离（图4-67），将测量结果减5 cm。若座位太短，体重将主要落在坐骨上，易造成局部受压过多；若座位太长会压迫腘窝部，影响局部的血液循环，并易刺激该部皮肤。大腿较短或有髋、膝屈曲挛缩的患者则使用端坐位较好。

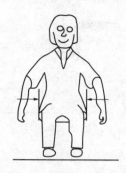
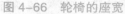

图 4-66　轮椅的座宽

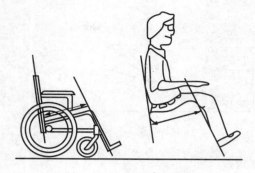

图 4-67　轮椅的座深

3. 轮椅座面相对于脚托（蹬）的高度确定　在用户坐姿状态下，测量沿小腿侧面足底（或鞋底，通常建议用户穿鞋）至腘窝的距离（图 4-68），再加 4 cm。脚托部件的长度通常是可以调节的，用户选择满足自己要求的脚托部件后，在调节时应在脚托板留有至少 5 cm 的间隙，避免碰撞地面上的凸出物。

4. 轮椅座位表面高度的确定　在用户坐姿状态下，测量轮椅座面前端至地面的高度（图 4-69）。轮椅座位应有足够的高度让乘坐者的双腿能舒适地放在脚托上，但又不能太高，以便让乘坐者的双腿能放在桌子下。一些用户宁愿坐得高一些以便和其他坐着或站着的人面对面地交流。

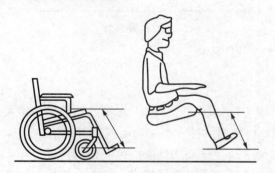

图 4-68　轮椅座面相对于脚托（蹬）的高度

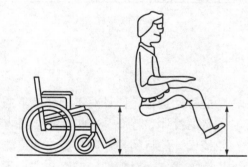

图 4-69　轮椅座位前端的高度

用户在选择座位高度时需考虑脚托与地面的间隙、自己腿的长度这两个因素。座位太高，轮椅不能进入桌旁；座位太低，则坐骨承受重量过大。

5. 轮椅扶手尺寸的确定　适当的扶手高度有助于保持正确的身体姿势和平衡，并可使上肢放置在舒适的位置上。在用户坐姿状态下，上臂垂直，前臂平放于扶手上，测量座面至前臂下缘的高度（图 4-70a），加 2.5 cm。扶手太高，上臂被迫上抬，易感疲劳；扶手太低，则需要上身前倾才能维持平衡，不仅容易疲劳，也影响呼吸。用户选择合适自己的扶手高度可避免产生肩部问题和由于坐姿不良而引起的并发症。

对用户移入、移出轮椅而言，靠背到扶手前端的距离（图 4-70b）十分重要。如果扶手向前没有足够的长度，用户会感觉扶手没有提供他所需要的支撑。反之，如果扶手过度向前，又会阻碍用户靠近书桌或餐桌。

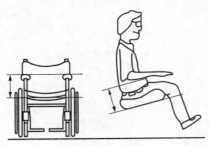

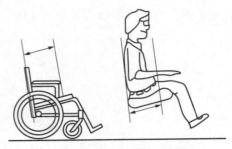

a. 扶手的高度   b. 靠背至扶手前端的距离

图 4-70　轮椅扶手的尺寸

　　6. 靠背高度的确定　靠背越高，越稳定，靠背越低，上身及上肢的活动就越大。在用户坐姿状态下，测量座面至腋窝的距离（一臂或两臂向前平伸），将此结果减 10 cm，或者测量座面至肩胛下角的垂直距离，来确定轮椅低靠背的高度（图 4-71a）；测量座面至肩部或后枕部的实际高度来确定轮椅高靠背的高度（图 4-71b）。

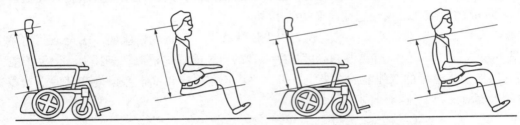

a. 中低靠背   b. 高靠背

图 4-71　轮椅靠背的高度

（二）手动轮椅的功能特性选择

　　功能特性是指轮椅针对不同环境下的不同用户如何进行工作。轮椅的功能特性取决于它独特的设计和特征，这些特征会影响到轮椅主要的性能类别和如何进行评估。

　　轮椅设计的目的是让用户参与尽可能多的活动。至少，轮椅应该能使用户采取更积极的生活方式，而对他们的健康和安全不存在任何负面影响。舒适和安全是影响长期用户生活质量的两个重要因素，强度、耐用性和适应性也是轮椅选配时要考虑的问题。轮椅必须足够结实，保证在使用过程中不会发生意外故障；轮椅应当具有尽可能长的使用寿命，并保证尽可能少的维修次数；轮椅应该适合于它们的使用环境，以及使用它们的特定人群。永远不要为了降低成本，而牺牲用户的健康和安全。虽然看上去有轮椅似乎比没有轮椅要好，但当轮椅会造成损伤或危及健康时，这一观点并不正确，在很多情况下，用户可能被他们自己的轮椅所伤害，举例如下：

　　（1）轮椅没有坐垫或坐垫不合适可能会导致压疮，进而需要用户在床上休息数月；如没有合适的护理和治疗，经常会导致褥疮等并发症，甚至提前死亡。

　　（2）不稳定的轮椅会倾斜，并会导致用户跌落或受伤。

　　（3）轮椅过宽或过重可能会导致肩膀受伤。

（4）绑带面的锋利边缘会导致割伤，进而感染。

（5）不合理的设计可能会使用户或其他人员在使用轮椅时夹伤手指或皮肤。

（6）不适合用户所处日常环境的轮椅，可能会提前发生故障和伤害用户。

1.轮椅的稳定性　轮椅稳定性会影响轮椅的安全性和用户使用轮椅的效果。轮椅倾翻会造成用户的多种伤害。

静态稳定性是指轮椅静止时的稳定性，决定了轮椅是否会发生倾翻（某几个轮子离开地面）。例如，当用户倾斜身体从地面上捡东西，或者上下轮椅转移时是否会倾翻。

动态稳定性是指轮椅移动时的稳定性，决定了在用户越过障碍时或在斜面上，是否会发生倾翻。

增强轮椅的稳定性会对其他的功能特性存在着一定影响。例如，向前移动前脚轮的位置可以增加稳定性，却降低了轮椅在狭窄空间中的可操控性。总体稳定性受相对于轴距的用户和轮椅的复合重心位置的影响。

通过降低椅座的高度来降低用户的身体重心能够增加轮椅各个方向上的稳定性，增加各个方向稳定性的方法及其优缺点见表4-8。

表4-8　增加轮椅各个方向稳定性的方法及其优缺点

方法	优点	缺点
通过降低椅座来降低用户身体重心	用户容易够到地面上的物体	用户不易够到高处的物体
	椅座（和用户的膝盖）更容易进入桌子的下方	体位的舒适性降低，用户椅座的压力可能增加（造成压疮的一个原因）
	用户更容易用脚辅助前进（如果具备该能力）	用户推进时体位不佳，控制手轮变得更加困难

后向稳定性（防止向后倾翻）受相对于用户重心的后轮轴位置的影响，一些轮椅附件如袋子、背包或者其他重物挂在轮椅后面，将使重心后移，导致轮椅更容易向后倾翻。增加轮椅后向稳定性的方法及其优缺点见表4-9。

表4-9　增加轮椅后向稳定性的方法及其优缺点

方法	优点	缺点
通过增加后轮与用户重心的距离	一些双大腿截肢的患者，由于他们的重心更加靠后，需要增加其后向稳定性	在斜坡上增加了向下翻滚的危险
		用户不易触摸到手轮，并且缩短了推动轨迹，使得推动轮椅更加困难，也使上肢的活动变得更加困难
		使得采用前轮离地平衡技术进行越障变得更加困难
		轮椅在狭窄空间中的可操控性更差
使用防倾翻装置	防倾翻装置对一些平衡性差的或者正在学习前轮离地平衡技术（抬起前脚轮，使用后面的驱动轮保持平衡）的用户十分有效	大多数的防倾翻设计限制了轮椅在不平坦路面上行走的能力（如路缘台阶或凹陷处）

前向稳定性受前脚轮的大小和相对于用户重心的位置的影响，如果脚蹬在前轮的前方，置于脚蹬上的重物（比如体重较大的儿童）可能会引起轮椅向前倾翻。增加轮椅前向稳定性的方法及其优缺点见表4-10。

表 4-10　增加轮椅前向稳定性的方法及其优缺点

方法	优点	缺点
通过增加前脚轮与用户重心的距离	当前脚轮遇到障碍无法越过而突然停止时，轮椅可以防止向前倾翻 减轻前轮上的重量将减少前轮的滚动阻力，使轮椅的移动变得更加容易	轮椅的整体长度变长，在狭窄空间的可操控性变差
使用更大的前脚轮	前脚轮的尺寸对动态稳定性有着明显影响；有了更大的前脚轮，轮椅更容易越过较大的障碍，而且不会发生向前倾翻	前脚轮越大，需要的回转空间越大；需要为用户的脚部设计更长或更宽的空间

　　侧向稳定性受轮椅宽度的影响，轮椅的前后轮接触地面的宽度越大，轮椅的侧向稳定性越好。增加轮椅侧向稳定性的方法及其优缺点见表 4-11。

表 4-11　增加轮椅侧向稳定性的方法及其优缺点

方法	优点	缺点
增加轮椅的宽度	提供更好的稳定性 座位舒适 适合于超重的肥胖人员	加宽的轮椅不易通过狭窄的门 由于用户不得不伸手去够手轮，所以推动效率降低，给上肢推动带来困难
增加轮子的外倾（图 4-72）	外倾使轮子离用户更近，而且更加符合用户的推动轨迹，所以更容易推动；这种结构更适合于女性，通常她们相比男性而言，肩部更窄，而臀部更宽	加宽的轮椅不易通过狭窄的门
	穿越斜坡时的牵引动力更好	外倾加大了轮椅折叠后的宽变

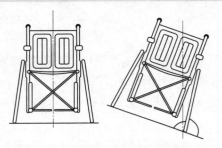

图 4-72　轮椅大轮的外倾

　　具备高级移动技能或身体控制能力良好的用户，可以通过保持后轮的平衡（采用前轮离地平衡技术），以及向前、向后或向两侧移动他们的重心以防止倾翻，从而部分地补偿轮椅的不稳定性。

　　2. 轮椅的操控性　手动轮椅的操控性分为避障的操控性和越障的操控性。

　　避障的操控性决定了用户在狭窄空间环境下的操控能力，比如在门比较窄且空间比较小的洗手间。

　　（1）通过狭窄的过道。轮椅所能通过的最窄的空间取决于它的宽度，即从轮椅两侧的最外端测量所得的距离。通过减少轮椅的宽度可以改善轮椅通过狭窄过道的能力。

　　（2）接近平面或物体。对于轮椅不能越过的平面或者物体，例如，马桶、矮桌、柜台、中间立柱式桌子或浴缸等，用户所能靠近的最近距离取决于轮椅向椅座前方和两侧延伸的宽度。如果轮椅的高度变低，用户更容易接近这些平面或物体。

（3）在平面下移动。用户能否移动至桌子下方取决于用户膝盖的高度（用户小腿长度与脚蹬距离地面的最小安全高度之和）。安装的某些种类的扶手会妨碍用户移动至桌子或柜台的下方。

（4）狭窄空间中的转向。轮椅能够转向的最小范围取决于轮椅的最大对角线距离。

越障的操控性决定了用户越过障碍的能力，例如松软地面或凸起的障碍物。当越过障碍时用户处于向后或向前倾翻以及跌出轮椅（造成伤害的一个常见原因）的危险之中，因此，在评估越障的操控性时，必须也要考虑轮椅的稳定性。增加轮椅避障操控性的方法及其优缺点见表4-12。

表4-12　增加轮椅避障操控性的方法及其优缺点

方法	优点	缺点
减少轮椅的长度和宽度	减轻重量 易于操控和运输	降低稳定性；轮椅的宽度最多只能缩减到用户的宽度与轮子的宽度之和
将后轮向用户的前方移动	易于接近手轮。向前和向后均有更长的运动轨迹，用户可使用较少次数的动作完成在狭窄空间的转向 后轮直接承受了更多的用户体重，轮椅相应的更容易转向	降低了后向稳定性
配备易拆卸的脚蹬	增加接近平面或物体的能力	拆卸的部件可能丢失或损坏

（5）松软地面上的操控，比如泥地、沙地、草地、砾石或雪地，取决于轮子与地面的接触面积以及轮子上面的总承重。提高轮椅在松软地面上操控性的方法及其优缺点见表4-13。

表4-13　提高轮椅在松软地面上操控性的方法及其优缺点

方法	优点	缺点
加大脚轮的宽度和直径，降低轮子的硬度，以增加接触面积，防止轮椅陷入松软地面	在轮胎面中心有凸起点的宽轮，在硬质地面的摩擦力较低，在松软路面的浮力较大	增加脚轮同地面的接触面积，将使轮椅转动更加困难，特别是紧凑的、缓慢的转向
加大后轮的宽度和直径，降低轮子的硬度，以增加接触面积，防止轮椅陷入松软地面	大直径的后轮更容易越过崎岖的地形；在许多资源有限地区，28in（71cm）的自行车轮胎被广泛使用，26in（66cm）的轮胎则不太常见，24in（61cm）的轮胎就更加稀少	更宽和更软的后轮使轮椅转向难度增加，特别是紧凑的、缓慢的转向；大直径的后轮使运输更加困难
向前移动前脚轮，以减少加在小脚轮上的重量，降低轮椅陷入松软地面的可能性	后轮承重越大，牵引后轮通过松软地面就越容易	轮椅整体长度越长，在狭窄空间的操控性就越差向用户的前方移动后轮，以减少加在小脚轮上的重量，降低轮椅陷入松软地面的可能性
	后轮承担的用户体重越大，牵引后轮通过松软地面就越容易；下坡转向时用户所需的控制能量更少，减少向下倾翻的趋势；用户更接近手轮，有更长的推动轨迹，推动轮椅更加容易，对上肢来说有好处；容易使用"前轮离地平衡技术"进行越障；在狭窄空间内的操控更加容易	降低了后方稳定性

续表

方法	优点	缺点
使用带有类似山地自行车轮胎纹路的后轮，增加松软地面上的牵引力和防止轮子打滑		轮胎上的钉子或纹路增加了轮胎挠曲度和更大的滚动摩擦力；有纹路的轮胎比平滑轮胎更容易粘上泥土

注：更换并未设计的大脚轮或后轮，会改变轮椅重要的功能特性，包括椅座角度、脚轮套筒角度和椅座高度（用户的重心）。

（6）凸起障碍物上的操控，例如，隆起路面、路缘台阶或石块，取决于很多因素。脚轮的尺寸、脚轮与用户重心之间的距离以及前脚轮的弹性都对此有着明显的影响。提高轮椅在凸起障碍物上操控性的方法及其优缺点见表 4-14。

表 4-14　提高轮椅在凸起障碍物上操控性的方法及其优缺点

方法	优点	缺点
通过增加前脚轮与用户重心的距离	减轻前轮上的重量将减少前轮的滚动阻力，使轮椅的移动变得更加容易	轮椅的整体长度变长，在狭窄空间的可操控性变差
加大脚轮直径	越障功能好	轮椅转动较困难，特别是紧凑、缓慢的转向
增加后轮直径	大直径的后轮更容易越过崎岖的地形	大直径的后轮使得运输更加困难
增加脚轮的挠曲度/弹性量		轮子越软，轮椅转动越困难，特别是紧凑、缓慢的转动

3. 轮椅的推进效率　推进效率与用户驱动轮椅前进给定距离所需的能量大小有关。越轻的轮椅越容易推进，但仍有许多因素和轮椅特性会影响推进轮椅的难易度，如驱动轮直径、手推圈直径和后轮轴水平位置。

大部分轮椅驱动轮的直径为 24 in，手推圈稍微小一些，通常直径为 20~21 in（51~53 cm）。对许多用户而言，这样的轮子和手推圈尺寸在其推动手推圈时处于一个良好的位置。然而，如果用户在轮椅上坐得较高或较低，或者用户具有较长或较短的手臂，则会需要较小或较大的轮子。对那些手臂较长的人而言，较大的轮子十分有效，因为这样就用不着在推动手推圈时过多地弯曲肘关节和肩关节了。对那些手臂较短的人或需要在轮椅上坐得较高的人（例如，为了在脚托下留出足够的空间）而言，较大直径的轮子（26 in 或 28 in）会使轮子更靠近他的手。此外，手推圈较靠近手臂还有助于那些手臂移动受到限制的人。

许多自己推动轮椅的用户发现直径较小的手推圈可增加推动行程的有效性。在推动行程的范围内他们能始终保持与手推圈接触，易达到最大速度。这样的操作在日常生活中可能并不实用，但用户可通过这样的操作（用较小的手推圈）来确定最适合自己的推动轮椅手推圈的直径。由于手推圈移动较小的量，而使轮椅移动较大的距离，因此用户在推动较小的手推圈时需要用出较大的力量，这就像在自行车上使用高速链轮一样。此外，较小的手推圈可能增加用户日常活动受伤的风险，并且用户为了触及较小的手推圈，必须坐得很低，而这对日常生活使用的轮椅而言是不合适的。

除了主动轮的尺寸外，其前后（水平）位置也影响用户触及手推圈，此位置即为轮子与乘坐者的相对位置。正值意味着后轮安装在靠背面与座位面交线的前面，负值意味着后轮安装在靠背面与座位面交线的后面。值的范围意味着轮子可在此范围内移动。调节后轮轴的位置通常需要用工具松开插入快卸轴的轴套。提高轮椅推进效率的方法及其优缺点见表4-15。

表4-15 提高轮椅推进效率的方法及其优缺点

方法	优点	缺点
向用户前方移动后轮	下坡转向时用户所需的控制能量更少，减少向下倾翻的趋势；用户更接近手轮，有更长的推动轨迹，推动轮椅更加容易，对上肢来说有好处；容易使用前轮离地平衡技术进行越障；在狭窄空间内的操控更加容易	降低了后方稳定性
优化座椅宽度，使手轮和肩膀处于同一直线上	用户不必伸手去够手轮	
设置后轮的倾斜度	使手轮的顶点距离身体更近，与用户自然的推动轨迹更加吻合；穿越斜坡时的牵引动力更好	加宽的轮椅不易通过狭窄的门；外倾加大了轮椅折叠后的宽变
校准后的轮椅，轮椅的工作状态良好	破损的或未校准部件（诸如轮子不圆、车架扭曲、轴承破损导致摩擦、轮子不平行或车胎气压不足）的轮椅阻碍用户的前行，因而增加用户能耗	
在平滑地面上使用硬质轮胎	摩擦力小；实心轮胎不会被刺穿而发生故障	减震能力较差；维修和更换比较困难（备用件例外）
用于复杂路况时，使用储能或"回弹"的轮胎	较非储能轮胎具有更低的摩擦力；充气轮胎较易维修	充气轮胎可能被刺穿
	用于复杂路况时，大直径轮子的轮椅比相同结构的使用小轮子的轮椅具有更小的摩擦力	

4.轮椅的易于上下转移　上下轮椅转移的能力取决于用户最容易的转移方式，以及轮椅的结构是否妨碍用户的转移。使轮椅转移变得简单的方法及其优缺点见表4-16。

表4-16 使轮椅转移变得简单的方法及其优缺点

方法	优点	缺点
使用可拆卸或可折叠的扶手	有更大的空间使用户容易从侧面上下轮椅	可拆卸的部件可能丢失；安装位置可能弯曲或损坏，安装或拆卸变得困难；锁紧装置可能会失效，在护理人员试图举起轮椅或用户撑着扶手想站起时发生危险
使用不延伸到椅座前方的固定扶手	更加舒适；有助于转移至更高的交通工具中；长时间乘坐，可利用它支撑起身体，预防压疮	转移时造成障碍
使用可拆卸的脚托	可以使用户在转移时能够更靠近目标平面；站立转移时，要有可拆卸的或可折叠的脚踏来使用户双脚着地	可拆卸的部件可能丢失；锁紧装置可能会失效，在护理人员试图举起轮椅或用户踩着脚托想坐上去时发生危险
站立转移时，使用具有一定倾斜角度的椅座	取决于用户的转移能力	椅座（椅座角度）倾斜不足可能导致姿势不良，感知不完全的用户易在臀部形成压疮；倾斜角度越小，用户的重心越靠前，前向稳定性就越差；发生碰撞时，如果轮椅并未向前倾翻，椅座角度和表面材料（指椅座和坐垫）将影响用户是否滑出轮椅

5.轮椅的运输性　对于长距离旅行来说，例如，通过汽车、出租车或火车，很重要的一点是考虑轮椅的设计和尺寸以及所使用的材料。重量是轮椅运输的决定性因素，它

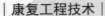

由所使用部件的类型（轮子/车架）和结构材料（如钢、钢/铝合金或其他金属）来决定。减轻重量对耐用性和成本有着直接的影响。设计和尺寸也同样重要，可折叠的和小型的轮椅更易于运输。提高轮椅易于运输的方法及其优缺点见表4-17。

表4-17　提高轮椅易于运输的方法及其优缺点

方法	优点	缺点
减轻轮椅重量	对用户和家庭成员/护理人员来说更加方便；更好的移动性和生产能力	降低了耐用性
使用折叠装置构造车架使轮椅更加紧凑	轮椅易于携带和运输	使轮椅变得相对较重
使用可拆卸的部件（轮子，脚托，扶手）来减小总体重量和尺寸	减少重量和体积；轮椅易于携带和运输	可拆卸部件容易丢失、弯曲或损坏，部分地区无法采用标准按钮和快速拆卸轴，且价格较固定轴昂贵，恶劣环境（如沙、尘和湿气）中使用导致锁紧装置失效，标准按钮的快速拆卸轴的使用寿命较短，或导致轴滑出轴套，导致轮子从轮椅上脱落
其他原因		轮椅的外倾增大了轮椅的宽度，车架长稳定性好，但运输困难，山地自行车式轮胎会粘上更多的泥土，可能阻碍出租车司机和公共汽车乘客对轮椅用户的配合

6. 轮椅的可靠性　轮椅的可靠性由它的耐用性和使用寿命决定。在发生故障的情况下，维修的频率和难度也决定了特定轮椅的可靠性。提高轮椅可靠性的方法包括：

（1）在可接受的成本内使用更好的材料和技术；

（2）减少可拆卸部件；

（3）当折叠不是必须时，可以不使用折叠设计；

（4）使用可以在当地进行维修或更换的材料；

（5）定期服务、维修和保养；

（6）增加产品用户在使用、护理、保养方面的知识。

轮椅应足够结实、耐用，能经得住用户使用中的磨损，并能保证用户的安全。手动轮椅各个部件的使用方法以及相关的强度和耐用性要求见表4-18。

表4-18　轮椅使用及其对耐用性和强度的要求

部件	强度、耐用性和安全性要求
脚蹬	脚蹬在一定力的作用下会折叠
	在撑起用户和轮椅时，脚蹬不会断裂或弯曲
	在加载额外的乘客或包裹时，脚蹬不会断裂或弯曲
	当撞击诸如墙或路阶的物体时，脚蹬不会断裂或弯曲
刹车	刹车可以阻止轮椅从斜坡上下滑
	刹车在使用过程中不会突然松开
扶手	扶手在一定力的作用下可拆卸
	承受用户体重时，扶手不会断裂或弯曲
	在撑起用户和轮椅时，扶手不会断裂或弯曲

续表

部件	强度、耐用性和安全性要求
把手	在撑起用户和轮椅时，把手不会断裂或弯曲
	当帮助用户上台阶或路阶时，手柄不会滑出把手
车架	在不平坦路面使用时，车架不会断裂或弯曲
靠背和椅座	移动过程中或在不平坦路面使用时，靠背和椅座不会断裂或弯曲
后轮和轴	在翻越常规的路缘台阶时，车架、轮子或轴不会断裂或弯曲
	当轮椅以一定角度掉下路缘台阶时，轮子、轴或轮子装卡部件不会失效
	当承受典型的力时，轴或轮子装卡部件不会失效
脚轮装配	当撞击物体（比如路阶）时，脚轮不会失效
整体	轮椅表面不得有锋利的边缘、突起点或毛刺
	轮椅不可燃烧，例如不得使用易燃性材料
	轮椅应装备前后的反光标记，以增强道路上的安全性
杂项	当护理人员使用控制杆调节用户后背时，控制杆不会断裂
	当撞到物体时，手轮不会断裂或弯曲
	在公共汽车或私家车上进行人工装卸时，如果跌落，轮椅不会损坏
疲劳试验	轮椅在正常使用过程中不会断裂

7. 轮椅的质量　　如果用户需要将轮椅放在汽车的后备厢内或照护者需要将轮椅抬起放进汽车的行李箱，则重量是至关重要的，如图 4-73 所示。

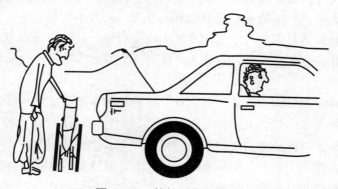

图 4-73　轮椅重量的影响

　　了解轮椅每一个可拆卸部件的重量也有助于用户选择轮椅。如果用户感到完全配置（配有标准扶手、腿托、大轮和小脚轮）的轮椅太重而难以抬起，则可选择一辆有一个最重的基本部件的轮椅（这最重部件通常是车架部件）。根据轮椅的重量和各个部件的重量，则可计算出自己所需要的轮椅的重量。能有效改变轮椅重量的部件是主动轮。对一辆轮椅而言，既可以装辐条式轮子，也可以装整体式的轮子。通常，装辐条的轮子重量较轻，但由于辐条会松动或断裂，因此需要较多的保养。而整体式的轮子相对较重，但基本上不需要保养。选用何种轮胎也会造成轮椅重量的变化。一条增强合成纤维外胎配一条薄壁内胎比一条橡胶外胎配一条厚壁内胎要轻得多。用户的体重占据了轮椅和本人总重量的很大部分。因此，在轮椅上减去几公斤可能不会对轮椅的功能产生很大改变，但是如果需要将轮椅提起装入汽车，这就很有必要了。

（三）电动轮椅车的功能特性选择

面对市场上数百种电动轮椅车，具有较多功能的电动轮椅车不一定意味着是一辆适用的轮椅，电动轮椅车的所有功能要求应考虑用户的实际需求。用户应按照自己的能力、生活方式和环境，综合考量电动轮椅车的速度、越障能力、一次充电的最大行程、转向性能、耐用性／疲劳强度、制动距离、静态稳定性和动态稳定性等性能。

1. 电动轮椅车的速度选择　当用户要决定什么速度最适合自己时，一个重要的考虑因素是在什么环境中使用轮椅，即"什么环境，就应该用什么速度"。如果用户需要通过轮椅上下班或往返于学校和家之间，那么花在路上的时间就很重要了。在室内使用轮椅通常意味着行驶距离较短而速度较低，如果用户的轮椅主要用于室内，则可能适合选择一辆最大速度不大于 4.5 km/h 的轮椅。在室外使用的轮椅则可能需要以较大的速度行驶较长的距离。用户若要与他人结伴出行，则可以他人步行的平均速度，确定电动轮椅车的速度。

此外，用户要考虑的第二个因素是用户自身承受速度的能力。有些人在不平坦的路面上快速驾驶着轮椅不能保持坐姿平衡。在轮椅加速、减速和转弯时保持身体平衡的能力也是需要考虑的因素。

用户为了在不同环境中使用，可能希望选择一辆能让自己方便地调节速度或具有其他特征的轮椅，这样，如果他的能力发生变化，就可以在任何时候调节他的轮椅以满足自己的要求。如果用户不是频繁地改变原有的设置，或者不希望其他人（如儿童）无意识地触碰调节装置，则可不必考虑这种方便的调节装置。一般来说，电动轮椅车会有一个高／低速开关用来切换轮椅在室外或室内移动，目前许多电动轮椅车配置了具有调速的可编程控制器。

2. 电动轮椅车的越障能力选择　对大部分电动轮椅车来说，翻越小的人行道缘石和障碍十分重要，也有一些用户就是偏爱越障能力高的轮椅。用户在选择最佳功能的轮椅前，最好先考虑一下自己的需求和自己轮椅的使用环境。如果计划主要在室内使用，就不需要较大的越障能力，如果在室外使用，则可能需要较大的越障能力。

轮子的尺寸和样式对轮椅的越障能力有很大影响。较大直径的小脚轮使轮椅容易越过较高的障碍物，较小直径的小脚轮会阻止轮椅越过障碍物或需要较大的动力才能使轮椅越过障碍物。虽然实心的小脚轮在硬质、平整的路面上行驶阻力较小，但它们的越障能力较差。充气或半充气的小脚轮更容易越过障碍物或行驶在室外的路面。一般来说，要花费大量时间在室外的用户宁愿使用较大的充气或半充气的小脚轮；而那些主要在室内硬质地面上行驶的用户通常偏爱较小、较硬的小脚轮。具有较大轮子的电动轮椅车一般能越过较高的障碍物，后轮驱动的电动代步车则有更好的越障能力。

防翻装置可能会限制轮椅在室外的行动，特别是在上、下人行道和其他类似的高度变化时尤为显著。防翻装置能防止轮椅向后倾翻超过某一设定的角度，但它也限制了轮椅的越障能力。当轮椅驶下一个台阶（如人行道）时防翻装置可能会触及此台阶。拆除防翻轮可增加轮椅的越障能力，同时也导致潜在的安全隐患。

离地净空间（地面到轮椅最低部位的距离）也会影响轮椅的越障能力。当轮椅的小脚轮越过一个障碍物后（如火车铁轨），其他部位可能会碰到此障碍物。

用户在考虑轮椅越障能力的同时还应该考虑其静态稳定性和动态稳定性，以确保轮椅的操作安全。

3.电动轮椅车的一次充电最大行程能力　在电池需要充电前能行驶的距离很大程度取决于环境和用户的驾驶习惯，如果用户喜欢像赛车驾驶员一样启动和停车，他的轮椅一次充电最大行程比他在仓库内工作使用时的一次充电最大行程要小得多。

电动轮椅车电池的规格和寿命会影响轮椅在两次充电之间能行驶多长距离。目前，主要有两种轮椅电池：铅酸电池和锂电池。一般来说，电池的尺寸越大，它可储存的电能就越多（但有时也会有例外）。尺寸相同时，胶体电池的容量比铅酸电池的容量略微小一些，因此用锂电池的轮椅的一次充电最大行程比用铅酸电池的轮椅的一次充电最大行程要小一些。许多飞机限制铅酸电池的运输，因此，如果用户需要坐飞机旅行，则应选择锂电池；如果用户携带轮椅乘坐汽车，也应使用锂电池。事实上，由于胶体电池漏液的可能性较小，使用更安全。

4.电动轮椅车的转向性能选择　为实现更大程度的活动和社会参与，电动轮椅车用户应能够方便出入较小的住宅房间、紧凑的办公空间、狭窄的宿舍走廊、浴室或公共厕所。

如果用户家中或工作场所走廊特别狭小，则应测量此狭小走廊的宽度，然后寻找一辆在此宽度内（或更小的宽度）能三点转向而不触碰墙壁的轮椅。许多轮椅的脚托板部件是可拆卸的，虽然拆除脚托板部件后用户会感到不方便，但这能提高轮椅在狭小的空间的转向能力。前、后小脚轮的尺寸也会影响轮椅的转向性能，较大直径的小脚轮在转动时干涉脚托板部件，从而使轮椅在狭小的区域难以转向。

5.电动轮椅车的耐用性／疲劳强度选择　购买一辆电动轮椅车是一件大事，用户想知道的是每天乘坐轮椅颠簸、上下人行道以及从汽车上取上、取下和进行其他各种活动，这辆轮椅究竟有多长的寿命？无论用户的活动能力是否很强，轮椅的耐用性十分重要。如果轮椅的某个零件断裂了，用户可能会受到伤害，或在路上陷入困境。

如果制造商公布其轮椅经过了很多次数的双辊疲劳测试和跌落测试，这就意味着此轮椅比通过较少测试次数的轮椅更耐用。在测试过程中，整个轮椅（车架、坐垫、轮子和所有其他部件）承受了很大的测试力，这些部件的每一个零件都会影响轮椅能承受多少次这样的测试而不损坏。

6.电动轮椅车的静态稳定性和动态稳定性选择　大部分时间，用户都能很好地控制自己的轮椅，但有时帮助他的护理者或自己的疏忽或不经意的操作，会使轮椅处于破坏力之下或不安全的环境之中。电动轮椅车不可能总是在水平的地面上行驶，如果用户需要驶上一个斜坡，则希望确认自己的轮椅不会向后倾翻。另外，用户还希望在下坡时能将轮椅停在斜坡上。倾翻角度越大意味着轮椅的稳定性越好。上坡的倾翻角度越小，则轮椅的向后静态稳定性越差；下坡的倾翻角度越小，则轮椅的向前静态稳定性越差；侧面向斜坡的倾翻角度越小，则轮椅的侧向静态稳定性越差。

显然，一辆在斜坡上向下行驶的过程中停车而不会倾翻或打滑的轮椅比不能做到这一点的轮椅更受到用户的欢迎。即使用户的家中没有斜坡，但只要到公共场所去，也会遇到斜坡并希望自己的轮椅能在斜面上安全地启动和停车。

7. 电动轮椅车的制动距离　用户有时需要快速停车以避免撞上人或物体，因此需要知道轮椅的停车能力和自己的反应能力。如果用户的上身平衡能力较差，则可能希望自己的轮椅停车不要太快。如果用户身体失去平衡且手也从控制器上滑落，那么更希望知道轮椅在完全停止下来之前还要跑多远。在许多环境中，有一个停车灵敏度高的控制器是个好装置。

如果用户在两辆最大速度相同的轮椅之间进行比较，制动距离较小的轮椅的减速率（停车）较高。这样的轮椅可在较短的时间和较短的距离内停车，但用户需要有较好的平衡能力以保持坐姿稳定。如果用户的身体平衡能力较差，那么停车缓慢的轮椅比反应较快的轮椅更适合。

减速率的调节让用户能够改变轮椅的停车速度，如果自身能力发生变化，就可能希望随时调节他的轮椅以满足自己的要求。可将减速率设置得尽可能快，前提是用户能在操作中不失去身体的平衡。

8. 电动轮椅车的安全保护　如果用户有孩子或要与其他人的孩子待在一起，就知道这些孩子会不断地触摸不应该碰的东西；如果用户坐在轮椅上，可能无法观察到他周围的所有事情。没有合适的安全保护，电动轮椅车上的许多移动部件就会对孩子造成危险；另外，用户也要确定如果自己的手臂垂落在扶手外时，衣服和手指是否会被轮椅的驱动系统夹住。轮椅应具有阻燃性，燃烧的香烟不应导致座靠垫燃烧。

电动轮椅车是一个复杂的电器系统，用户应对这个系统充满信心，带电部位与非带电部位间应有足够的绝缘强度，不用担心会触电，并且一旦轮椅失去电能，它会在撞上障碍物前自动停车。由于经常要给电池充电，所以充电器的安全操作是一件重要的事。使用合适的充电器为自己的轮椅充电是至关重要的，有些充电器既可为铅酸电池充电也可为锂电池充电。当用户或帮助他的人不小心钩起电池导线时不应损坏充电器。基于安全原因，轮椅在充电时应不能开动。

9. 电动轮椅车的强度　轮椅每天要承受各种不同的力，因此用户希望知道什么轮椅能承受这些力。不是每个人都能熟练地驾驶轮椅，有时用户会将小脚轮、小腿总成部件或驱动轮撞在门框上；有时用户需要别人将他抬上楼梯，而这就需要抓住轮椅的扶手等部件。出于安全考虑，扶手应可被直接拔出或应能承受乘坐者和轮椅的重量，还必须能承受用户撑起自己身体时的力。诸如用户撑起自己身体后扶手仍能拆卸和调节；用户施加力后脚托板能恢复原始状态，并仍能翻起、转开，拆卸和重新安装；当护理者踩着倾斜杆使轮椅向后倾斜时倾斜杆不变形；当护理者拉着轮椅上、下台阶时把手套不应滑出；如果抓着扶手抬起轮椅，在轮椅离开地面前扶手应从扶手座中脱开或扶手能承受轮椅和乘坐者的重量，使轮椅能安全地被抬起；如果抓着脚托板抬起轮椅，在轮椅离开地面前脚托板应从脚托板座中脱开或脚托板能承受轮椅和乘坐者的重量，使轮椅能安全地被抬起；把手应能承受乘坐者和轮椅的重量并能用来安全地将乘坐者和轮椅抬离地面；当用户跌坐在轮椅上时坐垫应不撕裂；当用户向后猛靠在轮椅上时靠垫应支撑住；当轮椅（不加载）被从汽车后备厢中扔下后，应还能展开并滚动；当轮椅碰到人行道的缘石或凹坑时前轮或小脚轮应不变形；当撞击人行道的缘石时脚托板应不弯曲；当跌落在地上后，扶手应仍牢固如初；如果轮椅从人行道上驶下，轮轴应不变形。

五、轮椅使用操作训练

用户使用操作轮椅的核心内容参见用户、家庭成员和照顾者的培训部分内容。用户在使用轮椅前，要先了解掌握如下安全检查及规范。

（1）外观检查：手轮圈光滑无毛刺，车架对称稳固，扶手、脚踏板平整完好，座位和靠背绷布坚固。

（2）稳定性检查：车轮同时着地，重心稳定，空车推进无跑偏。

（3）安全性检查：车闸、手刹制动快捷有效，手与车架之间无碰撞、无挤压，身体靠在椅背上无后倾翻危险。

（4）功能性检查：轮椅回转灵活，所有可折叠铰链操作轻便、到位，所有功能的调节位置有效、可靠，轮胎气压符合标准。

（5）上下轮椅时，确保轮椅的控制器处于关闭状态。

（6）上下轮椅时，不要蹬踏脚踏板。

（7）在他人帮助下，体会轮椅重心的变化对轮椅行进产生的影响，如上下坡或翻越障碍。

（8）轮椅在坡面行驶时，要确保正确操作制动。

（9）正确使用轮椅。

（10）特别小心远离明火及点燃的香烟，以免引燃靠背绷带及坐垫。

（11）禁止使用水龙带或高压清洗装置清洗轮椅。

（12）在调节及安装过程中，小心手指，以免受伤。

1.坐姿摆位的维持

（1）乘坐轮椅的姿势。要求用户坐姿端正，两眼平视，双肩放松，上肢悬垂于腋中线；臀部紧贴后靠背，两足平行，双足间距与骨盆同宽，驱车运动时，有利于骨盆稳定。

（2）骨盆的良好支撑。要求坐垫的高度、宽度、深度适宜，对于严重畸形或肌张力异常者需定制特殊的座椅和坐垫来维持坐姿，如带有横档的轮椅泡沫坐垫。

（3）良好的上下肢支撑。适宜的扶手和扶手垫可使上肢放置于舒适位置，既有助于保持坐姿和维持平衡，还可通过上肢负重减少对坐骨的压力；良好的下肢支撑可保护下肢，维持正确的体位和平衡，当有下肢水肿、外伤及膝关节僵硬时，需用可抬起的脚托支架。

（4）良好的靠背、头部及胸部支撑训练。适宜的靠背高度能保证使用者姿势良好、防止疲劳。低靠背对脊柱和头部无支撑作用，适用于无脊柱畸形、躯干控制正常和上肢肌力强壮者；对于躯干平衡和控制不良的残疾者或身体虚弱的老年人需使用高靠背，还可配合头托。

康复工程技术

（5）采用减压动作。乘坐手动轮椅，容易导致压力集中（图4-74）。双臂在扶手上撑起、身体中重心向一侧偏离、躯干前屈等减压动作应两侧交替进行，每隔20～30分钟进行一次，能有效缓解身体界面的压力和改善接触界面的皮肤物理状况，有助于预防压疮的产生。

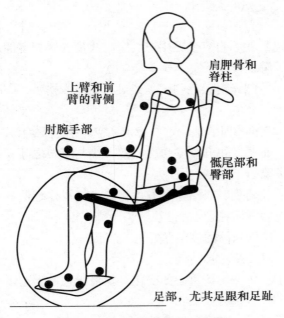

图 4-74　轮椅压力集中位置

2. 轮椅操作基本训练　使用轮椅前，用户要进行操纵刹车、拆卸扶手、从地上拾物、用双手翻动脚踏板以及在轮椅上将臀部向前提的训练，并逐步学会在平地上推进轮椅、在斜坡上推进轮椅、转换方向等技术。对于折叠轮椅，打开轮椅时，双手放在轮椅两边的横杆上，向下用力即可；收起轮椅时，先将脚踏板翻起，然后双手握住坐垫两端，同时向上提拉。

（1）在平地上推进手动轮椅，用户应同时用力前屈头部和肩带，通过上身产生的前冲力使手臂力量增强；倒退时，倾身向后，双肩压低，使手臂能用足力气将车轮向后推动。每一推进周期可分为两期，如图4-75所示。

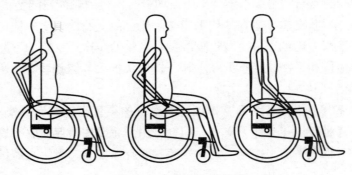

图 4-75　轮椅推进周期

206

①推动期：双上肢后伸，稍屈肘，双手握紧手轮的后半部分，上身前倾的同时双上肢向前推动手轮并伸直肘关节。

②放松期：当肘关节完全伸展后松开手轮，上肢自然放松下垂于大轮的轴心位置。

用户在斜坡推进轮椅时，上坡应保持上身前倾，重心前移，双手置于手轮圈顶部之后，腕关节背伸、肩关节屈曲并内收，向前推动车轮；下坡应双手制动，将双手置于车轮前方或在维持腕关节于背伸位时，将一掌骨顶在手轮圈下方进行制动。

转换方向时，用户一只手固定一侧手轮，另一只手推动对侧手轮，便可以固定的车轮为轴使轮椅转向，两侧手轮分别向相反方向推动，便可使轮椅在固定位置快速转向180°。

（2）掌握大轮平衡技术对于用户跨越一些障碍和行进在不良的环境中具有重要的作用，大轮平衡技术实施要点如下。

①准备动作：头稍向后仰，上身挺直两臂后伸，肘微曲，手抓紧手轮，拇指放在轮胎上。

②启动：先将手轮轻轻向后拉，随后快速向前推，脚轮离地。

③保持平衡：调整身体和手轮以维持平衡，即当轮椅前倾时，应后仰上身，向前推后轮；轮椅出现后仰时，应前倾上身，向后拉后轮。

上路沿时靠后轮支撑，使前轮翘起，向前推动轮椅，使前轮跨上路沿；下路沿时，轮椅背对路沿并将后轮靠近路沿，身体尽量前倾，慢慢向后倒退。

3. 轮椅转移动作训练　基本转移技术根据移动方式可分为：站立移动——站定后身体回转移动；坐姿移动——保持坐姿，身体前后或左右移动；抬起移动——借助外力。

按照动作的独立程度可分为独立转移、部分帮助转移（辅助转移）和全部帮助转移（被动转移），帮助量的多少要根据用户和帮助者的能力、体力、转移的距离和频率、认知能力以及两者之间的配合程度来决定，并随着用户能力的改善而逐渐减少。

在进行轮椅转移前，要准备好必要的设施和空间，确保转移无障碍；使两个转移面尽可能高度相同、稳定，并靠近或使用转移板连接；确认轮椅已经制动，脚托抬起或旋开。

（1）轮椅与床之间的转移：

①独立转移法：偏瘫和一侧下肢截肢等有一侧健全肢体者常采用先站立再转动方向的转移方法，如斜角法、直角法；双下肢截瘫或肌力差者常采用滑动的转移，从轮椅的下面、侧面和后面完成转移。以下独立转移方法要求用户至少具备一定的伸肘功能以完成支撑动作。

A. 利用滑板转移：轮椅靠在床边成45°，关闸，卸下靠床侧扶手，将滑板架在轮椅与床中间，用户做一系列支撑挪动至床。

B. 利用上方吊环转移：轮椅与床成45°夹角，先将腿移到床上，再将右手伸入上方吊环，左手支撑床面。左手用力撑起，右手腕或前臂向下拉住吊环，臀部提起，向床上移动。

C. 直角转移：轮椅与床成直角，距离30 cm处，关闸。一侧前臂钩住轮椅把手，另一侧手将下肢抬起放在床上，打开轮椅车闸，向前推动轮椅紧贴床沿，再关闸。双手扶住扶手撑起，同时向前移动到床上。

D. 侧方转移（左侧转移）：轮椅与床成45°，关闸。左手支撑床面，右手支撑扶手，同时撑起躯干并向前向左侧移动到床上。

E. 平行转移（左侧身体靠床）：轮椅与床平行放置，关闸，卸下扶手将双腿抬上床；躯干倾向床侧，将右腿交叉置于左腿上，应用侧方支撑移动的方法将躯干移动到床上。

②部分帮助转移法：护理者用自己的膝和足固定使用者的膝和足，双手握住使用者的腰带或托住双髋，或一只手置于髋下，另一只手置于肩胛部向上提；使用者用健手支撑在扶手上或护理者的肩部用力站起，以健侧为轴转身坐在床上。根据情况，帮助者也可扶持使用者肩胛部或托住双肘。

③全部帮助转移法：

A. 两人转移四肢瘫的用户：训练人员站在用户身后，双手从腋下伸出抓住用户交叉的前臂，另一训练人员站在用户的侧面，一只手于使用者大腿下方，另一只手放在小腿的下方，同时抱起并移向轮椅。

B. 一人转移四肢瘫的用户：护理人员身体向后倾倒，抵住双膝搬动用户，将其拉起呈站立位。然后向床边移动，护理人员一手扶住其臀部，另一手向后滑到用户的肩部以稳定躯干，把用户放到轮椅上。

C. 机器转移：使用移位机等设备进行转移。

（2）轮椅与地面间的转移：

首先把轮椅摆好并刹车，可从侧面、前方或后方转移。

①侧方转移法：开始位—臀部置于轮椅坐垫上—手在腿上移动—坐直。

②前方转移法：开始位—从地上提起臀部—跪在轮椅前面—双手撑在扶手上，提起身体放松一只手，转身坐在轮椅上。

③后方转移法：开始位—从地上提起臀部—向后移动臀部坐到轮椅上。

4. 推轮椅训练　推轮椅者应眼看前方，先看好路面情况再推动轮椅，推轮椅前应先告知用户，并确认用户的手未放在轮子上，肘部未伸出扶手外；脚放在脚托上；躯干不稳定者已经系好安全带，在推动轮椅中避免脚轮方向与大车轮垂直，以免翻倒。

推轮椅上坡时一定要朝前方直行，下坡时最好让用户面朝后，并控制好大车轮的速度。

推轮椅上台阶时，可面向台阶，用脚踩下倾倒杆使脚轮离地，将脚轮放在台阶上，再上抬大车轮即可；或者把轮椅背向台阶，推轮椅者抬起脚轮，将轮椅退到台阶处，双手同时用力上提即可。推轮椅下台阶时，可面朝前方，先使轮椅后倾，然后边向后拉动轮椅边使大车轮慢慢落到地面，再放下脚轮；或者面朝后，即推轮椅者自己先下台阶，使轮椅缓慢倾斜从台阶上落下，再抬起脚轮向后方移动，使脚轮落到地面。

推轮椅上下楼梯，最好两人完成。上楼梯时，先把轮椅推至楼梯口，背向楼梯，后倾轮椅，上方的帮助者紧握手推把，另一人双手握住两侧的扶手前部下方，同时用力使轮椅在楼梯上逐级滚动；下楼梯时，将轮椅正对楼梯，后倾轮椅至平衡点并向前推到楼梯边缘，与上楼梯同样控制轮椅，同时用力滑落。

六、轮椅的维修保养

（一）手动轮椅使用与养护技巧

1. 使用轮椅外出时应考虑的问题

（1）检查轮胎是否亏气、漏气。发现漏气，立即补漏；若外出，最好携带轻便气筒。胎压减弱，车闸制动效果变差，易因刹车失效发生事故。

（2）检查各部位固定螺栓是否松动。有松动，立即上紧；若外出，最好携带简单工具。

（3）不可快速推动轮椅进行戏耍。轮胎易磨损，快速转弯易使左右车轮产生误差，也易损坏辐条和车轴。

（4）外出旅行应考虑日常易损件备用及相关的工具。

（5）把轮椅装到汽车的行李箱时要水平放置。

2. 轮椅使用中常见问题及对策

（1）载人轮椅跑偏：检查四轮的气压是否一致。若不一致检查是否亏气；轮子的安装部位是否松动变形，辐条是否松紧不一，甚至缺损。

（2）行进中发出响声：检查各转动部位有无异物。若因不易被看到的杂质所致，可根据声音判断位置，对其进行清理，施加润滑剂。检查零件有无损坏，有的话尽快更换，免得损伤与其配合的零部件。

（3）两侧制动力不一致：检查两侧推动轮气压是否相同；两侧刹车位置是否一致。若制动系统松动、位移，必须双侧有效定位固定后再使用。

（4）在平地上行驶有颠簸感：检查轮胎是否变形，有的话尽早更换。对充气轮胎补气后，若颠簸现象更明显，则表明内胎已经严重变形，应立即更换。

（5）轮椅行进吃力：检查各轮轴部位有无异物（发丝、纤维、灰尘）；是否需要添加润滑剂。若因污垢堆积导致轮轴阻滞，可将转动轴拆卸清洗后施加适当润滑剂加以解决。

（6）轮椅座位塌陷、变形：检查坐垫是否损坏，绷布是否松懈，轮椅车架是否有断裂或开焊处。及时探查维修，更换部件乃至整车。

（7）轮椅轮胎气压减弱：轮胎破裂、气门老化；日常使用轮椅轮胎内气压要进行每日常规检查，针对气压不足的内胎充入空气。

3. 轮椅的保养　轮椅对行动不便的人来说，就是他们的第二双脚。多数人使用后，只要轮椅不出故障，一般不会去检查和保养，对它们很放心，其实这是错误的做法。虽然生产厂家可以保证轮椅的质量没问题，但是不能保证在你用过一段时间后没问题，所以为了确保轮椅的最佳状态，轮椅需定期保养。辐条、车轮及轮胎的维修与更换可找自行车维修人员修理，而轮椅架、扶手及车闸等问题必须找专业人员进行修理。

（1）保持车身清洁，放于干燥通风处，防止配件锈蚀，有时候出门免不了沾上泥水，或者被雨淋湿，注意及时清洗擦拭泥土，并涂上防锈蜡，雨水是有酸性的，如果不及时清理泥水容易使轮椅生锈，最起码从视觉上影响其美观。

（2）轮椅使用前及一个月内，应检查各螺栓是否松动，若有松动，要及时紧固。正常使用中，每三个月进行一次检查，确保所有部件均良好，检查轮椅上各种坚固螺母（特别是后轮轴的固定螺母），如发现松动，需及时调整、紧固。

（3）轮胎保持气压充足，不能与油、酸性物质接触，以防变质；定期检查轮胎使用状况，及时维修转动部件，定期加注少量润滑油。

（4）坐垫、靠背、脚托等无异常，定期清洁。

（5）确保车闸可靠。

（6）坐垫受压后的恢复良好。

（二）电动轮椅使用与养护技巧

1. 使用安全提示

（1）用户先在平整宽阔的场地上进行练习。

（2）在上下轮椅时，确保轮椅的控制器处于关闭状态。

（3）在上下轮椅时，不要蹬踏脚踏板。

（4）在他人帮助下，体会重心的变化对轮椅行进产生的影响。

（5）轮椅在坡面行驶时，确保正确操作制动。

2. 使用及养护注意事项

（1）远离明火，以免引燃靠背绷带及坐垫。

（2）在不使用控制器时应关闭。

（3）确保轮胎状态正常，检查轮胎气压。

（4）温度使用范围为 –25℃至 +50℃。

（5）不适于在非常滑及非常粗糙的路面上驾驶。

（6）在使用升降台搬运轮椅时，必须避免防翻轮与他物缠绕。

（7）在升降台或电梯内使用轮椅时，轮椅控制器必须处于关闭状态。

（8）在充电过程中，控制器必须处于关闭状态。

（9）为获得更高的安全性，可选用附件骨盆固定带。

（10）在调节及安装过程中，小心手指，以免受伤。

（11）时常要检查手动刹车是否调整正常，要注意当使用手动刹车时，轮子是否完全静止，并把所有的螺钉及螺丝紧固。

（12）时常检查螺钉及螺丝是否牢靠。

（13）要时常以润滑剂来保养轮椅。

（14）在搬运电动轮椅时，将控制器严加保护。

（15）要用温水及稀释的肥皂水清洗椅套、皮背靠。

（16）禁止使用水龙带或高压清洗装置清洗轮椅。

（17）平常请用清水擦拭车体，避免将电动轮椅放置于潮湿的地方及避免敲打控制器。

（18）当控制器受到食物或饮料污染时，请立刻清理干净，使用稀释的清洁液沾布擦拭，避免使用含磨粉或酒精之类的清洁剂。

（19）要养成用了即充的习惯，使电池电量保持饱满。禁止亏电存放，如长时间不使用电动轮椅，亏电存放会严重影响使用寿命，而且闲置时间越长，电池损坏越严重。闲置的电动轮椅要养成定期充电的习惯，使电池长期处于"吃饱状态"。

轮椅选用评估报告

面对市场上成百上千种的轮椅，功能越多、价格越贵的轮椅对用户也是越好吗？显然不是。应根据用户的个人身体状况、具备的能力、生活方式和环境等综合因素，为其选择最适合自己的。

（一）用户功能及需求评估

1. 用户的功能障碍评估

障碍类别：

□视觉障碍　□听觉机能障碍　□平衡功（机）能障碍　□智力障碍　□重要器官失去功能

□肢体障碍：□上肢（手）　□下肢（足）　□躯干　□四肢

与辅助器具相关的障碍程度：肢体障碍□无　□轻度　□中度　□重度　□极重度

□完全

临床诊断（可多选）：□脑卒中　□脊髓损伤　□脑外伤　□脊髓灰质炎后遗症

□心肺功能疾病

□运动神经元疾病　□下肢骨折或截肢　□关节炎

□肌肉萎缩症　□部分足　□其他

2. 用户的需求评估

使用目的（可多选）：□日常生活　□就医　□就业　□休养　□休闲与运动

使用环境（可多选）：□居家　□社区　□工作场所

轮椅操作方式：□用户操作　□他人操作　□用户和他人均可操作

使用性质：□暂时性　□永久性

现有轮椅种类：□无　□普通铁制量产轮椅　□轻型量产轮椅　□个性化适配轮椅

目前使用轮椅：□无　□有　　　年　　月　　日

目前使用轮椅来源：□自购　□民政系统补助　□残联系统补助　□社保系统补助

□捐赠　□租赁　□其他

目前辅具使用情形：□已损坏不能修复，需更新

□规格或功能不符用户现在的需求，需更换

□适合继续使用，但需要另行购置一部在不同场所使用

□部分零件损坏或需要调整，可进行修复或调整

□符合用户现在的使用需求

（二）用户的身体功能检查测量

适配用户的身体功能检查测量表见表4-19。

表 4-19　适配用户的身体功能检查测量表

身体尺寸测量：身高　　　cm，体重　　　Kg

尺寸1（髋关节屈曲角度）：　　　　；尺寸2（腘间角度）：　　　　；尺寸3（臀宽）：　　　；
尺寸4（臀后至膝窝长）：　　　　；尺寸5（膝窝高）：　　　　；尺寸6（肩胛下角高）：　　　；
尺寸7（肩高）：　　　；尺寸8（头高）：　　　；尺寸9（胸宽）：　　　；尺寸10（肩宽）：　　　；
尺寸11（上臂长）：　　　　　长度单位：　cm；角度单位：　度

身体各部位姿态	坐姿平衡	□良好　□双手扶持可维持平衡　□双手扶持难以维持平衡 在未扶持情况下，身体特别明显会倒向：□左侧　□右侧　□前方　□后方					
	骨盆	□正常　□前倾/后倾（可调整角度：　） □右/左倾（可调整角度）　□向右/左旋转 坐姿时骨盆经常：□向前滑动　□向后滑动　□向右滑动　□向左滑动					
	脊柱	□正常或无明显变形 □脊柱侧弯（□可调整　□部分可调整　□完全固定变形） □脊柱后凸（□可调整　□部分可调整　□完全固定变形） □脊柱前凸（□可调整　□部分可调整　□完全固定变形）					
	肩部	□正常　□后缩　□前凸					
	髋部	□正常　□内收　□外展　□屈曲　□伸展　□风吹式变形　□其他					
	膝部	□正常　□屈曲变形　□过伸变形					
	踝部	□正常　□背屈变形　□跖屈变形　□外翻变形　□内翻变形					
其他挛缩		部位：　　　　对坐姿摆位之影响：					
认知能力		□正常　□尚可　□差	视知觉能力		□正常	□尚可	□差
判断能力		□正常　□错乱或迟钝	情绪控制		□正常	□尚可	□差
皮肤感觉		□正常　□异常　□丧失部位：					
压疮		□未发生　□过去有　□目前有：部位：　　大小：　　cm×　　cm 分级：□Ⅰ（皮肤完整没有破损，有持续不退的红斑印） □Ⅱ（皮肤有水泡或红疹且伤到真皮层） □Ⅲ（皮肤层全部受伤并深到皮下组织或脂肪） □Ⅳ（深及肌膜、肌肉，甚至深及骨头）					
操作能力 □用户 □照顾者		1.启动/解除刹车：□可　□否　□迟缓或困难 2.在平地及坡面上执行前进、后退、转向及停止：□可　□否　□迟缓或困难 3.以前进及后退方式在开门时限内进出电梯：□可　□否 4.自行开门并安全通过：□可　□否 5.于较窄的通道中稳定向前推行5米：□可　□否 6.进出自用车的转位：□可　□否　□迟缓或困难 7.与马桶、床铺间的转位：□可　□否　□迟缓或困难 8.能注意别人及自身的安全：□可　□否					

（三）轮椅选用建议

1. 轮椅类型

轮椅类型见表4-20。

表4-20 轮椅类型

☐一般轮椅
☐普通铁制量产型轮椅　　　☐轻量化（铝合金）量产型轮椅
☐特殊功能轮椅
☐站立型　☐可斜躺型　☐空中倾倒型　☐可空中倾倒及斜躺

骨架形式：☐固定式　☐折叠式　　　　　　　　后轮轴心：☐标准　☐前置　☐后置
扶手：☐固定式　☐可拆卸式　☐可掀起式　☐高度可调式　☐近桌式　☐全长式
手推圈：☐金属推圈　☐塑料推圈　☐加装梅花轮　☐被覆橡胶增加摩擦力
踏板：☐可拆卸　☐可以旋开　☐可掀起　☐可升拔角度　☐固定式
配件（请说明品项，并注明长宽等尺寸）：
☐小腿绑带　☐H带　☐骨盆带　☐其他

2. 轮椅坐靠系统

轮椅坐靠系统见表4-21。

表4-21 轮椅坐靠系统

坐垫	材质：☐一般帆布　☐有硬式底板　☐海绵　☐气垫　☐流体凝胶　☐半固态凝胶　☐组合材料　☐其他　　（例如：坐垫有前高后低楔形坐垫需求需注明高度） 坐垫总厚度：　　cm
背靠	材质：☐一般帆布　☐海绵　☐气垫　☐流体凝胶　☐半固态凝胶　☐组合材料 结构：☐有硬式底板　☐可附加躯干侧支撑　☐有快速拆装结构　☐可调整吊挂参数 造型：☐人体工程学曲面适形　☐平面型
坐姿摆位配件与规格：（可多选）	头靠系统：☐大爪型　☐小爪型　☐大弧形　☐小弧形　☐U型枕　☐硬式侧挡块 胸带：☐H带　☐一字带（宽度　　cm，☐弹扣式　☐二节式PVC） 躯干侧支撑：☐左　☐右 骨盆带：☐弹扣式织带　☐两段式PVC粘扣带 ☐臀侧支撑垫　☐外展鞍板　☐内收鞍板 小腿靠杆：☐垂直　☐前置　☐后置；角度：☐固定　☐可上抬　☐可内外旋或拆卸 小腿支撑方式：☐小腿靠垫　☐小腿靠带 踏板形式：☐单片式　☐两片式 ☐脚踝带　☐脚掌带 ☐防后倾杆 ☐其他配件：☐桌板，形式：

续表

轮椅尺寸与角度相关参数：（单位：cm，无须某配件时不填）
座背靠夹角（A）：　　度　　　　腿靠角度（B）：　　度
座宽（C坐垫宽度或扶手间距）：　　　　座深（D）：左　　右
腿靠长度（E）：左　　右　　椅背高度（F）：
头靠高度（G）：　　　扶手高度（H）：左　　右
躯干侧撑：高度（I）：左　～　，右　～
深度（J）：左　～　，右　～
座面高度（K）：　　后轮尺寸（L）：　　前导轮尺寸（M）：
☆测量基准面为坐垫表面及背垫底部中间表面

3. 是否需要接受操作训练：□不需要　□需要

4. 是否需要安排跟踪回访时间：□不需要　□需要：　年　月　日

5. 其他建议事项：

（四）轮椅后续跟踪回访记录

1. 轮椅采购结果是否符合原处方辅具：

□完全符合。

□功能、形式与原处方符合，部分规格及零配件略有出入，但大致符合。

□功能、形式或规格与原处方有显著差异，不符合原处方精神。

□其他

2. 修改、调整与使用训练：

□无须修改及调整。

□经修改调整后以符合使用需求。

□建议配合使用训练以期能安全操作。

【案例分析】

小李现在的轮椅年久失修且无法满足环境或身体需求，需要更换。小李需要参加培训以及在电脑面前工作，所以每天大部分时间需要坐在轮椅上，所以良好的体位支撑很重要，合适的轮椅尺寸有助于保持良好的坐姿。由于脊髓损伤是压疮的高危群体，防压疮坐垫有助于在久坐中防止压疮的产生。小李希望能够在家与批发市场之间往返，所以他需要一辆自己可以在粗糙地面推行轻松的轮椅，拥有轻量化固定式框架、加宽的大轮与稍大的小轮的轮椅更适合使用。可拆扶手便于小李进行平面转移。小李需要学习轮椅移动技能与如何保养他的轮椅，以保证轮椅的正常使用。

学习检测

1. 步行辅具在选择时应如何评估？
2. 轮椅在选择时应如何评估？

生活自理辅助器具

第五章
沟通与信息辅助器具 ——————————————

学习目标

1. 掌握助听器、助视器、电脑类辅助器具的基本分类。

2. 熟悉常见的助听器、助视器、电脑类辅助器具产品及适用人群。

3. 学会助听器、助视器的基本评估方法及选配原则。

国家民政部颁布的《康复辅助器具分类和术语（GB/T 16432—2016）》中沟通与信息辅助器具主要包括助视器、助听器、发声辅助器具、绘画和书写辅助器具、计算辅助器具、记录／播放和显示视听信息的辅助器具、面对面沟通辅助器具、电话传送（信息）和远程信息处理辅助器具、报警／指示／提醒和发信号辅助器具、阅读辅助器具、计算机和终端设备、计算机输入／输出设备等。根据残疾类别，听力障碍患者通过助听器、视力障碍患者通过助视器等辅助器具的帮助就可以同健全人一样有效获得外部信息；对于目前最常见的信息获取和处理手段——电脑，主要针对肢体、视力、听力、智力等功能障碍患者进行适配，辅助其信息处理、获取等。

▋ 第一节　助听器

案例导入 ◆

　　王奶奶今年80岁，之前常出现与家人讲话问东答西的情景，最近因其经常一人在家，子女去看望时常常敲不开门，打电话也无人应答，因此非常焦虑。针对这种情况，家人希望通过助听器解决王奶奶面临的问题。请问，对于高龄听力障碍患者，应如何选择助听器？

　　思　考

　　1.针对不同年龄段的听力障碍患者，应选择何种助听器？
　　2.如何正确使用助听器，以达到最好的助听效果？

【知识链接】◆

听觉的产生

　　人的听觉系统由听觉器官、听觉传导通路和听觉中枢构成，其中听觉器官分为外耳、中耳、内耳。外耳包括耳郭及外耳道，主要是收集并一定程度放大声音。鼓膜将外耳与中耳分开，中耳腔内由三块听小骨（锤骨、砧骨、镫骨）组成的听骨链，可将声波振动传到内耳。中耳腔与口腔由耳咽管联通，保证中耳腔内气压与外界大气压相同，使鼓膜保持在较松弛状态。内耳中有类似蜗牛形状的结构，称为耳蜗。声波的振动引起耳蜗中液体振动，耳蜗中毛细胞上的纤毛偏折，产生神经冲动，并由听神经向大脑皮质颞叶部传导，颞叶部的听力中枢对声音产生的刺激信号分析处理。人体根据听到的声音做出相应反应。因此，听觉的产生途径是：声音→外耳→中耳→内耳→听神经→听觉传导通路→听觉中枢→产生听觉。

一、助听器概述

（一）助听器的定义

　　助听器（hearing aids）是指有助于补偿听觉障碍者听力损失，进而提高与他人沟通交流能力的电子装置。其本质是声音信号放大器，通过把原本听不到或听不清的声音放大，利用听觉障碍者残存听力，将放大后的声音传送至大脑听觉中枢，以获得声音感知，提高听力水平。使用助听器，主要有以下功能：①改善听觉障碍者听力损失情况，提高交流能力，扩大生活范围；②有效保护使用者残存听觉功能，防止听力损伤进一步加剧。

（二）助听器的发展史

　　助听器的发展开始于19世纪末，到目前为止，经历了碳精时代、电子管时代、晶体管时代、集成电路时代、数字时代几个发展阶段。

1. 碳精时代　美国科学家 Bell 在发明电话后，于 1892 年申请了第一个电话型电动助听器专利，并于 1903 年生产使用。该助听器由碳颗粒麦克风、电池、磁性耳机组成，频响范围为 1000～18000Hz，增益为 10～15dB。使用时由于身体的运动导致碳颗粒移动，而产生较强的静电。

2. 电子管时代　20 世纪 30 年代随着电子管的小型化发展，盒式电子管助听器开始问世，这种助听器增益大、清晰度高，但传声器采用电压晶体制成，容易破碎，且不能耐受高温高湿度环境。

3. 晶体管时代　20 世纪 50 年代晶体管逐渐取代电子管，使助听器体积更小，不宜破碎，延长了使用寿命。晶体管放大器使用的磁性麦克风在声音频率范围内有较理想的频响，但随着体积的减小会损失较高和较低的声音频率。

4. 集成电路时代　20 世纪 60 年代，集成电路成功问世，由众多晶体管、电阻组成，并集成在微小硅晶片上，使电子电路体积更小、耗电更低、稳定性更好，进而产生了耳背式助听器。到 20 世纪 90 年代，随着集成电路的不断完善，完全耳道式助听器使佩戴的助听器在外观上几乎不可见。

5. 数字时代　数字信号处理器（包括微型计算机）的应用，使助听器在能力和体积上的优势明显增加，与前述模拟信号处理方法相比，数字信号处理能精确匹配听觉系统的声学特性，使话语信号失真度更低、声反馈更少、保真度和可理解性更高。

（三）助听器的分类

广义上讲，能把声音有效放大并传入耳内的各种电声装置，都可以称为助听器，国际电工委员会（International Electro Technical Commission，IEC）将个人佩戴式声音放大器称为助听器，而集体助听器等其他助听装置统称为电声补听设备。根据不同的分类方法，助听器可做如下分类。

1. 按外形分类　根据助听器的不同外形，可以分为盒式、耳背式、耳内式、耳道式、深耳道式助听器等。

（1）盒式助听器（body-worn aids）：又称体配式或口袋式助听器（图 5-1）。由外壳、耳机或特制耳膜和导线组成，形似火柴盒大小，放大器、电池和控制元件都在盒内，耳机或耳膜只包含受话器，外壳与耳机通过导线连接。这种助听器电池容量大、使用寿命长、输出功率大、操作简单、不易产生声反馈和堵耳效应、价格低廉，适用于重度听力损伤患者和老年人。但该助听器导线容易损坏，且与衣物摩擦产生噪声，低频增益较大，隐蔽性差，因此使用人群逐渐减少。

（2）耳背式助听器（behind-the-ear，BTE）：由外壳、耳膜和耳钩组成，月牙形的外壳内包含主要元件，通过半圆形的耳钩挂在耳后，并与耳膜连接，其中，耳膜外形依个人外耳道形状定制（图 5-2）。该助听器功率较大，适用于轻度至重度听力损伤患者，由于体积相对较大，便于安装复杂的扩展电路和芯片以提高性能和增强功能，具有调节方便、易于清理等优点，是目前国内使用最为广泛的一类助听器，尤其适用于儿童。耳背式助听器主要部件位于耳后，隐蔽性一般，会产生声反馈和堵耳效应。

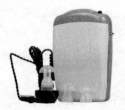

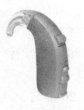

图 5-1 盒式助听器　　　　　　　图 5-2 耳背式助听器

（3）耳内式助听器（in-the-ear，ITE）：为定制式助听器，根据患者不同耳郭形状单独制成模型，并将所有元件装入其中，外形较小。这种助听器输出功率较大，适用于轻度至重度听力损伤患者，可安装双麦克风、拾音线圈等配件，但也存在声反馈和堵耳效应，由于体积较小，不便更换电池和调节音量（图 5-3）。

（4）耳道式助听器（in-the-canal，ITC）：为定制式助听器，位于患者耳道内，并根据不同耳道形状定制，利用耳郭收集声波和外耳道共振作用，更符合人耳声学特性，助听增强效果更佳，隐蔽性好（图 5-4）。该类助听器相对功率较小，适用于轻、中度听力损伤患者，会产生声反馈和堵耳效应；由于体积小，不便更换电池和调节音量，且与耳道形状完全匹配，因此不适用于生长发育期儿童。

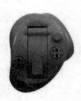

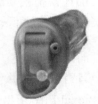

图 5-3 耳内式助听器　　　　　　图 5-4 耳道式助听器

（5）深耳道式助听器（completely-in-canal，CIC）：为定制式助听器，体积更小，位于耳道深部，利用耳郭的集音功能，使声音更接近自然。受话器距离鼓膜更近，进一步扩增了高频信息，尖端深入耳道硬骨质，堵耳效应降低；但功率更小，多适用于轻、中度听力损伤患者，因价格相对较高，使用人群较少。

2. 按传导方式分类　根据声音的传导方式，助听器可以分为气导助听器、骨导助听器和触觉助听器。

（1）气导助听器（air conduction hearing aids）：声音经过助听器放大后，沿外耳道、鼓膜、听骨链、内外淋巴液、螺旋器、毛细胞的顺序进行传导，适用于感音神经性听力损伤患者。盒式、耳背式、耳内式、耳道式助听器都属于气导助听器。

（2）骨导助听器（bone conduction hearing aids）：骨导助听器发生的不是声响信号而是振荡信号。该类助听器没有耳机或耳塞，取而代之的是紧压在耳后乳突上能够发生振荡信号的振动器，通过引起颅骨振动，将信号跳过外耳和中耳，直接传输到内耳，刺激内外淋巴液、螺旋器、毛细胞，适用于传导性听力损伤患者。由于骨导助听器佩戴舒适度较差，长期使用容易引起皮肤疼痛，且输出有一定局限性，对声音的方向性有影响，因此只在外耳道变形或耳道反复感染无法使用耳塞时，才会考虑使用骨导助听器，除此

之外，气导助听器为首选。

（3）触觉助听器（teletactor）：又叫振动式助听器，与盒式助听器类似，用振动器代替耳机，使用时将振动器戴在手腕上，通过触觉对振动变化的感知来了解声音。该助听器适用于特别严重的耳聋患者，由于振动器需要较大功率，且通过触觉感知语言信号效果较差，因此很少使用。

3. 按技术电路分类 根据信号的处理方式，助听器可以分为模拟助听器、可编程助听器和数字助听器。

（1）模拟助听器（imitating hearing aids）：电路采用模拟方式，对声音进行线性放大，功能简单，没有良好的滤波和压缩功能，抗干扰差，噪音也会被放大，适用于动态范围较宽的听力损伤患者，价格较便宜。

（2）可编程助听器（programmable hearing aids）：控制程序采用数码技术，放大电路为模拟电路压缩放大，运用集成电路芯片，通过编程器调节助听器频响，精确补偿听力。该类助听器调节范围广、调节准确迅速，降噪级别高，能自动处理输入声信号，适应多种听力环境，不需要很多选配设备，更适用于动态范围较窄的听力损伤患者。

（3）数字助听器（digital hearing aids）：控制部分和放大部分均采用数字技术，内有多个数字芯片，声信号经过麦克风转换成电信号，经数字信号处理器放大后，由受话器将电信号转换成声信号，传入患者耳内，达到放大声音的目的。该类助听器可储存患者听力数据及助听器的各种性能参数，针对外界声输入信号不同，确定不同放大电路工作特性，自动识别和分析环境，对语音与噪音进行分辨与调整，强化语音，降低噪音，以获得更清晰自然的语言输入，更有效地适应环境。数字助听器处理声音精准度高，本底噪声小，使用寿命更长，计算能力强，在各种复杂环境下具有更强的自适应功能，适合各种听力损伤患者。

（四）助听器的基本结构及工作原理

助听器种类繁多，其实质都是电声放大器，即收集到的声信号转换为电信号，经过放大器放大后，由受话器将电信号还原为声信号，传入听觉中枢。根据基本工作原理，助听器主要由麦克风、放大器、受话器、耳膜或定制外壳、电池及音量调节旋钮等元件组成。

1. 麦克风（microphone） 即话筒或传声器，是输入换能器，收集声信号并将其转换为电信号。麦克风以线性方式工作，即输入的声压越大，输出的电压越大，麦克风的灵敏度是评价麦克风性能的重要指标。

2. 放大器（amplifier） 放大器是核心，将麦克风转换的微弱电压放大。信号处理包括放大、频率响应调整和输入输出曲线调整，这些处理可以采用模拟方式或数字方式。放大器将信号放大到合适电频，失真最小，同时限制大信号输入，保护使用者不受外部声音损伤。

3. 受话器（receiver） 即耳机，是小型扬声器，与麦克风功能相反，将放大的电信号转换为声信号，并传入耳中，产生听觉。大部分受话器都为空气传导型，通过声学方式将声音耦合到耳道；当耳道发生病变无法使用气导受话器时，可以选择骨传导受话器。

4. 电池（battery） 为助听器提供稳定的工作能源，当电池量不足时，助听器的输出声压会减小。目前使用的电池都为锌空电池，该类电池体积小、寿命长、杂音小、工作电流平稳，是耳背式、耳内式和耳道式等定制式助听器的优选电源。

5. 音量调节（volume） 音量调节采用可变电阻或电位器，通过调节放大器电流，使音量随电信号电阻变化而变化，音量高，通过放大器的电流多，听到的声音就大。

二、助听器的评估与应用

（一）听力损失分类及致残原因

听力损失的分类方法很多，依据病变性质，可分为器质性听力损失和功能性听力损失；依据病变损害部位，可分为传导性听力损失、感音神经性听力损失和混合型听力损失；依据发病时间，可分为先天性听力损失和后天性听力损失。

听力残疾的分级标准

中国与国际听力残疾的分级标准对比

中国标准		国际标准		听力损失程度（dB）	沟通能力
类别	分级	分级	程度		
		A	正常	0～25	对一般声音及语言分辨清楚
		B	轻度	26～40	对细小声音难以分辨，如耳语
重听	二级	C	中度	41～55	对日常语言有听觉困难，与人交谈感到模糊不清，开始需要助听器辅助
	一级	D	中重度	56～70	对较大谈话声、汽车行驶声感到模糊，助听器帮助较大
聋	二级	E	重度	71～90	对叫喊声及汽车喇叭声、鼓声等有反应，助听器帮助较大
	一级	F	极重度	91～110	需要助听器才能感受声音的振动
		G	全聋	＞110	完全听不见

（知识链接 ◆ ……）

1. 依病变性质 分为器质性听力损失和功能性听力损失。

（1）器质性听力损失：有明确的病变部位存在，如耳道畸形、鼓膜穿孔、听骨链断裂等。

（2）功能性听力损失：没有明确的听觉系统器质性病变，多与精神心理因素有关，如受到重大刺激后可引起的单侧或双侧听力突然丧失。

2. 依病变部位 分为传导性听力损失、感音神经性听力损失和混合型听力损失。

（1）传导性听力损失（conductive hearing loss）：外耳或中耳病变，内耳功能正常，声音在到达内耳之前的振动受到阻碍，使声刺激减弱不能或产生微弱的神经冲动，声音的传导发生障碍。气导正常（＜20dB），骨导异常（＞30dB）。主要原因有：外耳道堵塞性病变、中耳发育不良、中耳炎症、耳硬化症、耳外伤等。

（2）感音神经性听力损失（sensorineural hearing loss）：临床常见且较为复杂，病变在内耳及以后部位，即耳蜗、听神经或听觉中枢等部位出现异常，引起对声音感觉和认知功能障碍。气导与骨导均异常（＞30dB），且两者差值＜10dB。

①感音性听力损失（sensory hearing loss）：耳蜗病变，主要为耳蜗螺旋器听毛细胞损伤或坏死，传入内耳的声波不能被听毛细胞感受，致使正常的蜗神经末梢不能出现兴奋性电活动。如先天性内耳畸形、噪声性听力损失、药物性听力损失等。

②神经性听力损失（nervous hearing loss）：蜗神经及其以后部位病变，内耳听毛细胞受到声波刺激后产生的电波动不能沿蜗神经传递，使上传通路（听觉脑干、听皮层）受阻，如听神经病变。

③中枢性听力损失（central hearing loss）：脑干之前的各级听觉传导通路功能正常，脑干核团和神经传导通路病变，阻碍听觉信息长传到听皮层；或听皮层病变导致传入信息的感觉和综合分析能力降低，无法对听到的声音进行感知。其多由脑肿瘤、脑外伤及其他中枢性疾病引起。

（3）混合型听力损失（mixed hearing loss）：同时出现传导性和感音神经性听力损失症状，具备两者特点。气导与骨导均异常（＞30dB），且两者差值＞10dB，常见于慢性化脓性中耳炎后期、后期耳硬化症等。

3.依损伤时间　分为先天性听力损失和后天性听力损失。

（1）先天性听力损失（congenital hearing loss）：出生时出现导致听力损失的原因，可发生在产前、产时或产后，常见有遗传因素、孕期因素及产时因素等。

（2）后天性听力损失（acquired hearing loss）：出生后出现导致听力损失的原因，常见有感染、中毒、外伤、退行性变等。

（二）助听器的适应证及禁忌证

助听器的使用有一定人群范围，并非所有的听力损失患者都能通过佩戴助听器获得良好的听觉补偿，有些则需要在适当医学诊疗干预后才能选择不同类型的助听器。

1.适应证　出现以下几种情况的听力损失时可以选配助听器。

（1）年龄：使用助听器没有严格的年龄限制，一般来讲，学龄前儿童应尽早选配助听器，以利于随后的言语发育。

（2）听力损失程度：听力损失＜30 dB 时，无须使用助听器；听力损失在 30～45 dB 之间时，可以考虑使用助听器；听力损失在 45～60 dB 之间时，使用助听器效果最好；听力损失在 60～90 dB 之间时，使用助听器效果较好；听力损失在 90～110 dB 之间时，使用助听器效果较差；听力损失＞110 dB 时，使用助听器无效。

（3）疾病进展：听力无波动 3 个月以上，或听力损失的稳定期（如噪声性、外伤性、中毒性、突发性听力损失等），使用助听器效果可靠。

2.禁忌证　出现以下几种情况时，不建议即可选配助听器，应先经过适当临床诊疗后，再考虑使用助听器。

（1）先天性外耳闭锁或外耳道畸形、外耳道异物等。

（2）听力损失状况不稳定，损失程度经常波动者。

（3）伴有头痛、头晕、耳痛、耳鸣等不适症状明显，或突发性耳鸣及眩晕者。

（4）近3个月内出现突发性听力损失、渐进性快速听力损失、明显单侧听力损失，或同时伴有其他急性耳病者。

（5）外耳道炎症、中耳积液或经常性流脓者。

（6）中枢性听力损失、功能性听力损失者。

（三）助听器的选配原则

助听器的使用是人机交互的过程，在选择助听器时多考虑用户的症状、听力障碍程度、测听结果、助听器的性能等，因此有以下选配原则可供参考。

1. 装配时间的选择　出现听力损失时应首先考虑临床医疗手段，在病情完全稳定后可以考虑使用助听器；近期发生的听力损失或疾病活动期可在静止一年后考虑使用助听器；遗传性缓慢进行性听力损失患者慎用助听器，应在听力学专家指导下配用。

2. 导方式的选择　双耳严重外耳道炎、中耳炎持续性流脓、双耳外耳道完全闭锁等建议选择骨导助听器；其余类型听力损失适宜使用气导助听器。

3. 外形的选择　耳背式助听器佩戴方便，声输出设计灵活，适用于多数听力损失患者；盒式助听器佩戴不便，具有较多低频噪声和摩擦声，耳内式和耳道式需要定期更换外壳，且价格相对较高，都不作为首选类型。在条件许可情况下，听力损失＜90 dB 的患者可先选用耳背式或耳内式助听器；听力损失≥90 dB 的患者可考虑耳背式助听器。

4. 技术电路的选择　数字助听器具有声音分析能力，分辨率高、佩戴舒适，能有效保护残余听力，听力损失患者可首选此类助听器；对于听力损失严重的患者，为保证对声音的听感知，模拟助听器也可选择使用。

5. 双耳选择的优势　通常情况下，单耳使用助听器可以解决听力损失情况，但在条件允许下建议使用双耳佩戴助听器，尤其是儿童语言康复期，主要原因如下：

（1）双耳的声源定位度好，错误率＜20°，单耳定向错误率为 60%～100%；

（2）双耳的响度总和效应可以提高言语信号的察觉和分辨能力；

（3）双耳助听可减少噪音干扰；

（4）双耳听力能消除头颅阻隔作用；

（5）双耳听力音质好、饱满度高、更流畅自然，且平衡听力，有立体声效果，使用者更易获得声音刺激。

（四）助听器的适配流程

使用者的年龄、疾病状况、听力损失程度、助听器的种类及性能等都会影响助听器的最终使用效果。助听器属于个性化辅助器具，具有唯一性，即与使用者一一对应，因此在确定最终的使用产品前，要经过科学规范的选配流程。

1. 病史采集　病史采集主要包括以下方面。

（1）患者听力状况带来的障碍，即想解决的问题，如听不清、说不清、不会讲等。

（2）了解病史，包括病因、病程、发病情况、伴随症状及耳部手术史，判断有无其他药物、手术等治疗方式的可能，或需要特殊处理及注意的事项。

（3）了解患者期望值和特殊需求。

2. 耳科检查及听力学检测　主要了解患者耳部疾病状况、对声音的反应、听力损失状况、言语表达能力等，重点是听觉功能和平衡功能系列检查，其中行为测听、言语测听、声导抗测试为必查项目，必要时应做听性脑干反应、学习能力测试等。

3. 选择助听器　该环节中主要包括助听器的预选配、试听、选配、取耳样、确认等内容。

（1）预选配：

①佩戴耳选择：原则上应进行双耳选配，这不仅符合听觉生理要求，也符合心理需求，使听音更自然、均衡、清晰。若双耳听力图基本相同，应选择双耳佩戴，若只选配一台助听器，左右耳可交替佩戴；若双耳听力图相近，但听觉区域不同，应选择听觉区域动态范围较大侧耳；若双耳听力损失≤60 dB，应佩戴在听力损失较重一侧；若双耳听力损失>60 dB，应佩戴在听力损失较轻一侧；若双耳听力损失差距较大（各频率均>20 dB），听力曲线有一平坦型，有一陡坡型，应选配听力图较平坦型耳。

②助听器选择：主要选定助听器的功率、频响范围、技术电路、外形等。

③助听器预调：对助听器的音量、音调、最大输出、自动增益等进行调试，使其理论符合听力检测结果。

（2）试听：选择好合适的佩戴耳和助听器类型后，应让患者试听，主要用于查看患者所需增益、斜率、最大输出等，体验佩戴后的聆听效果。

（3）选配：指导患者根据评估结果和听力损失情况、听力需求、经济状况、个人爱好、使用场所等具体情况，在预选的几种助听器中选择最合适的一种。

（4）取耳样：根据患者最终选择取耳样，并制作耳模。耳模可以固定助听器，防止啸叫，提高声学效果。合适的耳模在助听器使用效果中约占50%的作用。耳模主要有软耳模和硬耳模两种材料。软材料制作的耳模佩戴舒适、密封效果好、不易产生啸叫，但容易老化、透气性差、制作和维修较为困难，主要适用于儿童、重度和极重度听力损失患者。硬耳模使用普遍，耐用性和可塑性较好，声学效果容易发挥，使用寿命长，但密封效果差，舒适度不如软耳模。

（5）确认：在确定助听器类型和耳模后，应确定具体助听器验配内容，包括：助听器型号、耳模类型、选配耳侧、价格及特殊内容等。

【知识链接】

听力图

绘制听力图是助听器验配和了解听力状况最直接的手段，通过检测听力障碍患者在不同声音频率刺激下，所能听到的声音强度，来判断其听力损失的程度。其横坐标表示声音频率（赫兹，Hz），俗称声调，纵坐标表示声音强度（分贝，dB）。

4. 助听器适配及效果评价　获得合适的助听器后，要对助听器适配和使用效果评价。

（1）适配：佩戴最终的助听器产品后，要根据患者听力状况和感受进行微调，在满足舒适度的基础上进行听清调节。

（2）效果评价：有条件者最好进行声场助听效果和真耳测试，对听到、听清和听懂进行评估，精确调试助听器的音量、音调，保证听力损失的最佳补偿。

5. 适应性训练　佩戴助听器后并不能立刻听到所有声音，并听清言语，而需要一段时间的逐步适应，以达到理想效果。一般建议分四个阶段进行，每个阶段约一周时间。

（1）第一阶段：在家中安静环境中使用，每天佩戴 1～2 小时，主要用于重新熟悉和分辨各种声音。此时可能会出现耳内堵塞感，需要逐步适应。

（2）第二阶段：到户外较为安静的地方使用，在街道等声音背景下辨别听到的声音。

（3）第三阶段：在商场等公共场所使用，调节音量寻找听觉舒适域，此阶段应尽可能与人交流，提高声音辨别度。

（4）第四阶段：在经过前三个阶段后，助听器的使用已经顺畅许多，此时可以进行看电视、打电话、听音乐会等多种形式的活动，进一步适应复杂环境。

6. 使用指导　使用指导主要包括助听器的佩戴、防潮防水、电池安装、延续服务及保养计划、预防性检修等内容。

7. 随访　对佩戴助听器的患者进行定期随访，可以了解助听器使用效果、存在问题、新增需求、助听器调整参数等内容。一般第一个月每周一次，第二、三个月每两周一次，以后每月一次进行回访。

（五）助听器的日常维护与保养

要延长助听器的使用寿命，就必须做好日常维护和保养，做到防尘、防潮、防震动等工作。

1. 电池　电池耗尽时，会出现音量不够、音质不清、沙哑声或"嘟嘟"提示声等现象，此时应及时更换同型号专用电池，并及时处理旧电池，防止混用；避免使用旧电池或劣质电池，也不能为电池充电；如一段时间内不使用助听器时，应将电池取出，防止电池漏液腐蚀机芯。

2. 清洁　定制式助听器应每周清洁两次，对于耳道分泌物较多患者，应每天清洁。使用棉球擦拭助听器，用配套软刷清除出声孔或耵聍挡板上的污垢，用医用酒精消毒外壳；避免用尖利物品清理声孔。

3. 防潮防水　助听器严禁进水，洗浴时应摘除，待耳道完全干燥后再佩戴；夏季应防止汗水浸入；非佩戴期，应将助听器放入干燥盒。定期观察干燥盒，如果盒内干燥剂因受潮发生颜色变化，应及时更换或立即烘干。

4. 其他　助听器应避免发胶、理疗室（微波）、高温、跌落等情况，并放置在儿童无法够取的地方。

【案例分析】

王奶奶属于老年性听力损失。老年性听力损失从老年开始出现，呈双耳对称、渐进性感音神经性听力损失，是人体随年龄增长衰老的一种普遍现象。先期表现为答非所问，随着听力损失逐渐加重，出现听不清或听不见的现象，此时需要佩戴助听器。根据描述无法听见敲门声或电话铃声，大致判断其听力损失在 71～90dB，属于重度听力损失。因为呈双耳对称，建议佩戴双耳助听器。老年人喜穿宽松舒适的衣物，不建议佩戴盒式助听器（导线容易在衣物上摩擦产生噪音），可选择耳背式助听器。根据助听器的适配流程，需要进行耳科检查和听力学检测，以选择合适参数的助听器。建议除助听器外，可以使用闪光门铃协助应门。

第二节　助视器

案例导入

小宋今年8岁，是二年级小学生，双眼先天性白内障，术后无晶体，眼球震颤，通过检查发现其右眼远视力为0.05，左眼远视力为0.08，右眼近视力为0.2，左眼近视力为0.3。因小宋在学校学习时，经常看不清黑板上的字迹，写字时用眼疲劳，母亲希望通过助视器的使用，使其学习生活更轻松。请问，针对这种情况，应如何选择助视器？

思　考

1. 对于学龄段低视力患者有就学需求时，应如何选择助视器？
2. 使用助视器时，有哪些注意事项？

一、助视器概述

（一）助视器的定义与分类

凡是能够改善视觉障碍者的视觉能力，增强其活动能力，扩大其活动范围的任何工具、装置或设备统称为助视器（vision aids）。

【知识链接】◆ :

视觉的产生

视觉分为视感觉和视知觉。视感觉为较低层次，是接受外部刺激，视知觉为较高层次，是将外部刺激转化为有意义的内容。视觉过程从光源发光开始，进入眼球的光线依次通过角膜和瞳孔，被可适应性调节的晶状体折射，最后投射到眼球后部视网膜上。视网膜是含有光感受器和神经组织网络的薄膜。光刺激在视网膜上通过光感受器的光致超极化过程转换为电信号，经双极细胞传送至神经节细胞。神经节细胞轴突汇聚成视神经，以动作电位发放的方式将视觉信息通过视束最终传至大脑视皮层。视觉信息经过初级视皮层和高级视皮层处理，最终引起视知觉，即大脑对光刺激产生响应，形成关于场景的表象。

视觉过程由多个步骤组成，包括光学过程、化学过程和神经处理过程三个阶段。光过程是物体影像经过眼组织系统在视网膜上成像；化学过程是视网膜上的光细胞将光学图像通过化学反应转化成电信号；神经处理过程是将转化成的电信号信息经过大脑视皮层处理后形成场景表象。

助视器按照工作原理分为光学助视器、非光学助视器和电子助视器。

1. **光学助视器**　借助光学原理帮助提高视觉活动水平的设备或装置，分为近用光学助视器和远用光学助视器，如用于读书看报的放大镜，用于观察远处物体的望远镜等。

2. **非光学助视器**　通过改变周围环境提高患者视觉功能的设备或装置，如大字印刷物、高对比度物体等。

3. **电子助视器**　运用电子投影放大技术达到高倍放大效果的设备或装置，如手持式电子助视器、闭路电视放大器。

（二）助视器的作用原理

助视器的主要作用是改善视网膜成像，包括调整成像清晰度、调整成像大小和调整亮度和对比度，从而提高辨别能力。光学助视器和电子助视器应用最多，其最主要功能就是放大目标视角，即增大目标在视网膜上的成像。有四种方法可以增大目标视角，产生放大作用。

1. **相对尺寸放大作用**　指目标实际体积或面积增大。当目标实际体积或面积增大时，视网膜成像就会增大，两者为正比关系，即目标增大几倍，视网膜成像也增大几倍。视障患者用的大字读物或大字电话就基于此原理。

2. **相对距离放大作用**　也叫移近放大作用，即将目标向眼前移近而产生放大作用。当目标移近眼前时，视网膜成像增大，两者成倒数关系，即目标从原来位置移近 1/2 时，视网膜成像增大 2 倍。因为人眼调节功能有限，目标与眼的相对距离不能无限缩短，这时需要借助放大镜。因为放大镜焦点离镜片较近，需要把物体放在放大镜焦点处，才能清晰成像，这时就产生移近放大作用。

3. 角性放大作用 指目标通过光学系统后视网膜成像大小与不通过光学系统视网膜成像大小之比。望远镜就基于此原理，当目标离人眼太远或无法向眼前移近时，利用角性放大作用增加视网膜成像大小。

4. 投影放大作用 通过电子设备将目标放大投影到屏幕上，如台式电子助视器、幻灯等，都为投影放大，其实质是线性放大。

视障患者在实际生活中，多借助一种或多种放大作用，增加目标物体在视网膜上的成像，以提高视功能，如利用放大镜阅读大字读物，就利用了相对距离放大和相对尺寸放大作用。

二、常用助视器的种类及特点

（一）光学助视器

光学助视器利用光学系统放大作用，使物体成像变大，或通过镜片调整目标物体的焦点以改善其在视网膜上成像的清晰度，提高视障患者视功能。光学助视器根据使用环境主要分为远用和近用两种。

1. 远用光学助视器 常用的远用光学助视器有单筒望远镜和双筒望远镜。

（1）单筒望远镜：单筒望远镜由目镜、镜筒、物镜三部分组成，一般有挂绳或指环（图 5-5）。通过调节镜筒长度达到调焦效果，使不同距离的目标清晰成像在视网膜上，视物距离约为眼前 30 cm 到无限远，放大倍数为 4 倍、6 倍、8 倍，最高可达 10 倍。镜筒上常常标明放大倍数、物镜直径和视野大小，如 6×16、9.50，说明该望远镜可使目标放大 6 倍，物镜直径为 16 mm，通过望远镜看到的最大视野为 9.50。目前常用的有 4×12、12.50，6×16、9.50，8×21、7.20，放大倍数越大，视野越小。

①使用方法：单筒望远镜携带和使用较为方便，当镜筒调短时可以看远处，调长时可以看近处，因此单筒望远镜可看远也可看近，以帮助阅读板书、观看投影，或查看车牌、户外标志等。在使用时，需要注意持镜手肘尽量靠近身体，避免行人路过时无意碰触手肘，影响使用，或伤及眼部。需要注意的是，避免使用望远镜观察太阳，切不可行走时使用，也防止手指或硬物接触镜头。

②优点：单筒望远镜小巧，便于随身携带；有效拉近远处目标，增加阅读距离，提高远视力；单筒设计符合大多数低视力患者的视觉特点（即一眼优于另一眼），使用时更便捷。

③缺点：单筒使用，不支持双眼视觉；视野越小，景深越短，放大倍数越大，不利于寻找目标；目标因为变近、变大，使用者常常难以估计与目标的实际距离和目标的真实大小；使用时需要手持，容易产生疲劳。

（2）双筒望远镜：形似眼镜，同单筒望远镜一样，都具有目镜、镜筒和物镜（图 5-6）。焦距可调，可调节范围为 −5 D～+5 D，视物距离为眼前 50 cm 到无限远，常用放大倍数为 2.5 倍，2.8 倍。

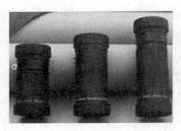
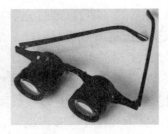

图 5-5　单筒望远镜　　　　　　图 5-6　双筒望远镜

①使用方法：可套在不同眼镜上使用，也可单独使用，用于观看远处物体。使用时通过调节光心距（两侧眼镜镜片光学中心的间距）调整瞳距，旋转镜筒调节焦距。避免走路时使用。

②优点：双眼同时使用，适合双眼视力相差不大的患者；使用时无须手持，调焦后释放双手，可减少身体疲劳。

③缺点：外观欠美观，笨重，携带不便；视野小，倍率低，观察范围有限，使用不便；头部转动时，目标以成倍速度移动，寻找目标困难，需要经过长期训练才能适应。

2. 近用光学助视器　　常用的近用光学助视器有近用眼镜式助视器和各类放大镜，其中放大镜分为手持式、胸挂式、立式、镇纸式等。

（1）近用眼镜式助视器：由镜架和镜片组成，镜片包括单焦点、双焦点、多焦点、渐近多焦点等，用于矫正屈光不正、斜视、辐辏功能障碍等。除屈光度数较大外，近用眼镜式助视器与一般眼镜没有明显差别，一般眼镜为 +1.0 D～+4.0 D，眼镜式助视器为 +4.0 D～+40.0 D。眼镜式助视器利用相对距离放大提高视功能，使用时需要人眼离目标物很近才能看清。由于目标移近增大了视角，放大了目标在视网膜上的成像，代偿了由于距离缩短而引起的人眼调节力不足，而不单单是凸透镜的放大作用。眼镜式助视器能改善看近物，如阅读、写字等能力，配镜成功后可达到近视力≥0.5，能阅读小 5 号字体，满足一般报纸和书刊要求。

①使用方法：近用眼镜式助视器根据视障患者屈光情况和残余视力进行选择，佩戴时需要将阅读物贴近眼镜，再逐渐拉远，以找到最清晰的阅读距离。

②优点：使用双眼阅读，保留双眼视觉，视物清晰、佩戴自然，容易被使用者接受；无须使用双手，适用于手臂震颤者，也可满足长时间阅读或书写材料，促使手眼协调；与普通手持放大镜相比，其放大倍数可以更大。

③缺点：阅读时需要双眼距离目标物很近才能看清，屈光度（或透镜度数，Diopter，D）越大，阅读距离越近，越妨碍照明，同时视野缩小，阅读速度减慢，容易产生疲劳；镜片超过 +10.0 D 时，难以进行双眼同视，阅读或书写难度增加。

（2）手持式放大镜：利用角性放大作用，是以手持形式操作的放大镜，有些带光源，有些可折叠，常用放大倍数为 2.5～10 倍（图 5-7）。在使用带光源的手持式放大镜时，需要注意调整光源，避免光线直接射入眼睛，或产生眩光及暗影。

①使用方法：将手持式放大镜放在阅读物上，慢慢离开，直到影像周边变形最轻为止，双眼与放大镜之间的距离自行调整到最佳。可用持镜手的肘部支撑台面，以增加阅

读期间的稳定性。

②优点：放大镜体积小，携带方便，使用灵活；可任意改变阅读距离，用来查看小号字体；工作距离自由调节，可用于视野较小的患者。

③缺点：放大倍数越大，视野越小，阅读速度越慢；使用时需要较好的手眼协调，且必须用手保持与阅读物之间的距离以维持焦距，长时间容易疲劳，不适用手部震颤患者；镜片反射会产生眩光或阴影。

（3）胸挂式放大镜：通过绳带和支架将放大镜固定在胸前，可调节距离，能解放双手进行阅读、绒线编结、修剪指甲等操作（图5-8）。放大倍数为2.5倍或局部5倍组成，可带光源。

①使用方法：将绳带挂在脖子上，放大镜底端支架支撑在胸部，下颌微收，眼球和放大镜不动，视线穿过放大镜中央，用手移动目标物体帮助对焦。

②优点：解放双手，能进行双手操作活动，可同时具有两种放大倍率，方便不同大小字体阅读。

③缺点：使用时需要双眼与躯干保持固定，以稳定放大的影像，对使用者躯干稳定性要求较高，长时间阅读容易疲劳。

（4）立式放大镜：是固定在立式架上的放大镜，无须手持，放大倍数同手持放大镜，多为1.5倍～10倍，焦距固定，可带光源（图5-9）。

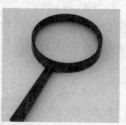 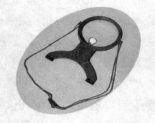 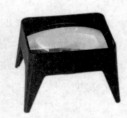

图5-7　手持式放大镜　　图5-8　胸挂式放大镜　　图5-9　立式放大镜

①使用方法：将阅读物放置桌面，立式放大镜置于阅读物上使用。有些立式放大镜下部空间较大，可在镜下书写。

②优点：通过立式架固定镜面，不受手部震颤影响，适用于视野小和肢体运动能力较差患者，可长时间阅读使用，尤其适用于视觉障碍的儿童。

③缺点：体积较大，携带不便；因使用距离固定，老年患者、无晶状体或人工晶状体患者缺乏调节能力，使用困难。

（5）镇纸式放大镜：又称Visolett放大镜，由透明介质材料制成，结构为一面制成球面，一面制成曲面较小的凹面，放大倍数3倍左右，起到镇纸、放大两用（图5-10）。

①使用方法：将凹面压贴在阅读物上，使用者寻找最清晰点后，滑行移动进行阅读。

②优点：不受双眼融像影响，使用简便；可与标准阅读眼镜联合使用；适用于视野受限者，后表面定量设计的凹面有一定消像差作用。

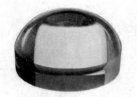

图 5-10　镇纸式放大镜

③缺点：视野小，阅读姿势固定，容易产生疲劳。

（二）非光学助视器

非光学助视器不是通过光学系统的放大作用，而是通过改善周围环境状况（如改变照明、控制反光、控制光线传送、加强对比度、增加目标物体尺寸等）增强视功能的各种设备或装置。可单独使用，也可与各种光学助视器联合使用。

1. 过滤有害光线　滤光镜可有效阻挡有害光线进入眼睛，提高对比敏感度，防止眩光，避免蓝光、紫光和紫外线的辐射及干扰，但同时会降低亮度和清晰度，以及对色觉的感知度。

2. 改善照明　合适的照明有助于提高视障患者阅读舒适度、对比敏感度，一定程度上改善视功能。老年视障患者、黄斑损害、视神经萎缩、病理性近视等常常需要较强的照明；白化病、先天性无虹膜、角膜中央部混浊等常常需要较暗的照明。

3. 增加对比度　通过增加对比敏感度，使目标物与周围环境产生强烈色彩反差，增加辨识度，可以改善视障患者视功能，如黑白色、黄蓝色，或夜间使用的荧光等。

4. 放大目标物　利用线性放大原理，注视物目标越大，视障患者视角越大，越容易被看清。大字读物、大字电话、大字挂钟、大字扑克等都能提高视功能。

5. 减少目标物拥挤现象　使用裂口器可以减少阅读物上字体的拥挤现象。裂口器是在暗色板（增加与纸张的对比度，防止反光）上的条状缺口，通过条状缺口单行显示需要阅读的字句，可以避免周围字体干扰，减少串行阅读。也可利用裂口器书写文字。

（三）电子助视器

电子助视器主要由电脑及系统、图形放大处理软件、摄像系统、X/Y 滑动台等部分构成。利用投影放大或线性放大，通过摄像头将物体摄入放大后在显示器上显示出来。可根据使用者特点和习惯，选择不同放大倍数和对比度。常见的电子助视器主要有手持式电子助视器和台式电子助视器。

1. 手持式电子助视器　又称便携式电子助视器（图 5-11），是一种便携、自带屏幕机体、内置摄像头的手持式助视器，绝大多数为近用。通过内置摄像头压贴目标内容传输至机体屏幕，使用者可通过按键对显示器上的字体大小进行调节，或改变字体对比度，以改善目标内容的阅读环境，提高阅读效率。该电子助视器具有画面静止功能，可将目标读物放大后静止显示器，将其拿近眼前观看，多用于阅读货架上的产品标签。

（1）使用方法：将手持式电子助视器压在读物上进行滑动阅读，或定格图像后拿近眼前观看。

（2）优点：放大图像清晰锐利，无网格锯齿、毛刺或拖尾现象；放大倍数和对比度可自行调节，一般最高可放大至 32 倍；使用时不受外界光线影响；可外接视频扩展设备，在其他电子屏幕上显示。

（3）缺点：屏幕较小，阅读范围有限，多为近用；使用需悉心，避免受潮和受热。

2. 台式电子助视器　又称 CCTV（Closed Circuit Television）助视器（闭路电视助视器），通过外置摄像头将远处或近处阅读目标传输至显示器，对阅读目标做放大、缩小或改变对比度等处理，提高视障患者阅读功能（图 5-12）。使用时需要掌握对目标的搜寻定位能力。

（1）使用方法：看近物时，显示器镜头向下，将阅读物对准后，在平面上缓慢移动；看远物时，将显示器镜头水平向前，可显示远方黑板或图板上文字和图片。

（2）优点：放大倍数高，有些台式电子助视器的最高放大倍数可达到 60 倍，且可根据使用习惯变换放大倍数；显示器较大，视野大，更有利于严重视力及视野损害患者；可保持正常阅读距离和使用正常辐辏；对比度和亮度可自由调换；可同时具有远用和近用功能。

（3）缺点：放大倍数越大，屏幕显示内容越少，阅读速度越慢；体积较大，不便携带；价格较高。

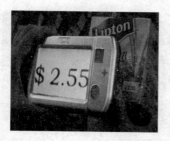

图 5-11　手持式电子助视器图

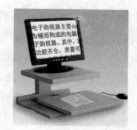

图 5-12　台式电子助视器

视力和视觉的区别

[知识链接]

视力是指人眼辨别物体形状的能力，又称视敏度，是视觉的物质基础。能力强弱即视力的高低，以能辨别的最小视角表示，视角越大，视力越低，视角越小，视力越高。

视觉是人眼对物体感知的过程，即对物体的理解、鉴别和处理能力。包括：辨别最小光量及其亮度的光觉，辨别各种颜色能力的色觉，判别空间大小范围的视野、判别距离和深度能力的双眼视觉和深度觉，判别物体是否运动及运动相对速度的视觉运动觉，分析物体轮廓、外形和精细结构的形觉等功能成分。视力是视觉的一部分，视力正常不代表视觉正常。

视觉功能作为重要的感觉功能，由三方面组成：

（1）完整的视觉通道，包括健康的眼睛、正常的视力和屈光状态；

（2）视觉技巧，包括眼球运动、双眼视觉和融合功能；

（3）信息处理，包括识别、辨别、空间感知、视觉与其他感觉的整合等。

三、助视器的评估适配及使用

（一）视力障碍的定义及分类

1. 视力障碍的定义　由于各种原因导致双眼不同程度的视力损失或视野减小，难以从事正常人所能从事的工作、学习或其他活动。

2. 视力障碍的分类　视力障碍可以从发病时间、预后及视力障碍程度进行分类。

（1）按发病时间分：先天性视力障碍和后天性视力障碍。中心视力减退或视野改变的时间对眼病的诊断有一定帮助。出生时已有的视力障碍为先天性或遗传性疾病；出生后发生的视力障碍为后天获得性眼病。

（2）按预后分：可逆性视力障碍和不可逆性视力障碍。通过治疗，视力障碍能够减轻或消除者，为可逆性视力障碍，如老年性白内障可通过手术恢复视力，屈光不正可经过镜片矫正改善视力；眼球组织，特别是视神经、视网膜组织严重器质性病变，如视神经萎缩等，经治疗后仍不能提高视力，为不可逆性视力障碍。

[知识链接]

视力残疾标准

类别	级别	最佳矫正视力
盲	一级	光感≤最佳矫正视力<0.02，或视野半径<5°
	二级	0.02≤最佳矫正视力<0.05，或视野半径<10°
低视力	三级	0.05≤最佳矫正视力<0.1
	四级	0.1≤最佳矫正视力<0.3

（3）按视力障碍程度分：盲和低视力，是指双眼经过手术、药物等治疗和普通屈光矫正后仍存在功能性损害，主要包括视力损失和视野缩小。

3. 常见的视力障碍眼部疾病　临床上常见的导致视力障碍的眼部疾病主要有以下几种。

（1）白内障：任何因素引起的晶状体囊膜破坏或渗透性增加，导致晶状体代谢紊乱、晶状体蛋白变性混浊，均可造成白内障。其中先天性白内障是儿童视力障碍的常见病因。先天性白内障为出生后第一年发生的晶状体部分或全部混浊，可以是家族性或散发性，可以是单眼发病或双眼发病，可以是单纯性白内障或伴随其他眼部异常。

近视、弱视和低视力

【知识链接】◆

	定义	主要病因	治疗手段
近视	人眼屈光力相对于眼轴长度大于正常的一种屈光不正，此时眼在调节松弛状态下，平行光线经眼屈光系统折射后焦点落在视网膜之前。视力＜1.0	与眼轴增长、屈光过强、遗传、环境、照明、营养等因素有关	戴矫正眼镜，改善照明，纠正不良姿势、卫生习惯、饮食等
弱视	在眼球、视通路没有明显器质性病变的情况下，最佳矫正视力达不到与发育期相符合的视力值的功能性疾病。视力≤0.8	病因不明，一般认为与儿童早期异常视觉刺激有关，如斜视、屈光参差、高度屈光不正等	可治愈，需早期干预，常见方法有矫正屈光不正、遮盖法、后压抑法、手术治疗等
低视力	即使经过治疗或标准屈光矫正后仍存在视功能损害，视力＜0.3，或视野半径＜10°，但仍能应用或有潜力应用视力完成各项工作。0.05≤较好眼矫正视力＜0.3	各种眼病均可引起低视力，包括遗传性疾病、外伤、屈光不正等	借助助视器进行视力康复训练

（2）青光眼：以特征性视神经萎缩和视野缺损为共同特征的一组疾病，病理性眼压增高是主要危险因素，是一种严重的不可逆性致盲性眼病。眼压超过眼球内组织，特别是视网膜和视神经所能承受的程度，导致典型的视盘凹陷性萎缩和视野损害。常见的有原发性青光眼、继发性青光眼和发育性青光眼等。

（3）年龄相关性黄斑变性：一种与年龄相关的致盲性眼病，主要发生在老年人身上，多与遗传、生活习惯、代谢或营养相关，分为干性年龄相关性黄斑变性和湿性年龄相关性黄斑变性。

（4）糖尿病视网膜病变：持续高血糖及其他与糖尿病联系状态（如高血压）相关的慢性、进行性、潜在危害视力的视网膜微血管疾病。糖尿病伴随因胰岛素分泌缺陷和（或）作用损伤引起的糖、脂肪和蛋白质代谢紊乱，引发的眼部并发症较多，视网膜微循环异常是糖尿病视网膜病变的基础。

（5）视网膜色素变性：为一组进行性营养不良性退行病变，以夜盲为主要症状，属于遗传性眼病，常起于儿童或青少年期，视野进行性缩小，晚年黄斑受累致中心视力减退，视力严重下降甚至失明。

（6）玻璃体混浊：玻璃体混浊是指玻璃体内出现不透明体，是临床眼科疾病常见体征之一。主要病因有变性、炎症、出血、眼内异物等。主要表现为眼前黑影随眼球运动而飘动，伴随不同程度视力下降。

（7）角膜病变：角膜是重要的屈光间质，角膜疾病主要有炎症、外伤、变性、肿瘤等。角膜病变常合并结膜充血和角膜基质新生血管形成，改变屈光，严重影响视力，是主要的致盲性眼病之一。

（8）视神经萎缩：指外侧膝状体以前的视神经纤维、神经节细胞及其轴索因各种疾病导致传导功能障碍形成的疾病。可由多种原因引起，如炎症、退变、缺血、压迫、外伤、中毒、脱髓鞘、遗传性疾病等。根据眼底表现和神经损害部位，分为原发性、继发性和上行性三种。

（二）助视器的选配原则

合适的助视器和相应的康复训练是视障患者康复的关键，在选择助视器时，要根据使用者的不同病因、残疾程度、目标需求、使用环境等进行个性化评估适配，同时应注意在随访过程中，调整适配内容。不同的年龄阶段和疾病进展的不同时期，伴随康复训练的进行，视障人士的视功能会发生变化，需要定期进行视功能检查和助视器类辅具的使用情况评估，必要时重新适配助视器，调整康复训练计划。

1. 患者的视功能情况　根据患者的视功能检查，初步确定需要选配的助视器和放大倍数；可借助初步选择的助视器进行试用，明确使用感受。影响助视器选择的主要有患者的残存视力、眼睛的屈光度、调节能力、眼病情况、对比敏感度、暗适应能力、视野等内容。

2. 患者的使用环境　通常情况，目标物越小，距离越远，需要的助视器放大倍数越大，反之亦然。需要双手配合工作的使用者，如写字、手工等，应选择眼镜式、立式或胸挂式等助视器，减少手部维持助视器的动作。如周围环境光线较弱，可选择带光源的助视器进行照明辅助。

3. 助视器的特性　助视器的放大倍率、工作距离、焦距、重量、外观等使用特性，直接决定了患者的选择，通常情况以使用便捷、视物清晰、减少疲劳为原则。

（三）助视器的适配流程

助视器的适配流程同其他辅助器具服务流程，主要包括评估、适配、适应性训练、跟踪回访等内容。

1. 评估　评估主要针对视障患者的病史、视功能、需求目标、使用环境等。通过评估，可以明确其使用助视器的种类、型号、性能等。

（1）询问病史：了解患者视力下降的原因、时间、病情进展及治疗过程等，包括询问就诊的目的、需求及日常用眼环境等。对儿童患者需特别留意母亲围产期的情况，包括家族史等。

（2）视力检查：包括远视力和近视力检查。成人可采用国际标准远视力表，或为低视力患者设计的低视力表；儿童多选用图形视力表，并时常变换图形以提高儿童配合度。在低视力筛查过程中，较好眼矫正视力仍＜0.3，且患有无可治疗的眼病患者才被列入适配助视器范围。测近视力主要是为确定患者是否适合近距离工作，是否需要改变工作环境或是否必要适配助视器。

（3）眼科常规检查：包括检眼镜、裂隙灯等，主要检查患者眼部病变情况，是否能够进行临床治疗等。

（4）视野检查：视野即周边视力，指当眼向前固视某点时所能看到的空间范围，分为中心视野（注视点30°以内）和周边视野（注视点30°以外）。视野丢失时，视障患者对周围环境的辨别能力明显受损，导致定向和行走困难，影响阅读速度和精细手部操作。视野检查可用自动视野计、弧形视野计、平面视野计、对比法、Amsler 方格表等。

（5）双眼视觉：即视觉器官对外部世界三维空间感觉，对周围物体远近、深浅、高低、凹凸的分辨能力，是双眼对外界同一信息分析整合的过程。大部分低视力患者双眼视觉丧失，如存在双眼视物，使用双目助视器会比单目助视器明显提高视功能。双眼视觉检查可用障碍阅读法、线状镜、同视机、深度觉计、立体视觉检查图等。

（6）色觉：色觉异常包括色弱和色盲，可为先天性或后天性，不同类型的视力损害对色觉影响程度不同。色觉检查可用假同色色觉检查图谱、彩色绒线试验法、色觉镜、色盘等。

（7）屈光度检查：即验光，是视障患者视觉康复非常重要的一项检查。低视力患者的视力损害可能与屈光不正有关。约 20% 的低视力患者经过屈光矫正后，视力均有不同程度的改善。屈光检查包括散瞳验光、角膜曲率计检查等。

（8）其他：包括对比敏感度、调节能力、视觉电生理检查等。

2.适配　根据评估结果，为视障患者选择合适的助视器，主要依据如下。

（1）视障患者自身条件：除上述评估内容外，还应结合其日常生活和工作实际需要，包括受教育程度、工作或学习内容、对助视器的外观和费用要求等。

（2）各类助视器的功能和特点：每种助视器都有其主要功能和对应人群。例如，有远视需求时，可用中远距离眼镜式助视器提高中远视力，使用望远镜提高远视力水平；有阅读需求时，可使用各类光学放大镜提高阅读能力，改善阅读舒适度，延长阅读时间。需要注意的是，视力越差，所需助视器的放大倍数越大，视野越小，会影响读写速度，引起视疲劳。当近视力低于 0.02 时，电子助视器的阅读效果要明显好于普通光学放大镜。

3.训练　为达到良好的视觉康复效果，需要对助视器进行使用训练，主要包括"视"能力训练和"用"能力训练。"视"能力训练是使用助视器前的基本训练，尤其是先天性视障患者。包括对物体形状、颜色、运动、环境方向、距离、空间位置等的概念建立和熟悉；通过避开视觉盲点，对目标物体的固视，即视觉注视；对目标物体的追踪、搜寻等能力。"用"能力训练主要指学会控制、使用助视器。如各类光学放大镜的调焦、盲杖的使用等。

（1）远用助视器的训练：主要包括对目标定位训练、注视训练、定位注视联合训练、跟踪训练（针对静止目标）、追踪训练（针对运动目标）、搜寻某一目标的训练等。

（2）近用助视器的训练：近用助视器训练多在桌面按照上述步骤进行。需要注意的是，训练过程中，还要教会视障患者在使用时，如何避免用眼过度、阅读疲劳，提供优质光源等。

4.保养　许多光学助视器是由玻璃或塑料制成。在使用过程中，注意避免镜头或镜片与硬物或桌面接触，防止产生磨损或划痕。使用过后应收纳入盒或装入袋中。眼镜式助视器或望远镜应使用挂带，不用时可挂在颈部，避免摔坏。

【案例分析】

　　小宋同学为先天性不可逆性低视力，在临床康复过程中，以提高视功能为主要目的。根据小宋同学的目标需求，同时具有看远和看近及书写的要求，可根据其经济条件和获得辅助器具的途径提供两种方案：①选择同时具有远视和近视功能的台式电子助视器，还可满足其书写需求。使用台式电子助视器时只需要对镜头方向进行调整，即可实现看远和看近及书写的目的，无须再使用其他视觉类助视器；②可选择光学类助视器，包括远视功能的望远镜及近视功能的近用眼镜式助视器。此时可完成书写功能，但需要在看远和看近活动期间进行助视器的更换使用。在选择合适放大倍数的光学助视器前，需要进行不同倍数的试用，后期还应进行目标定位训练、注视训练和跟踪训练，提高使用效果。

■ 第三节　电脑类辅助器具

案例导入

　　小李 10 年前从高处坠落致脊髓损伤，现在因工作需要每日操作电脑。经检查其双上肢肩、肘关节活动度在正常范围，右手腕关节背屈活动范围 0～10°，右手成半握拳状态，无抓握能力。请根据小李目前的状况，为其选择合适的辅助器具，方便其使用电脑。

　　思　考

1. 常用的电脑类辅助器具有哪些?
2. 哪些人可以使用电脑类辅助器具?

一、电脑类辅助器具概述

（一）电脑类辅助器具的定义

　　电脑类辅助器具是为肢体、感官、认知或其他身体功能障碍者特别设计或调整的，以便和健全人一样顺利操作电脑的各种辅助器具，多指计算机接口（interface）。使用电脑时，常常需要较好的手眼协调，以完成对鼠标、键盘等的控制，肢体功能障碍者，尤其是上肢功能障碍、视觉功能障碍、认知功能障碍等患者无法实现较好的手眼协调，常常需要根据其自身情况对电脑外界设备进行调整，以满足使用要求。

（二）电脑类辅助器具的分类

　　根据使用功能，电脑类辅助器具可分为以下两种。

　　1. 输入接口及软件（alternative inputs）　包括各种鼠标、键盘、协助工具、加强控制设备、软件等，如轨迹球、大字键盘、键盘敲击器、手臂支撑架、语言识别输入软件等。

2. 输出接口及软件（alternative outputs）　包括显示器输出调节（放大、高对比度、反转色差等）、语音合成输出软件、屏幕阅读软件等。

二、常见的电脑类辅助器具

（一）输入接口

电脑输入主要有两种形式，一种是通过鼠标和键盘进行信息输入，另一种是不使用鼠标和键盘，可通过屏幕直接选择（手指触屏、视线跟踪等）或声音输入等进行信息输入。

1. 轨迹球　轨迹球外观像一个翻过来的滑轮鼠标，为一个滑动球体置于不动的基座上（图 5-13）。使用者用手或其他大动作操作基座上的滑动球体以控制光标移动。轨迹球对手指精细功能要求较低，可通过手掌、手腕，甚至前臂、足等进行轨迹球滑动操作和大按键选择。轨迹球操作的光标移动轨迹同标准鼠标，没有固定模式。

2. 摇杆鼠标　摇杆鼠标类似于轨迹球，通过游戏杆替代轨迹球实现光标移动（图 5-14）。不同的是，光标移动有固定模式，即通过"上下左右"的移动方式，进行屏幕内容定位和大按键选择。主要适用于控制标准鼠标移动光标困难，或手指精细功能较差者，也可使用身体其他部位进行操作。

3. 头控鼠标　头控鼠标适用于肢体功能严重受限，无法通过手、足等其他部位控制鼠标的使用者（图 5-15）。通过安装在显示器上的终端捕捉头部运动轨迹，实现光标控制和目标操作选择。要求使用者具有较好的头部控制能力，严重的颈椎病患者、眩晕症患者不建议使用。

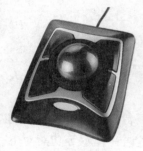
图 5-13　轨迹球

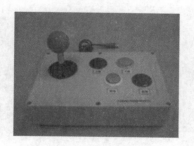
图 5-14　摇杆鼠标

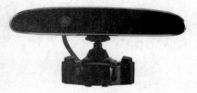
图 5-15　头控鼠标

4. 眼控鼠标　对于严重的肌萎缩侧索硬化症（即渐冻症）患者头部无法运动时，可选择具有视线跟踪功能的眼控鼠标操作电脑（图 5-16）。其设计原理为利用显示器上的摄像机捕捉瞳孔位置，通过眼球运动操作光标。

5. 声音输入系统　声音输入系统允许使用者通过语音进行信息输入和电脑控制，需要输入系统与使用者口音和语言环境相匹配。该输入系统无须肢体动作配合，对于肢体功能严重障碍患者来说，是较为理想的输入终端。

6. 迷你键盘　标准键盘为 101 键盘，使用时需要有一定的手指关节活动范围。对于有些肌肉萎缩症患者，关节活动度受限，但精细动作较好时，可以考虑使用迷你键盘（图 5-17）。迷你键盘按键紧凑，体积较小，无须大范围活动即可触及所有按键。

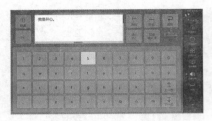

图 5-16　某眼控鼠标界面

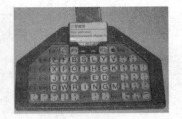

图 5-17　迷你键盘

7.超大键盘　超大键盘体积大、按键大，距离较为分散，适用于手部精细功能较差、控制协调能力不佳者（图 5-18）。

8.低视力或盲用键盘　视障患者使用的键盘多为大字、高对比度，或带盲文标识的键盘。

9.键盘敲击器　当使用者无法用手指敲击键盘时，可以使用固定在手部的键盘敲击器对按键进行操作（图 5-19）。此时也可用口含或头带的形式进行敲击器的固定和控制。

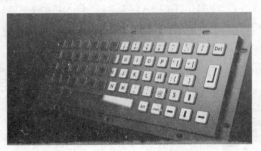

图 5-18　超大键盘

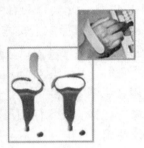

图 5-19　键盘敲击器

（二）输出接口

电脑信息的输出主要以视、听形式呈现，更多的是需要视觉阅读。因此，对于盲人和低视力患者，此类输出接口使用较多。

1.读屏软件　盲人使用手机或电脑时，可以通过读屏软件进行信息获取。其基本功能为扫描浏览、内容读取、音量 / 音速 / 音调调节等，使用者通过语音提示等功能对电脑进行操作和信息获得。

2.高对比度或大字显示系统　低视力患者在进行屏幕阅读时，通常需要大字显示或高对比度调节。可通过电脑自带程序进行调节或设置，显示效果同电子助视器。

3.声音字幕转换软件　对于听力障碍患者来说，可使用声音字幕转换软件对视频声音进行字幕提示，以获取完整信息。

三、电脑类辅助器具的评估适配

（一）电脑类辅助器具的适配服务流程

电脑类辅助器具的适配服务除需遵循其他类辅助器具适配服务流程外，还应定期进行使用效果追踪评价，以期根据使用者功能障碍和使用需求的变化不断调整，最大限度提高使用效率。

1. 收集基本信息　主要了解使用者的疾病情况、功能障碍程度、残存功能、教育程度等。不同于其他辅助器具，电脑类辅助器具的使用需要根据教育程度进行调整，教育程度越高，接受该类辅助器具的能力越强。

2. 需求评估　这部分评估主要依据电脑的使用目的、使用环境和操作姿势判断。环境包括使用的场所、光线、连接的其他电器和设备等。操作姿势对使用电脑有很大影响，姿势越稳定，手部功能发挥越良好，好的躯干控制可以促进手部精细动作表现。以坐姿为优先考虑，评估时可选用能调节高度和角度的桌椅，以获得最佳的使用姿势。当使用者无法独立维持坐姿平衡时，可提供坐姿摆位类辅助器具协助姿势平衡。有些使用者只能以卧位姿势进行操作时，应提供显示器支持架。

3. 身体功能检查　身体功能的检查主要是为了判断使用者运用电脑的能力，主要包括感觉功能、认知功能和动作功能等。感觉功能主要指视觉、听觉、触觉、运动觉、平衡觉等，以此确定使用者的手眼协调能力和信息获取能力；认知功能主要指学习能力、注意力、记忆力、识字能力、颜色辨别能力等，主要判断使用电脑时信息获取和分析的能力；动作能力主要指参与电脑操作的各身体部位的动作重复性、准确性、耐疲劳性等，包括肌力、肌张力、肌耐力、关节活动范围、动作协调性等。

4. 辅助器具配置建议　在完成上述环节后，可以对使用者出具配置建议。不同于其他辅助器具服务流程的是，在为该类使用者出具辅助器具方案时，应有计算机工程师参与，因此时可能涉及硬件接口、软件编程等内容。配置建议包括姿势维持、输入和输出接口类型、外接设备、软件程序、操作方式等。

5. 训练及使用　电脑类辅助器具的使用是人—机配合的过程，人和电脑要相互协调，并不断调整，包括信息输入的准确性、时效性，使用过程的舒适度、耐久性，信息输出的易得性、易懂性等。

6. 效果评估　电脑类辅助器具的评估适配应重视试用、训练和效果评估。配置后3～5天进行效果评估，确定需要调整的部分。通常需要经过几次调整后，才能找到适合使用者的最佳解决方案。

（二）电脑类辅助器具的适配原则

电脑类辅助器具种类繁多，在选择合适的产品时，应考虑使用者的实际情况按照BAD原则进行排序，即"购买—改装—设计"原则，优先采用现有的成品辅助器具，其次选择功能详尽的适当调整，当无法满足上述情况时，再进行相关设计改造。在电脑类辅助器具中，涉及的设计主要是指根据使用者的认知状况和上肢功能，进行输入类软件程序的调整。

在选择成品辅助器具时，遵循由简至繁的原则对产品进行排序，以上肢功能障碍者为例，该类患者使用电脑时最主要的问题是手眼协调障碍，导致输入偏差，此时的选择顺序如下。

1. 加强控制设备　首先提供合适的加强控制设备，维持良好的使用姿势，去除因上

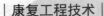

肢功能异常出现的无效动作而引起的异常输入。如高度合适的桌椅、手臂支撑架、键盘洞洞板、键盘敲击器等。

2. 常用鼠标和键盘的调整　对标准鼠标和键盘进行适当调整能延长选择时间，增加输入准确度。如放慢鼠标滑动速度，调整光标移动速度，设置粘滞键、筛选键，调整键盘敲击反应敏感度和双击时间等。

3. 特殊鼠标和键盘　当常用标准鼠标和键盘无法满足需求时，可考虑使用特殊替代性鼠标和键盘，如轨迹球、摇杆鼠标、分体键盘、编码键盘等；如手部不能完成直接点选操作，可考虑使用单键开关通过间接选择方式完成输入，如扫描法、悬停法等。

4. 特殊输入设备　如使用者无法通过手操控电脑，可以使用能通过其他身体部位操作替代手部控制功能的特殊输入设备，主要考虑选用部位的效率、疲劳耐受度、精准度等。优先顺序为：手指、手、下颌或嘴、额头、面颊、枕部、膝、脚、眼睛等。

【案例分析】

小李经检查，大概脊髓损伤平面为第7至第8颈椎（C7～C8），主要影响手的抓握能力，根据小李的需求，主要需要配置电脑类辅助器具。在使用电脑时，主要动作为手指敲击键盘和手指拨动滚轮并按下确认。根据小李的情况，主要应解决敲击和拨动滚轮的动作困难。对于手指敲击无力，可使用键盘敲击器或使用万能袖带配敲击器（万能袖带的优势在于除配敲击器外，还可以使用笔、牙刷、梳子、勺子等物品）；在使用常规鼠标困难时，可以使用轨迹球，需要注意的是，选择的电脑类辅助器具需要预先试用，必要时调整鼠标滚动速度；如果使用常规键盘出现敲击不准或震颤情况，可以配备大按键键盘，需要有容错调整。

学习检测

1. 常用的电脑类辅助器具有哪些？
2. 哪些人可以使用电脑类辅助器具？

康复工程技术的发展

参考文献

[1] 加仓井周一著，孙国凤译. 矫形器学 [M]. 北京：华夏出版社，1997.

[2] 川村次郎，竹内孝仁. 义肢装具学 [M]. 东京：医学书院，1992.

[3] 赵辉三. 假肢矫形器学 [M]. 北京：华夏出版社，2013.

[4] 徐静. 脊柱矫形器原理与技术 [M]. 北京：中国社会出版社，2012.

[5] 杰克·色努著，龙华译. 色努脊柱侧弯矫形器 [M]. 北京：人民军医出版社，2011.

[6] 方新. 矫形器师 [M]. 北京：中国社会出版社，2006.

[7] 赵辉三. 假肢与矫形器学 [M]. 北京：华夏出版社，2005.

[8] 杜靖远. 矫形器的应用 [M]. 北京：华夏出版社，1997.

[9] 徐佩丽，罗在琼. 颅骨缺损保护帽的设计和使用 [J]. 中华现代护理杂志，2016（11）：1485.

[10] Upper limb prosthetics and orthotics，University of Strathclyde，Glasgow，Scotland，1990.

[11] Basic Principles of Splinting the Hand. Rebecca M Duncan. Phys Ther 69：1104–1116，19.